Schattauer

GRIFFBEREIT

Thorsten Heedt

Praktische Psychotraumatherapie

Für Ausbildung und Praxis

Schattauer

Dr. med. Thorsten Heedt, MHBA
Facharzt für Psychosomatische Medizin und Psychotherapie
Facharzt für Psychiatrie und Psychotherapie
Leitender Oberarzt, ZPG Donaueschingen, Klinik am Vogelsang
Alte-Wolterdinger-Straße 80
78166 Donaueschingen
thorsten.heedt@mediclin.de

MIX
Papier | Fördert gute Waldnutzung
FSC® C083411
FSC www.fsc.org

Schattauer
www.schattauer.de
J. G. Cotta'sche Buchhandlung Nachfolger GmbH
Rotebühlstraße 77, 70178 Stuttgart
Fragen zur Produktsicherheit: produktsicherheit@klett-cotta.de

Gestaltungskonzept: Farnschläder & Mahlstedt, Hamburg
Cover: Jutta Herden, Stuttgart
unter Verwendung einer Abbildung von Nele Bäumer-Heedt
Gesetzt von Dörlemann Satz, Lemförde
Gedruckt und gebunden von CPI – Clausen & Bosse, Leck
Lektorat: Volker Drüke
Projektmanagement: Dr. Nadja Urbani
ISBN 978-3-608-40206-3
E-Book ISBN 978-3-608-12512-2
PDF-E-Book ISBN 978-3-608-20727-9

Bibliografische Information der Deutschen Nationalbibliothek
Die Deutsche Nationalbibliothek verzeichnet diese Publikation in der Deutschen Nationalbibliografie; detaillierte bibliografische Daten sind im Internet über http://dnb.d-nb.de abrufbar.

Francine Shapiro (1948–2019) und
Arne Hofmann gewidmet

Vorwort

Dieses Buch ist im Grunde eine Liebeserklärung.

Eine Liebeserklärung an EMDR (Eye Movement Desensitization and Reprocessing), ein traumabearbeitendes Verfahren, welches in den 80er-Jahren des letzten Jahrhunderts von der amerikanischen Psychologin Francine Shapiro (1948–2019) ersonnen wurde und seitdem einen beispiellosen Siegeszug hinter sich hat. Seit ca. 2005 wird es zur Bearbeitung von Traumata in zahlreichen nationalen Leitlinien explizit empfohlen. Ich nenne es scherzhaft oft gegenüber meinen Patienten »Gehirnchirurgie ohne Skalpell«, denn mein Eindruck ist, dass es eine Schicht tiefer geht als die meisten Psychotherapieformen, die wir kennen. Meist arbeite ich mit den Patienten mit EMDR unter gleichzeitiger Anwendung bekannter Techniken der Kognitiven Verhaltenstherapie. Bei schwer erkrankten, komplex traumatisierten Patienten kann die Besserung gleichwohl sehr lange in Anspruch nehmen.

Dann fange ich an, eine »Traumalandkarte« mit den Patienten aufzuzeichnen, wo die Hauptbelastungssituationen – inklusive im eigentlichen Sinne traumatischer Ereignisse, sofern vorhanden – notiert werden. Ich sortiere und gewichte die Ereignisse, und arbeite planvoll (wie sagte noch der frühere Schachweltmeister Anatoli Karpov: »Besser ein schlechter Plan als kein Plan«) eine Belastung nach der anderen mit den Patienten durch. Die Patienten vergießen dabei oft viele Tränen, doch am Ende geht es ihnen sehr häufig deutlich besser. Das klappt erstaunlich gut, sowohl mit Traumatisierten als auch mit schwer Depressiven (hierfür gibt es das DeprEnd-Protokoll; Hofmann et al. 2021), jedenfalls ist das meine klinische Erfahrung. Freilich muss der Patient motiviert sein, etwas zu verändern.

Ein gewisser Prozentsatz schwer komplex Traumatisierter braucht freilich eine Menge zusätzlicher Unterstützung, um zu profitieren, und natürlich gibt es auch einmal Fälle, wo das Verfahren nicht funktioniert. Aber bei der Mehrzahl der Patienten funktioniert die Behandlung hervorragend – immer vorausgesetzt, dass es mir gelingt, eine tragfähige therapeutische Beziehung aufzubauen, denn ca. 40 % des Therapieergebnisses gehen auf das Konto einer solchen, wie man heute weiß.

Mittlerweile habe ich auf meiner Station eine Art modulares Konzept gefunden – wenn ich feststelle, dass Traumatisierungen eine Rolle spielen, hole ich die Patienten 1- bis 2-mal die Woche zusätzlich zu den üblichen Terminen beim Einzeltherapeuten (meist ein Psychologischer Psychotherapeut) zu mir, oftmals geht es dann schneller vorwärts oder es gelingt gar ein Durchbruch, der vorher nicht möglich erschien.

Dieses Buch über »Praktische Psychotraumatherapie« stellt zunächst ein paar Basics über Traumatherapie im Einzelnen vor – was wirkt und was nicht. Dann stelle ich dar, wie man EMDR einsetzt, um posttraumatische Störungsbilder wirkungsvoll zu behandeln. Bei komplex Traumatisierten braucht man viele zusätzliche, weniger bekannte Erweiterungen des Standard-EMDRs, die ich ebenfalls darstelle. Gelegentlich lasse ich ein paar eigene Erfahrungen, Beispiele und Tipps aus dem klinischen Alltag in einem typischen stationären akutpsychosomatischen Setting einfließen. Ich wünsche viel Spaß und erhellende Erkenntnisse bei der Lektüre.

Thorsten Heedt, im Sommer 2025

Literatur

Hofmann A, Ostacoli L, Lehnung M, Hase M (2021). Depressionen behandeln mit EMDR: Techniken und Methoden für die psychotherapeutische Praxis. Stuttgart: Klett-Cotta.

Inhalt

Einleitung

Dieses Buch heißt »Praktische Psychotraumatherapie«, weil es zunächst allgemeines Wissen bezüglich Traumatherapie vermittelt, dabei u. a. die wichtigsten Traumatherapien kurz vorstellt.

Danach stelle ich dar, wie man mit EMDR, einer wirkungsvollen traumatherapeutischen Therapieform, meist sehr erfolgreich Traumatisierte behandeln kann. Dazu stelle ich zunächst das Verfahren dar, gehe dann auf dessen konkrete Anwendung im Akutfall ein, wenn also gerade ein traumatisches Ereignis passiert ist. Problematisch wird es dann, wenn schwerst traumatisierte Menschen die Patienten sind, es sich also um sogenannte »Komplex Traumatisierte« handelt, denn dann ist Vorsicht geboten. Hierbei gibt es alle möglichen Fallstricke zu beachten, die eingehend dargestellt werden und wie man mit diesen umgeht. Dann sollte man einen guten Überblick bekommen haben, wie man Traumatisierte behandeln kann.[1]

Sind Patienten mit Traumata eigentlich mittlerweile gut versorgt?

Ich denke eher nicht. Oft kommen die Patienten gar nicht in spezifischer ambulanter Therapie an, geschweige denn in stationärer. Angesichts vielfältiger (politisch bedingter) Schrecken

---

1 Aus Gründen der Leseleichtigkeit, des Text-Umfangs oder des situativen Stil-Empfindens wird in diesem Buch in der Regel ein generisches Maskulinum verwendet. Es sind aber ausdrücklich Menschen jeder Geschlechtsidentität gemeint.

in der Welt scheint mir zum anderen die Zahl der Traumata auch eher zuzunehmen.

Eine französische Studie von Demesmaeker et al. (2025) z. B. untersuchte PTBS-bedingte Krankenhausaufenthalte von 2013 bis 2022 (PTBS = Posttraumatische Belastungsstörung). 69 108 Patienten wurden 125 349-mal mit PTBS-Diagnose stationär behandelt, was 0,4 % aller stationären Fälle ausmachte. Der Anteil stieg in psychiatrischen Einrichtungen von 0,68 % auf 2,22 % und in allgemeinen Krankenhäusern von 0,02 % auf 0,04 %. Frauen waren jünger und hatten längere Aufenthalte in psychiatrischen Einrichtungen. Affektive Störungen, stressbedingte Störungen und Substanzgebrauchsstörungen waren häufige Komorbiditäten. Die Studie zeigt einen Anstieg der PTBS-bedingten Krankenhausaufenthalte, besonders nach 2019 und bei jüngeren Patienten, was verbesserte Versorgungsstrategien erfordert.

Oft sind Traumata auch mit sozialen Phänomenen eng verknüpft:

Eine Studie von Fearon et al. (2024) analysierte traumatische Lebenserfahrungen und Substanzkonsum bei 10 125 psychiatrisch stationär behandelten Personen in Ontario (2015–2019). Acht Klassen wurden dabei identifiziert, die von geringerer Komplexität (z. B. interpersonelle Probleme ohne Substanzkonsum) bis hin zu hoher Komplexität (z. B. ausgedehntes Trauma mit Alkohol- und Cannabisabhängigkeit) reichten. Dabei erhöhte Obdachlosigkeit das Risiko dafür, in einer schweren Klasse zu landen, erheblich.

Schwer traumatisierte Patienten haben oft keine Lobby. Ich hoffe, dass dieses Buch dazu beiträgt, dass sich deren Behandlungsoptionen verbessern und dass sich Traumawissen schnell in der Bevölkerung und unter Ärzten verbreitet, um optimal helfen zu können.

Literatur

Demesmaeker A, Creupelandt C, Leroy A, Vaiva G, D'Hondt F (2025). Impact of posttraumatic stress disorder and comorbid psychiatric conditions on suicide reattempts. J Affect Disord; 16(1): 2461435.
Fearon D, Perlman CM, Leatherdale S, Hirdes JP, Dubin J (2024). Classification of traumatic life events and substance use among persons admitted to inpatient psychiatry in Ontario, Canada. J Psychiatr Res; 172: 236–243.

1 Behandlungsprinzipien bei Traumatherapien

Bei der Traumabehandlung muss man erst einmal sichere Rahmenbedingungen herstellen, für genügend Selbstkontrolle sorgen, d. h., der Patient muss immer »Herr des Verfahrens« bleiben, um nicht die hilflos machenden Situationen in der Therapie noch einmal zu erleben. So wird z. B. beim EMDR ein Stoppsignal vereinbart, wenn es dem Patienten zu viel wird. Wie bei jeder Therapie muss eine wertschätzende, transparente Atmosphäre hergestellt werden.

Es geht im Einzelnen um (Frommberger et al. 2023a):

- Innere und äußere Stabilisierung
- Ressourcenorientierung
- Wissen und Verstehen von Trauma und Traumbewältigung, was Neubewertung ermöglicht
- Förderung von Zielorientierung, aktivem Handeln und Selbstwirksamkeit
- Verbesserung von Emotionswahrnehmung und Emotionsregulation
- Förderung sozialer Kompetenz
- Traumakonfrontation mit Habituation und Aufbau aktiver Bewältigungsstrategien
- Arbeit an dysfunktionalen Kognitions- und Verhaltensmustern
- Akzeptanz nicht zu ändernder Traumafolgen
- Langfristige Rückfallprophylaxe

1.1 Allgemeine Wirkfaktoren von Psychotherapie

Der viel zu früh verstorbene Pionier der Verhaltenstherapie Grawe (1943–2005) hat die allgemeinen Wirkfaktoren von Psychotherapie beschrieben. Jede funktionierende Psychotherapie besitzt Elemente der genannten Faktoren, dies gilt auch für jede Traumatherapie. Wirkfaktoren sind (Frommberger et al. 2023a):

- Qualität der therapeutischen Beziehung
- Ressourcenaktivierung: Fähigkeiten und Interessen des Patienten werden im therapeutischen Prozess genutzt.
- Problemaktualisierung: Die Probleme, die bearbeitet werden sollen, werden erfahrbar gemacht, z. B. durch Aufsuchen realer Situationen oder durch Techniken wie Imaginationsübungen, Konfrontation, Rollenspiele.
- Motivationale Klärung: Die Therapie fördert ein besseres Verstehen der grundlegenden Zusammenhänge bei der Entstehung und Aufrechterhaltung der Problematik.
- Problembewältigung: Der Patient wird mit problemspezifischen Methoden ausgestattet, die ihm positive Bewältigungsstrategien vermitteln. Dies steigert die Selbstwirksamkeit, reduziert etwaiges Hilflosigkeitserleben.

1.2 Therapieplanung bei Traumatherapie

Wichtig ist es, bei der Traumatherapie planvoll vorzugehen. Ins Blaue therapieren schadet, stattdessen ergibt sich im Grunde direkt aus den allgemeinen beschriebenen Wirkfaktoren die Planung, dies gilt in ähnlicher Form eigentlich in jeder Therapie (Frommberger et al. 2023a):

- Eingangsphase und Klärung der Ausgangsbedingungen
- Entwicklung einer tragfähigen therapeutischen Beziehung
- Motivationsklärung (aktive Therapie- und Veränderungsmotivation klären und aufbauen)
- Diagnostik und Indikationsstellung (dazu zählt auch die Abklärung somatischer Diagnosen)
- Differenzielle Indikationsstellung, Entscheidung: Stabilisierung oder Traumakonfrontation
- Gemeinsame Entwicklung der Therapieziele
- Prüfen, ob ausreichende Stabilität vorliegt für Traumakonfrontation, sonst Arbeit an Stabilisierung
- Wahl der geeigneten Methode (z. B. EMDR)
- Durchführung der Therapie
- Evaluation des Fortschritts
- Perspektivenklärung und Rückfallprophylaxe
- Beendigung der Behandlung und Abschlussevaluation

1.3 Risiken und Nebenwirkungen

Früher hat man mögliche Risiken und Nebenwirkungen von Therapien – welcher Art auch immer – gerne verschwiegen, aber Therapie kann, wenn sie schlecht durchgeführt wird oder das Setting nicht stimmt, auch schaden, deswegen sollte man sich der folgenden Risiken bewusst sein (Graul et al. 2023).

Bei Nebenwirkungen oder Therapieschäden kann man unterscheiden:

- Misserfolge (Nichterreichen der Therapieziele)
- Unerwünschte Nebenwirkungen (nicht erwartete anhaltende Symptomverschlechterungen)
- Therapieschäden (Neuauftreten nachhaltiger Störungen,

gravierende selbstschädigende Verhaltensweisen (Linden & Strauss 2012; Schwartze & Strauss 2018)

Schigl und Gahleitner (2018) unterscheiden hinsichtlich therapeutischer Fehler:

- Alltagsfehler im Sinne einmaliger Fehlhandlung
- Fehler in schwierigen Situationen
- Ethische Vergehen

Selbst bei angemessener Therapie zeigt sich bei bis zu 30 % der Patienten keine Besserung und bei 10 % eine Verschlechterung. Bei PTBS gibt es bis zu 40 % Non-Responder.

FALLBEISPIEL

Traumatherapie kann auch richtig schiefgehen und muss gut geplant werden:

So habe ich einmal den Fall mitbekommen, dass ein Therapeut bei einer Patientin, die absolut fassadär erschien, verfrüht mittels EMDR begann zu arbeiten. Das Ergebnis war, dass der Patientin plötzlich ein jahrelanger Missbrauch einfiel und sie von einem Flashback in den nächsten stolperte, sodass die Traumasymptomatik kaum zu »deckeln« war. Man sollte Traumatherapie gut vorbereiten und sich eine Menge Zeit nehmen, vor allem zum Vertrauensaufbau. Der Patient muss sich außerdem als Erstes richtig wohl bei einem fühlen, was angesichts des oftmals bestehenden Misstrauens gegenüber der Welt aufseiten der Patienten niemals leicht zu erreichen ist.

1.4 Probleme bei der therapeutischen Arbeitsbeziehung

Damit ganz generell Psychotherapie funktioniert, muss eine gute Arbeitsbeziehung zwischen Patient und Therapeut entstehen. Damit es hierbei keine gravierenden Schwierigkeiten gibt, sollte der Patient in alle relevanten Entscheidungen einbezogen und eine regelmäßige Rückmeldung eingeholt werden. Überdies sollte der Patient über alle Wirkungen und Nebenwirkungen der Therapie aufgeklärt werden. Und seitens des Therapeuten ist es ebenfalls wichtig, auch einmal Fehler einräumen zu können. Man sollte ein funktionierendes Fehlermanagement besitzen.

Ein gutes KRM (Klinisches Risikomanagement) besteht aus folgenden Punkten (Graul et al. 2023):

- Identifizierung (Was ist passiert?)
- Analyse (Was sind die Ursachen?)
- Risikobewertung (Wie ist die Schadensschwere und Wiederholungsgefahr?)
- Lösungsentwicklung (Welche Maßnahmen müssen ergriffen werden?)
- Ableitung von Maßnahmen und Umsetzung (Wer wird gebraucht, wer ist verantwortlich?)
- Bewertung (Haben die Maßnahmen den gewünschten Erfolg gehabt?)

Traumatherapeutische Techniken sind manchmal etwas absonderlich. Da wird z. B. bei EMDR mit dem Finger in der Luft geschwenkt. Da fragt sich der eine oder andere Patient, ob er wohl beim Schamanen gelandet ist. Das kann den Patienten massiv verunsichern und die Arbeitsbeziehung belasten. Daher nehme ich mir z. B. immer eine ganze Stunde Zeit und erkläre anhand eines Vortrags an meinem Computer Schritt für Schritt das

Vorgehen. Seitdem ich das mache, verlaufen die Therapien viel »smoother«. Die Investition lohnt sich.

1.5 Kontraindikationen

Im Allgemeinen gelten folgende Kontraindikationen für Traumatherapie: Verhaltensweisen wie Suizidalität, psychotische Symptome, dissoziative Symptome, Selbstverletzungen, Fremdaggression, Substanzkonsum, die zu schwerwiegenden Störungen der Verhaltenskontrolle führen. Sie stellen relevante Kontraindikationen für ein traumafokussiertes Vorgehen dar. Allerdings weicht sich dies in der Praxis zunehmend auf. So habe ich festgestellt, dass man selbst suizidale Gedanken oft mit ressourcenorientierten Techniken gut behandeln kann, wenn die therapeutische Beziehung stimmt. Selbstverletzungen können bei reinem Arbeiten im Ressourcenmaterial (z.B Verankerung positiver Bilder; s. EMDR-Teil) oft weniger werden. Psychotische Symptome können oftmals auch adressierbar sein, habe ich festgestellt. Es ist ein Unterschied, ob es sich um einen drogeninduziert psychotischen Patienten handelt – da würde ich es nicht versuchen – oder um jemanden, der gut im therapeutischen Kontakt steht und eher flüchtige psychotische Gedanken hat (Keller et al. 2023b).

FALLBEISPIEL

Zu den Kontraindikationen zählt auch, die Behandlung bei jemandem durchführen zu lassen, der darin schlecht ausgebildet ist.

Einmal kam eine Patientin, deren Therapeut sie auf den Rücken legte und EMDR im Liegen (!) durchführte. Nicht die beste Idee, die Therapie in einer so regressiven Position durchzuführen. Danach dissoziierte die Patientin natürlich und wurde kränker denn je, bis sie zu unserem stationären Behandlungsteam in Therapie kam.

1.6 Leitlinien

Zweifellos sollte man sich in aller Regel an den bestehenden Leitlinien orientieren:

- S3-Leitlinie PTBS (DeGPT, AWMF 2019)
- S2k-Leitlinie Diagnostik und Behandlung von akuten Folgen psychischer Traumatisierung (AWMF 2019a)
- S2-k-Leitlinie Begutachtung psychischer und psychosomatischer Störungen (AWMF 2019b)

In begründeten Einzelfällen kann man abweichen, aber wenn man sie nicht kennt oder aus rein ideologischen Gründen (»Die therapeutische Beziehung ist mir heilig, das spielt sich alles zwischen uns in Übertragung und Gegenübertragung ab, das kann man nicht in eine Leitlinie zwängen«), ist es schlecht. In den Leitlinien spiegelt sich das Wissen aus zahllosen Studien wider und stellt einen Konsens zahlloser relevanter Fachgesellschaften dar, den man nicht einfach wegwischen kann (Frommberger et al. 2023b).

1.7 Evidenzbasierte Therapie von Traumafolgestörungen

So wie allgemeine Wirkfaktoren von Grawe beschrieben wurden, kann man für Traumatherapie auch herausarbeiten, was funktioniert und was nicht. Schnyder und Cloitre (2015) haben die Wirkfaktoren evidenzbasierter Therapie von typischen Traumafolgestörungen zusammengetragen:

Psychoedukation Information über Auswirkungen von Traumatisierungen, zu Symptomen und möglichen Bewältigungsstrategien, Infos zur Rückfallprophylaxe.

Emotionsregulation/Copingstrategien Techniken zur Emotionsregulation sollen vermittelt werden. Dies muss regelmäßig geübt werden.

Imaginative Exposition mit den traumatischen Erinnerungen Gezielte strukturierte Wiedererinnerung an die traumatisierenden Erlebnisse. Maercker (2019c) unterscheidet expositionsfokussierte von kognitionsfokussierten Therapien. PE, NET, EMDR sind expositionsfokussierte, diese reduzieren Vermeidungsreaktionen und führen zur Habituation und zum Rückgang des Arousals.

Kognitive Bearbeitung und Umstrukturierung Bei den kognitionsfokussierten Therapien wie CPT, TF-KVT geht es um die Veränderung der dysfunktionalen veränderten Einstellungen zu sich selbst zu anderen und zur Umwelt.

Fokussierung auf Emotionen Es werden neben Angst und Furcht auch weitere belastende Emotionen bearbeitet, die im Zusammenhang mit dem Trauma stehen, etwa Schuld- und Schamgefühle, Ärger und Wut, Trauer und Traurigkeit, auch Ekel.

Reorganisation des Traumagedächtnisses, Bildung kohärentes Traumanarrativ Letztlich geht es um Reorganisation der Gedächtnisfunktionen und Bildung eines kohärenten Traumanarrativs (Frommberger et al. 2023b).

Ermahnung zur Leitliniennutzung

Es gibt Therapeuten, die glauben, die therapeutische Beziehung sei ja so individuell, dass man sie in keine Leitlinie pressen könne. In Wahrheit ist dort einfach das gesammelte Wissen zum jeweiligen Störungsbild von ausgewiesenen Koryphäen zu finden. Wer es nicht liest und anwendet, ist schlecht beraten und verpasst meist die besten neueren Entwicklungen.

1.8 Die Zukunft mit KI?

Kann uns in Zukunft die Künstliche Intelligenz (KI) einen Teil der Arbeit abnehmen bei der Behandlung von Traumapatienten? Eine spannende Frage, die man derzeit noch nicht abschließend beurteilen kann. Ich habe aber den Eindruck, dass z. T. gerade in sprachbasierten Bereichen wie der Psychotherapie die KI uns bald überholen wird. Ich habe einmal anlässlich einer schwierigen interaktionellen Situation auf der Station in anonymisierter Form die KI gefragt und bekam eine fantastisch differenzierte Antwort, wie sie kein Supervisor hätte liefern können.

Eine Studie von Bartal et al. (2024) untersuchte die Wirksamkeit von ChatGPT und des Modells text-embedding-ada-002 (ADA) bei der Erkennung von Posttraumatischer Belastungsstörung nach der Geburt (CB-PTBS) anhand von Geburtsberichten. Die Forscher analysierten 1295 Geburtsberichte von Frauen, die in den letzten sechs Monaten entbunden hatten. Ein auf dem ADA-Modell basierender maschineller Lernansatz übertraf ChatGPT und sechs andere große Texteinbettungsmodelle bei der Identifizierung von CB-PTSB (F1-Score: 0,81). Die Autoren schließen daraus, dass ihr Modellierungsansatz das

Potenzial hat, auch andere psychische Störungen zu bewerten und möglicherweise als Screening-Tool für CB-PTBS eingesetzt werden könnte.

Eine weitere interessante Studie (Christ et al. 2023) untersuchte das Auftreten von plötzlichen Verbesserungen (sudden gains) in intensiven PTBS-Behandlungsprogrammen (ITPs) und deren Vorhersagbarkeit mithilfe von maschinellem Lernen. Die Forscher analysierten Daten von 465 Veteranen in einem 3-wöchigen und 235 Veteranen in einem 2-wöchigen ITP. Die Ergebnisse zeigten, dass 31 % bzw. 19 % der Teilnehmer plötzliche Verbesserungen erfuhren. Diese waren mit einer stärkeren Symptomreduktion nach der Behandlung und beim 3-Monats-Follow-up verbunden, wobei der Effekt beim Follow-up nach Kontrolle der Gesamtsymptomreduktion nicht mehr signifikant war. Trotz des Einsatzes von drei maschinellen Lernalgorithmen konnten keine zuverlässigen Prädiktoren für plötzliche Verbesserungen identifiziert werden. Die Autoren schließen, dass plötzliche Verbesserungen zwar in intensiven PTBS-Behandlungen auftreten, ihre Vorhersage und langfristige Bedeutung jedoch begrenzt sind.

Wir sollten die Hoffnung auf immer bessere KIs also nicht überbewerten, aber auch nicht unterbewerten.

Literatur

Arbeitsgemeinschaft der Wissenschaftlichen Medizinischen Fachgesellschaften (AWMF) (2019a). S2k-Leitlinie Diagnostik und Behandlung von akuten Folgen psychischer Traumatisierung. Deutsche Ausgabe. Verfügbar unter: https://register.awmf.org/assets/guidelines/051-027l_S2k_Diagnostik_Behandlung_akute_Folgen_psychischer_Traumatisierung_2019-10.pdf. Zugriff am 03. 04. 2025.

Arbeitsgemeinschaft der Wissenschaftlichen Medizinischen Fachgesellschaften (AWMF) (2019b). S2k-Leitlinie Begutachtung psychischer und psychosomatischer Störungen. Deutsche Ausgabe. Verfügbar unter: https://register.awmf.org/assets/guidelines/051-029 l_S2k_Begutachtung-psychischer-psychosomatischer-Stoerungen_2025-01-abgelaufen.pdf. Zugriff am 03. 04. 2025.

Bartal A, Jagodnik KM, Chan SJ, Dekel S (2024). AI and narrative embeddings detect PTSD following childbirth via birth stories. Sci Rep; 14(1): 8336. doi: 10.1038/s41598-024-54242-2.

Christ NM, Schubert RA, Mundle R, Pridgen S, Held P (2023). Using machine learning to predict sudden gains in intensive treatment for PTSD. Journal of Anxiety Disorders; 100: 102783.

Deutschsprachige Gesellschaft für Psychotraumatologie (DeGPT), Arbeitsgemeinschaft der Wissenschaftlichen Medizinischen Fachgesellschaften (AWMF) (2019). S3-Leitlinie Posttraumatische Belastungsstörung (PTBS). Deutsche Ausgabe. Herausgegeben von der DeGPT und AWMF. Verfügbar unter: https://www.dgppn.de/_Resources/Persistent/b7d6e351610631daac5ef08f6cde9fb3c4dd3600/155-001l_S3_Posttraumatische_Belastungsstoerung_2019-12.pdf. Zugriff am 03. 04. 2025.

Frommberger U, Keller R, Graul J (2023a). Behandlungsleitlinien. In: Keller R, Frommberger U, Graul J (Hrsg). Praxishandbuch Traumatherapie. Diagnostik, ambulante und stationäre Behandlung, Rahmenbedingungen und Anwendungsbeispiele. München: Elsevier; 91–96.

Frommberger U, Keller R, Graul J (2023b). Übergeordnete Behandlungsprinzipien bei Traumatherapie. In: Keller R, Frommberger U, Graul J (Hrsg). Praxishandbuch Traumatherapie. Diagnostik, ambulante und stationäre Behandlung, Rahmenbedingungen und Anwendungsbeispiele. München: Elsevier; 70–77.

Graul J, Keller R, Klose M, Binder J (2023). Risiken und Nebenwirkungen einer Traumatherapie. In: Keller R, Frommberger U, Graul J (Hrsg). Praxishandbuch Traumatherapie. Diagnostik, ambulante und stationäre Behandlung, Rahmenbedingungen und Anwendungsbeispiele. München: Elsevier; 78–90.

Keller R, Frommberger U, Graul J (Hrsg) (2023a). Praxishandbuch Traumatherapie. Diagnostik, ambulante und stationäre Behandlung, Rahmenbedingungen und Anwendungsbeispiele. München: Elsevier.

Keller R, Frommberger U, Graul J, Binder J, Klose M, Ladwein S, Menne B (2023b). Überblick Traumafokussierte psychotherapeutische Behand-

lungsmethoden. In: Keller R, Frommberger U, Graul J (Hrsg). Praxishandbuch Traumatherapie. Diagnostik, ambulante und stationäre Behandlung, Rahmenbedingungen und Anwendungsbeispiele. München: Elsevier; 107–114.
Linden M, Strauß B (Hrsg) (2022). Erfassung von Psychotherapie-Nebenwirkungen. Berlin: Medizinisch Wissenschaftliche Verlagsgesellschaft.
Schigl B, Gahleitner SB (2018). Psychotherapeutische Fehler. Wie wir damit umgehen, macht den Unterschied. Psychotherapie-Wissenschaft; 12(4): 322–332.
Schnyder U, Cloitre M (eds) (2015). Evidence based treatments for trauma-related psychological disorders. A practical guide for clinicians. Cham: Springer.
Schwartze D, Strauss B (2018). Zur Definition und Erfassung von Kunstfehlern und Kunstfehlerfolgen in der Psychotherapie. Psychotherapie-Wissenschaft; 12(4): 296–306.

2 Psychopharmakotherapie von Traumafolgestörungen

Die medikamentöse Behandlung von Traumafolgestörungen, insbesondere der Posttraumatischen Belastungsstörung (PTBS), hat ihre Grenzen. Zwar können einige Symptome wie Schlafstörungen oder begleitende Depressionen gelindert werden, doch oft erschweren Medikamente die Therapie eher, als dass sie helfen. Besonders wenn keine zusätzliche Erkrankung wie eine Depression oder Panikstörung vorliegt, ist der Nutzen fraglich.

In Deutschland sind für die Behandlung der PTBS nur die selektiven Serotonin-Wiederaufnahmehemmer (SSRI) Sertralin und Paroxetin offiziell zugelassen, während andere Medikamente »off-label« verwendet werden.

Eine hochwertige Studie (Shalev et al. 2012) zeigte, dass KVT oft wirksamer ist als eine Behandlung mit Escitalopram (häufig eingesetztes SSRI) und Chronifizierung vorbeugen kann.

Benzodiazepine vermeide ich fast immer, da diese meist dissoziative Symptome verstärken und nur bei akuter Suizidalität hilfreich sind. Bei Schlafstörungen können sedierende Antidepressiva wie Trimipramin helfen, bei zusätzlich psychotischen Symptomen kann Risperidon helfen. Betablocker reduzieren den Puls, ohne aber die PTBS-Symptome zu bessern.

Damit wirklich die PTBS durchgreifend besser wird, ist vor allem Psychotherapie notwendig.

In Deutschland sollten Sertralin (bis 200 mg) und Paroxetin

(bis 50 mg), wenn man es nun ausnahmsweise für wirklich erforderlich hält, ausreichend hoch dosiert werden, solange sie vertragen werden. Plasmaspiegelmessungen sind bei Paroxetin allerdings wenig aussagekräftig, da kein direkter Zusammenhang zwischen Blutwerten und antidepressiver Wirkung besteht (Frommberger 2023).

2.1 Behandlung therapieresistenter Traumafolgestörungen

Bei therapieresistenten Traumafolgestörungen wurden verschiedene Strategien erprobt, wenn Medikamente wie SSRI keine ausreichende Wirkung zeigen:

Nach anfänglicher Monotherapie und einer Behandlungsdauer von 8–12 Wochen ist der Wechsel auf ein Antidepressivum einer anderen Klasse möglich (z. B. statt SSRI Gabe eines SNRI). Auch kann man verschiedene Kombinationstherapien zur Augmentation versuchen: SSRI plus Mirtazapin oder SSRI plus Antipsychotika wie Quetiapin oder Aripiprazol oder SSRI plus Lithium – also Strategien, die man auch aus der antidepressiven Therapie kennt (Frommberger 2023).

Nach meiner persönlichen Erfahrung ist das aber alles nur halb so wirksam wie Psychotherapie. Man sollte sich lieber an die Arbeit wagen, mit psychotherapeutischen Mitteln/traumafokussierter Psychotherapie zu behandeln. Das ist am aussichtsreichsten (es sei denn, es gibt Komorbiditäten, die den Einsatz dennoch rechtfertigen).

2.2 Behandlung von dissoziativer Symptomatik

Auch die bei Traumapatienten häufig vorkommende Dissoziation kann man versuchen medikamentös zu behandeln. Ich habe bei solcher Indikation häufig niedrig dosiertes Naltrexon (off label) gegeben. Das hat auch oft gut funktioniert. Paroxetin z. B., das man auch versuchen kann, ist nicht mein liebstes Medikament. Ich finde, dass sich viele Patienten darunter »dizzy« fühlen, ich versuche es zu vermeiden.

> Meine Erfahrungen mit LDN (= niedrig dosiertes Naltrexon, off label), in speziellen Apotheken zu haben, ist bezüglich der Behandlung hochdissoziativer Patienten sehr gut. Es gibt Patienten, die überhaupt nicht sinnvoll zu behandeln sind, weil sie ständig von einer Dissoziation in die nächste taumeln, diese kann man damit häufig in einen Zustand bringen, in dem sie z. B. von stationärer Therapie gut profitieren, gerade bei den schweren Fällen kann das einen Versuch wert sein (sollte aber nur von im Traumabereich erfahrenen Ärzten verschrieben werden, die das auch begleiten können). Man muss die Patienten vor allem darüber aufklären, dass man es vor OPs absetzen muss, weil sonst die Schmerzmittel nicht wirken, denn das Medikament neutralisiert Opioide.

2.3 Behandlung bei Albträumen

Ich habe gute Erfahrung mit Doxazosin gemacht, wenn denn Patienten bereit sind, etwas bezüglich Albträumen einzunehmen; oft ist dies nämlich nicht der Fall. Man braucht in der Regel zwischen 4 und 12 mg Doxazosin. Trimipramin (50–300 mg) kann auch helfen, gelegentlich auch Risperidon (Detweiler et al. 2016). Studien mit Prazosin (Lipinska et al. 2016) zeigen eine ähnliche Wirksamkeit. Leider ist dies aber nicht mehr zugelassen.

Nach meiner Erfahrung profitieren etwa 25 % der Patienten von einer Behandlung mit Doxazosin, jedoch zeigt sich Psychotherapie als die wirksamste Methode. Verhaltenstherapeutisch lässt sich das Thema hervorragend bearbeiten, und medikamentöse Ansätze wie Doxazosin sollten erst dann in Erwägung gezogen werden, wenn psychotherapeutische Maßnahmen nicht ausreichen.

Literatur

Detweiler MB, Pagadala B, Candelario J, Boyle JS, Detweiler JG, Lutgens BW (2016). Treatment of Post-Traumatic Stress Disorder Nightmares at a Veterans Affairs Medical Center. Journal of Clinical Medicine; 5(12): 117.

Frommberger U (2023). Psychopharmakotherapie. In: Keller R, Frommberger U, Graul J (Hrsg). Praxishandbuch Traumatherapie. Diagnostik, ambulante und stationäre Behandlung, Rahmenbedingungen und Anwendungsbeispiele. München: Elsevier; 97–106.

Keller R, Frommberger U, Graul J (Hrsg) (2023). Praxishandbuch Traumatherapie. Diagnostik, ambulante und stationäre Behandlung, Rahmenbedingungen und Anwendungsbeispiele. München: Elsevier.

Lipinska G, Baldwin DS, Thomas KGF (2016). Pharmacology for sleep disturbance in PTSD. Human Psychopharmacology: Clinical and Experimental; 31(2): 156–163.

Shalev AY, Ankri Y, Israeli-Shalev Y, Peleg T, Adessky R, Freedman S (2012). Prevention of posttraumatic stress disorder by early treatment. Results from the Jerusalem Trauma Outreach And Prevention study. Archives of General Psychiatry; 69(2): 166–176.

3 Übersicht traumafokussierter Behandlungsmethoden

Die Behandlung von Traumafolgestörungen kann entweder traumafokussiert oder nicht traumafokussiert erfolgen. Traumafokussierte Psychotherapie setzt sich dabei aus drei wesentlichen Elementen zusammen: der Stabilisierung, der direkten Auseinandersetzung mit dem Trauma (Traumakonfrontation) und der Integration des Erlebten in die persönliche Lebensgeschichte. Bevor man mit einer traumafokussierten Behandlung beginnt, sollte eine gewisse psychische und körperliche Stabilität gegeben sein.

Zu den expositionsbasierten Verfahren gehört die Prolongierte Expositionstherapie (PE) nach Foa und Kozak (1986), bei der das traumatische Ereignis wiederholt in der Vorstellung durchlebt und erzählt wird. Ebenso zählen die Narrative Expositionstherapie (NET) (Schauer & Neuner 2011) und die EMDR-Therapie (Eye Movement Desensitization and Reprocessing) nach Shapiro (2014) zu dieser Gruppe. Letztere habe ich selbst vielfach angewendet und immer wieder festgestellt, dass sie eine Art »Gehirnchirurgie ohne Skalpell« darstellt – direkt auf die zentralen Gefühle von Ohnmacht und Verzweiflung gerichtet, mit oft raschen Fortschritten.

Kognitionsbasierte Therapieansätze setzen hingegen an den dysfunktionalen Gedanken und Bewertungen an, die sich infolge des Traumas entwickelt haben. Hierzu zählt z. B. die Traumafokussierte Kognitive Verhaltenstherapie (TF-KVT) nach

Ehlers und Clark (2000), international bekannt als Cognitive Therapy for PTSD (CT-PTSD). Weitere kognitive Ansätze sind die Kognitive Verarbeitungstherapie (CPT) nach Resick und Schnicke (1992) sowie das STAIR/NT-Programm (Skillstraining zur affektiven und interpersonellen Regulation – narrative Therapie) nach Cloitre et al. (2014). Ebenso zählt die Imagery Rescripting and Reprocessing Therapy (IRRT) nach Schmucker und Köster (2014) dazu, die mit einer gezielten Neubewertung belastender Erinnerungsbilder arbeitet (Keller et al. 2023d).

Neben diesen kognitiv-behavioralen Verfahren gibt es psychodynamische und imaginative Methoden wie die Psychodynamisch-Imaginative Traumatherapie (PITT) nach Reddemann (2004) und die Mehrdimensionale Psychodynamische Traumatherapie (MPTT) nach Fischer et al. (2003). Persönlich halte ich beide für nicht überzeugend. Die PITT setzt stark auf Stabilisierung, unterschätzt jedoch meines Erachtens die Bedeutung der direkten Traumakonfrontation. Zwar wird hier z.B. als Konfrontationstechnik die Bildschirmtechnik versucht, aber meine Erfahrung ist, dass dies oft nicht genügend wirkt. Die MPTT ist konzeptionell zu komplex und für viele Betroffene nicht nachvollziehbar, während EMDR in meiner Erfahrung oft sehr effektiv ist.

Zusätzlich existieren weitere Therapieansätze, wie die Brief Eclectic Psychotherapy for PTSD (BEPP, Gersons et al. 2013), die Lebensrückblickstherapie (Maercker & Forstmeier 2013) sowie Albtraumtherapien (Thünker & Pietrowsky 2011).

Nicht traumafokussierte Behandlungsansätze konzentrieren sich vorrangig auf die Stabilisierung und umfassen Verfahren wie das Stressimpfungstraining oder stabilisierende Gruppenprogramme. Diese können als Vorbereitung auf eine spätere Traumakonfrontation dienen. Die beste Evidenz liegt allerdings für traumafokussierte kognitive Verhaltenstherapie (TF-KVT) und EMDR als Einzelbehandlungen vor.

Ein zentrales Prinzip der Traumatherapie ist die flexible Kombination aus Stabilisierung, Konfrontation mit dem Trauma und Integration des Erlebten. Während diese Phasen früher als streng aufeinanderfolgend betrachtet wurden, zeigt sich in der Praxis, dass sie oft ineinandergreifen.

Relative Kontraindikationen für eine direkte Traumabearbeitung sind akute Suizidalität, psychotische Symptome, schwere Dissoziationen, Selbstverletzung, Fremdaggression und aktiver Substanzmissbrauch. Ebenso ist es wichtig, bestehende Täterkontakte zu prüfen, um eine fortgesetzte Viktimisierung zu vermeiden (Ehring et al. 2019).

Ein häufiger Befund bei Traumatherapie ist das sogenannte »Trauma-U« (Hofmann 1999), also eine vorübergehende Symptomzunahme während der Bearbeitung. Doch eine Meta-Analyse von Purnell et al. (2024), die 23 randomisierte kontrollierte Studien auswertete, fand keine Hinweise darauf, dass sich PTBS-Symptome während der Behandlung verschlechtern. Vielmehr zeigten sich sowohl für PTBS als auch für depressive Begleitsymptome durch traumafokussierte Interventionen deutliche Verbesserungen. Die Autoren betonen daher, dass man diese Therapien nicht aus Angst vor einer kurzfristigen Belastungszunahme zurückhalten sollte, da die langfristigen Erfolge deutlich überwiegen.

3.1 Ambulante versus stationäre Behandlung

Vor Durchführung ambulanter Traumatherapie sollte man prüfen, ob genügend Selbstregulationskompetenzen verfügbar sind. Wenn nicht, sollte man eher auf den stationären Rahmen verweisen.

Eine Indikation zu ambulanter traumafokussierter Behandlung ist gegeben, wenn eine psychische Traumafolgestörung vorliegt und subjektiver Leidensdruck und der Behandlungswunsch des Patienten vorhanden sind. Aber natürlich muss der Patient auch motiviert sein, die Prognose muss ausreichend gut sein, auch geht es nicht ohne eine gewisse Reflexionsfähigkeit des Patienten. Sonst kann es sein, dass eine TK- oder stationäre Behandlung vorzuziehen ist (Keller et al. 2023d).

Hilfreich sind möglicherweise auch intensivierte ambulante Programme:

Eine Studie von Abeldt et al. (2024) untersuchte die Auswirkungen eines intensiven ambulanten Programms (IOP) auf die Nutzung psychiatrischer Dienste bei Erwachsenen mit Posttraumatischer Belastungsstörung (PTBS). In einer retrospektiven Kohortenstudie wurden 258 Teilnehmer analysiert, die in den Jahren 2017 und 2018 an einem IOP teilnahmen. Die Ergebnisse zeigten, dass die Wahrscheinlichkeit stationärer psychiatrischer Aufenthalte nach dem IOP um 56% und die Wahrscheinlichkeit psychisch bedingter Notaufnahmebesuche um 35% sank. Die Studie schlussfolgert, dass IOPs die intensive Nutzung psychiatrischer Dienste bei PTBS-Patienten signifikant reduzieren können.

Auch Therapeutenvariablen (Wissen, Erfahrung) und Umweltvariablen (Verfügbarkeit von Anlaufstellen bei Krisen) spielen eine Rolle.

Ambulante Traumatherapie in der Gruppe hat im Vergleich zur Einzelbehandlung folgende Vorteile: gegenseitiges Modelllernen, gegenseitige soziale Unterstützung. Es gibt aber auch Nachteile: Reaktivierung traumatischen Erlebens bei gegenseitigem Erzählen der Symptomatik, unerwünschtes Modelllernen in Bezug auf selbstschädigendes Verhalten. Und stillere Teilnehmer kommen gegenüber dominanteren Gruppenmitgliedern oft zu kurz.

Traumafokussierte Psychotherapie hat den Fokus auf Reduktion der PTBS-Symptomatik, nicht-traumafokussierte legt den Schwerpunkt auf die Vermittlung von Fertigkeiten zur Emotionsregulation. Kriterien für spezielle traumafokussierte Psychotherapie liegen vor bei überwiegend erinnerbarem und sich immer wieder aufdrängendem traumatischen Ereignis, bei hohem Leidensdruck, bei häufigen intrusiven Symptomen, bei ausgeprägten dissoziativen Symptomen und ausgeprägten Schwierigkeiten der Emotionskontrolle, auch bei ausgeprägten Komorbiditäten (z. B. Suchtverhalten mit der Funktion von Stopp von Flashbacks).

Meine Erfahrung ist, dass auf einer üblichen Psychiatrie-Station schwerst Traumatisierte oft nicht ordentlich zu behandeln sind. Überall werden sie durch irgendwas getriggert, oft endet es in einer Katastrophe, den Patienten geht es schlechter als vorher. Meist gibt es nur sporadisch Psychotherapie auf solchen Stationen, vielleicht einmal die Woche 15–30 Minuten, die dann durch Urlaube oder Krankheit schon mal häufiger ausfällt. Psychotherapie ist also rar, ansonsten gibt es bestenfalls Visiten, überwiegend psychiatrische Kurzkontakte mit dem Fokus auf medikamentöse Einstellung. Etwas anderes sind offene psychosomatische Stationen oder hochspezialisierte Traumasettings im psychiatrischen Bereich, die man aber mit der Lupe suchen muss. Bei guter traumatherapeutischer Betreuung können einige Patienten dort sehr gut profitieren.

3.2 Versorgungsstrukturen

Es gibt ein umfangreiches Netz von Beratungs- und Behandlungsmöglichkeiten in Deutschland. Dennoch werde ich in der Praxis den Eindruck nicht los, dass die Patienten praktisch kaum eine Chance haben, eine normale ambulante Therapie zu bekommen, geschweige denn spezifische Traumatherapie.

Noch ärger sieht es aus, wenn Patient aus unteren sozialen Schichten kommen, diese Patientengruppe ist schlecht untersucht und kommt oft erst als letzte in einer Therapie an, obwohl gerade diese sie nötig hätten:

Eine Studie von Bennett et al. (2022) untersuchte in einem Scoping Review (das ist eine Art großer Literaturübersicht) Interventionen zur Behandlung von PTBS und komplexer PTBS bei vulnerabel untergebrachten Personen (z.B. Obdachlose). Analysiert wurden 28 Studien (1999–2021). Hauptbefunde: Trauma-fokussierte Psychotherapien (z.B. EMDR) zeigten in kleinen Fallserien erste Erfolge, jedoch fehlen randomisierte Studien. Nicht-traumafokussierte Therapien waren meist unwirksam. Wohninterventionen verbesserten die Stabilität, hatten aber geringen direkten Einfluss auf PTBS-Symptome. Pharmakotherapien wurden kaum untersucht. Traumainformierte Pflege umfasste vor allem Sicherheit, empathische Kommunikation und flexible Therapiegestaltung, wurde aber nur in zehn Studien explizit eingesetzt. Herausforderungen waren hohe Abbruchraten, paralleler Substanzkonsum und organisatorische Barrieren. Die Autoren fordern besser konzipierte Studien, die traumainformierte Ansätze systematisch integrieren und auf spezifische Bedürfnisse dieser Population eingehen.

Ich habe mittlerweile meinen eigenen »Finde-einen-Therapeuten-Algorithmus« gefunden. So mache ich das mit meinen stationären Patienten:

- Suche die KV-Arztsuche deines Bundeslandes im Internet

- Kreuze die entsprechenden Auswahlmöglichkeiten an, insbesondere der »Psychologische Psychotherapeut« sollte dabei bzw. angekreuzt sein

Warum? Der Psychologische Psychotherapeut hat erst Psychologie studiert und dann noch zahllose Psychotherapieausbildungsstunden bei einem Ausbildungsinstitut absolviert. In der Regel sind diese also gut auf die therapeutische Situation vorbereitet.
Im ländlichen Raum gibt es meist zahllose »Heilpraktiker für Psychotherapie«. Diese können aber mit den Psychologischen Psychotherapeuten bezüglich des Ausbildungsstandards meiner Erfahrung nach nur schwer konkurrieren. Natürlich können hier gelegentlich auch schwer traumatisierte Patienten profitieren, wenn das therapeutische Arbeitsbündnis stimmt, aber das ist selten. Fachärzte für Psychiatrie haben meist den Schwerpunkt auf medikamentöser Einstellung, oft eher kürzere Termine und bieten auch nicht immer Psychotherapie an.
»Fachärzte für Psychosomatische Medizin« sind ähnlich gut ausgebildet wie die Psychologischen Psychotherapeuten und haben den Vorzug, Medikamente verschreiben zu können. Dummerweise sind das aber Fossile; man findet sie selten (weil nicht so viele diesen Facharzt machen). Dann gibt es noch diejenigen, die »Fachgebundene Psychotherapie« anbieten. Das sind ursprünglich somatisch tätige Ärzte (z. B. Unfallchirurgen, Internisten etc.), die dann in relativ kurzer Zeit (1 Jahr) Basics der Psychotherapie lernen, sodass sie das Notwendigste leisten können. Für eine erste Basisversorgung in der Krise ist eine Therapie dort vielleicht geeignet. Aber auch hier muss man sagen, dass der Ausbildungsstandard mit dem eines Psychologischen Psychotherapeut bei Weitem nicht mithalten kann und man schwierigeren oder gar hochtraumatisierten Patienten hier in aller Regel nicht gerecht wird.

Nunmehr schreibt man z. B. 40–50 (!) »Psychologische Psychotherapeuten« an, am besten nimmt man einfach diejenigen, die die auch eine E-Mail-Adresse angeben, sonst hängt man endlos in Warteschlangen am Telefon. In der Regel, sagt meine persönliche Statistik, gibt es dann 1–2 Vorgesprächsangebote.
Dann nimmt man beide wahr und nimmt nicht den mit den meisten Titeln, sondern den, der einem am sympathischsten ist und wo man sich direkt wohlgefühlt hat (denn die Therapieforschung hat gezeigt, dass 40 % des Ergebnisses auf die Qualität der Therapeutischen Beziehung zurückgeht!).
Mit diesem Vorgehen habe ich es geschafft, während des stationären Aufenthaltes so manchen Patienten in ambulante Therapie zu bringen.

Seit 1999 haben verschiedene Entwicklungen zur Verbesserung der psychotherapeutischen Versorgung beigetragen (Nübling et al. 2014), darunter die Einrichtung Medizinischer Versorgungszentren (MVZ). Es gibt etwa 100 dieser MVZ, die psychiatrische, psychosomatische oder psychotherapeutische Leistungen anbieten. Darüber hinaus verfügen Unfallversicherer und Berufsgenossenschaften in ihren Kliniken oft über Ambulanzen, die auf die Behandlung von Traumafolgestörungen spezialisiert sind. Auch der WEISSE RING e. V. arbeitet mit Traumaambulanzen zusammen und bietet umfangreiche Unterstützung für Betroffene.

Für Menschen, die nach Hilfe suchen, gibt es auch Online-Quellen. Dazu gehören die Onlinedatenbank für Betroffene von Straftaten (www.odabs.org) sowie der Arbeitskreis der Opferhilfen (www.opferhilfen.de). Auch Betroffene von sexuellem Missbrauch können sich an das Hilfeportal bei sexuellem Missbrauch wenden (www.hilfeportal-missbrauch.de). Zusätzlich gibt es bundesweit Ambulanzen, die sich auf die Opferentschädigung (OEG) spezialisiert haben.

Die stationäre Versorgung von Traumapatienten in Deutschland erfolgt über verschiedene Klinikstrukturen. Akutpsychiatrien sowie psychiatrische Abteilungen und psychosomatische Stationen in Allgemeinkrankenhäusern und Universitätskliniken spielen hier eine Rolle. Ergänzend gibt es spezialisierte Fachkliniken für Psychosomatik und Psychotherapie, die an der Akutversorgung teilnehmen, sowie Rehabilitationskliniken für psychosomatische Erkrankungen und stationäre Suchteinrichtungen.

Wer gezielt nach Psychotherapeuten mit Expertise in der Traumabehandlung sucht, kann auf den Websites der Deutschen Gesellschaft für Psychotraumatologie (DeGPT), der International Association for EMDR (EMDRIA) oder der Gesellschaft für Psychotraumatologie, Traumatherapie und Gewaltforschung (GPTG) entsprechende Listen finden.

Trotz dieser Versorgungsstrukturen zeigt sich, dass nur ein Teil der traumatisierten Menschen tatsächlich eine angemessene Behandlung erhält. Die psychotherapeutische Versorgung erfolgt auf mehreren Ebenen. Die primäre Ebene umfasst Hausarztpraxen, Beratungsstellen, psychiatrische und psychosomatische Psychotherapiepraxen sowie psychiatrische Institutsambulanzen (PIA). Auf der sekundären Versorgungsebene befinden sich spezialisierte Traumatherapie-Praxen, Traumaambulanzen und spezialisierte Kliniken. Die tertiäre Ebene umfasst traumaspezifische psychiatrisch-psychotherapeutische Krankenhäuser.

Gerade Patienten mit komplexen Traumafolgestörungen profitieren davon, wenn sie zwischen ambulanter und stationärer Behandlung wechseln können. Allerdings zeigt eine Untersuchung von Rosner et al. (2010), dass nur 13 % der stationär stabilisierend behandelten Patienten mit PTBS nach Missbrauch in der Kindheit innerhalb von vier Jahren eine traumakonfrontative Behandlung im Rahmen einer ambulanten Psychotherapie erhalten haben. Das verdeutlicht, dass trotz vorhandener Strukturen noch immer ein erheblicher Teil der Betroffenen nicht die notwendige spezialisierte Therapie bekommt (Graul et al. 2023a).

3.3 Prolongierte Exposition (PE)

Die Prolongierte Exposition (PE) ist ein traumafokussierter Therapieansatz, der auf den Arbeiten von Foa und Kozak (1986) basiert. Durch die länger andauernde Konfrontation mit dem Trauma wird eine Habituation erreicht, die belastende körperliche Reaktionen reduziert. Die PE trägt dazu bei, belastende Erinnerungen zu verringern (Cooper et al. 2017). Die Exposition erfolgt dabei *in sensu*, also in gezielter Erinnerung an das Trauma.

Durch korrigierende Erfahrungen während der Exposition soll eine erfolgreiche Verarbeitung möglich werden, Intrusionen und Vermeidung nehmen ab (Hembree et al. 2013). Im Verlauf der Therapiesitzungen setzt eine gewisse Gewöhnung ein (Habituation). Negative Überzeugungen verbessern sich, Furcht und Angst reduzieren sich.

Es beginnt mit Psychoedukation über PTBS-Symptomatik, gefolgt von Atemübungen zur Spannungsregulation.

Die imaginative Exposition beinhaltet das wiederholte Erzählen des traumatischen Erlebnisses, das aufgenommen und später zu Hause angehört wird. In der In-vivo-Exposition werden vermiedene, aber ungefährliche Situationen und Orte bewusst aufgesucht. Zudem werden belastende Gedanken, wie Schuld- und Schamgefühle, kognitiv nachbearbeitet. Der Kern der PE besteht in der Kombination aus imaginativer und In-vivo-Exposition (Foa et al. 2014). Die Wirksamkeit wurde in verschiedenen Studien repliziert und ist gut belegt (Van Woudenberg et al. 2018). Die Mehrzahl der Patienten zeigt Verbesserungen, bei geringer Drop-out-Rate.

Hendriks et al. (2018) führten eine weitere Studie mit PE als Hauptintervention für Patienten mit komplexer PTBS nach ICD-11 durch. Die Ergebnisse zeigten eine deutliche Reduktion der Symptome, die auch nach der intensiven Behandlungsphase erhalten blieb.

Früher galt eine Psychose als Kontraindikation für PE, doch neuere Studien zeigen, dass auch Patienten mit komorbider Psychose profitieren können. Van den Berg et al. (2018) zeigten in einer Studie eine signifikante Reduktion der PTBS-Symptome, eine geringere Reviktimisierung und positive Effekte auf die Psychosesymptomatik, die auch zwölf Monate nach Therapieende anhielten. Zudem nahmen negative posttraumatische Kognitionen in der PE-Gruppe ab.

Zusammenfassend gesagt, ist PE eine gut untersuchte und hochwirksame Therapieform für PTBS, die auch in intensiven Behandlungsformaten und bei komorbiden Störungen erfolgreich eingesetzt werden kann (Keller et al. 2023k).

Zur Traumakonfrontation wird auch zunehmend virtuelle Realität untersucht: Eine Studie von Heo und Park (2022) war eine systematische Übersichtsarbeit und Meta-Analyse, die die Auswirkungen von Virtual-Reality-basierter gradueller Expositionstherapie (VR-GET) auf PTBS-Symptome untersuchte. Die Analyse umfasste sieben randomisierte kontrollierte Studien. Die Ergebnisse zeigten, dass VR-GET im Vergleich zu Kontrollgruppen einen signifikant größeren Effekt auf PTBS-Symptome hatte ($g = 1.100$, $p = 0.001$). Es wurde jedoch kein signifikanter Unterschied zwischen konventioneller VRET und Kontrollgruppen festgestellt ($g = -0.279$, $p = 0.970$). Die Autoren schlussfolgerten, dass VR-GET eine überlegene Behandlungsoption für PTBS-Symptome im Vergleich zu Kontrollbedingungen darstellt. Sie wiesen jedoch darauf hin, dass die Ergebnisse aufgrund der hohen Anzahl an Studien mit Militärangehörigen mit Vorsicht interpretiert werden sollten und dass zukünftige Studien mit individuell angepassten Szenarien erforderlich sind, um ein breiteres Spektrum an Traumata abzudecken.

3.4 Kognitive Therapie für PTBS (CT-PTBS)

Die kognitive Therapie für PTBS (CT-PTBS) nach Ehlers (1999) sowie Ehlers und Clark (2000) ist eine äußerst wirksame Methode zur Behandlung Posttraumatischer Belastungsstörungen. Belastende gedankliche Muster und dysfunktionale Traumabewertungen werden modifiziert.

Hier wird der Schwerpunkt darauf gelegt, dass der Patient nach Traumata oft negative Überzeugungen und verzerrte Gedanken entwickelt. Voreilige Schlüsse und Verallgemeinerungen führen zu Erwartungsängsten, die schwer zu verändern sind, es stellen sich automatische negative Gedanken ein, die man durch »kognitive Umstrukturierung« zu verändern versucht. Gedankliche Fehlverknüpfungen werden »reattribuiert«.

Ein wichtiger Bestandteil der Therapie ist die gezielte Überprüfung von Überzeugungen. Dabei werden Belege für oder gegen bestimmte Gedanken gesammelt, um realistischere Sichtweisen zu entwickeln. Zudem kommen Verhaltensexperimente zum Einsatz, um Ängste in der Praxis zu überprüfen. Umfragen unter anderen Menschen helfen, eigene Sorgen in einen angemessenen Kontext zu setzen.

Der Patient lernt, eigenes Verhalten selbst zu beobachten und Gedanken und Gefühle zu protokollieren, durch Realitätstestung und Entkatastrophisieren werden übermäßige Befürchtungen relativiert.

3.5 Narrative Therapie (STAIR/NT)

Dieser therapeutische Ansatz ist emotions-, interaktions- und traumafokussiert und wurde speziell für Patienten mit psychotischen Traumafolgestörungen nach sexuellem Missbrauch und Misshandlung in der Kindheit entwickelt. Er basiert auf den Arbeiten von Cloitre et al. (2014) und adressiert insbesondere den Verlust von Bindungsfähigkeit sowie die eingeschränkte soziale und emotionale Entwicklung, die aus fehlender Unterstützung durch das soziale Umfeld resultieren.

Die Therapie gliedert sich in zwei Phasen (Keller et al. 2023h):

Phase 1 – Ressourcenaufbau und Emotionsregulation

Zunächst stehen stabilisierende Maßnahmen im Vordergrund. Dazu gehören:

- Skillstraining mit Übungen zur bewussten Wahrnehmung von Emotionen (z. B. Führen eines Gefühlstagebuchs)
- Emotionsregulation und Psychoedukation
- Training interpersoneller Fertigkeiten, um zwischenmenschliche Kompetenzen zu fördern

Phase 2 – Emotionale Verarbeitung und Integration

In dieser Phase wird das Trauma direkt bearbeitet. Dies umfasst:

- Narrative Therapie, bei der belastende Erfahrungen strukturiert aufgearbeitet werden
- Imaginative Exposition, um traumatische Erinnerungen kontrolliert zu verarbeiten
- Auseinandersetzung mit schwierigen Emotionen wie Angst, Scham und Schuld
- Zielentwicklung und Lebensplanung, einschließlich Strategien zur Rückfallbewältigung

3.6 Narrative Expositionstherapie (NET)

Die Narrative Expositionstherapie (NET) beschäftigt sich mit der Rekonstruktion der Autobiografie über die traumatischen Erlebnisse im Kontext der Lebensgeschichte. Es geht darum, das Erleben zu versprachlichen und schließlich zu einer Neubewertung zu gelangen. Über eine Lebenslinie werden die Themen eingeordnet.

Zu Beginn erfolgt Psychoedukation über Traumata und Traumafolgen. Als chronologische Darstellung erfolgt die Erzählung des Geschehenen als schriftlicher, möglichst emotionsfokussierter Bericht. Belastende Ereignisse werden dabei zu Clustern zusammengefasst (etwas was auch bei EMDR angewendet wird). Es entsteht ein strukturierter Lebensrückblick, im Rahmen dessen erfolgt eine Habituation und Verarbeitung des Erlebten (Keller et al. 2023g).

3.7 Cognitive Processing Therapy (CPT)

Diese Therapieform geht auf Resick und Schnicke (vgl. Resick et al. 2017) zurück (Kognitive Verarbeitungstherapie). Sie wurde vor allem für Opfer sexuellen Missbrauchs entwickelt und beruht darauf, dass traumatische Erlebnisse die Überzeugungen einer Person über sich selbst andere Menschen und die Welt verändern.

Therapiebausteine sind:

- Psychoedukation
- Hausaufgabe einer Aufstellung der Traumawirkungen und Erarbeitung eines Traumaskriptes
- Herausarbeiten der Bedeutung des Traumas
- Identifikation von Gedanken und Gefühlen
- Vertiefung spezieller Themen wie Vertrauensprobleme, Problem mit Macht und Kontrolle, Selbstachtungsprobleme, Intimitätsproblem

Es gibt zahlreiche Wirksamkeitsnachweise hierzu (Keller et al. 2023j).

3.8 DBT-PTBS

Diese basiert auf der DBT (Dialektisch-behaviorale Therapie), die für chronisch suizidale und Borderline-Patienten entwickelt wurde (Keller et al. 2023f). Der Begriff »dialektisch« meint einfach, dass zum einen der Patient in seinem Veränderungswillen gefördert werden soll, zum anderen er aber auch seinen Zustand erst einmal radikal akzeptieren lernen muss.

Die Therapie möchte mithilfe von Skillsanwendung und

anderen Maßnahmen das Vermeidungsverhalten verringern, bestehende negative Selbstkonzepte verändern sowie die Akzeptanz für das Erlebte verbessern. Negative Selbstannahmen sollen korrigiert werden. Nicht nur das Traumatische wird verarbeitet, auch zugrundeliegende Bewältigungsmuster werden korrigiert.

Die Therapie dauert insgesamt zwölf Wochen und folgt einem modularen Behandlungsalgorithmus. Die skillsunterstützte Exposition bildet den zentralen Bestandteil.

- Phase 1 und 5 sind prä- bzw. poststationär.
- Phase 2 erstreckt sich über 3 Wochen und widmet sich der Analyse möglicher Hindernisse für den Therapieerfolg. Hier wird ein Störungsverständnis entwickelt und ein skills- sowie expositionsorientierter Behandlungsplan erstellt.
- Phase 3 dauert 7 Wochen und bildet die stationäre zentrale Therapiephase. Hier werden Skills vermittelt, um selbstschädigendes Verhalten zu reduzieren, Dissoziationen zu managen und Kontingenzmanagement für restriktives Ess- und Trinkverhalten durchzuführen. Des Weiteren wird der Schlaf mit der IRT (Imagery Rehearsal Therapy) verbessert. Auch die Körperakzeptanz wird durch Körpertherapie gefördert.
- Phase 4 dauert 2 Wochen und befasst sich mit der Entlassung und der Transferierung des Erlernten in den Alltag.
- Phase 5 findet 6 Wochen nach Entlassung statt. Während dieser Phase werden Aufgaben zur Nachbereitung gestellt, deren Erfüllung in einem Reflexionsgespräch thematisiert wird.

Es ist notwendig, dass Mitarbeiter speziell für dieses Konzept geschult werden. Die Effektivität des Programms wurde nachgewiesen (Priebe et al. 2017).

Obwohl ich persönlich keine tiefere Erfahrung mit diesem stationären Konzept habe, bin ich ein großer Befürworter der Dialektisch-behavioralen Therapie (DBT) nach Linehan. Sie bietet klare Grenzen, wo nötig, aber wahrt stets eine wohlwollende, fürsorgliche Haltung gegenüber den Patienten, selbst in instabilen Phasen. Ich bin überzeugt, dass das Konzept gute Erfolgsaussichten bietet, vor allem, wenn man bedenkt, dass ein hoher Prozentsatz der Borderline-Patienten traumatisiert ist (>60 %).

3.9 Imagery Rescripting und Reprocessing Therapy (IRRT)

Die beschriebene Therapie stellt eine Weiterentwicklung der Kognitiven Verhaltenstherapie (KVT) und der psychodynamischen Expositionstherapie (PE) dar. Sie wird zunehmend bei komplizierter Trauer, Depressionen und Angststörungen angewendet (Köster & Köster 2019).

Die Therapie basiert auf der Annahme, dass emotionale Blockierungen und maladaptive Schemata eine zentrale Rolle spielen, und verfolgt einen phasenorientierten Therapieprozess.

Phase 1: Exposition

Der Patient berichtet detailliert von den traumatischen Erlebnissen, einschließlich aller Sinneswahrnehmungen. Der Therapeut unterstützt den Patienten während des Berichts, und der subjektive Belastungsgrad wird regelmäßig mit dem SUD (Subjective Units of Distress) nach Wolpe und Lazarus (1966) erfasst.

Nach der ersten Erhebung erfolgt ein erneuter Bericht, wobei der Höhepunkt der Belastung für die Übergabe in die nächste Phase berücksichtigt wird.

Phase 2: Bewältigung

In dieser Phase wird der Patient dazu angeleitet, die traumatische Situation zu imaginieren und dabei die Einbeziehung eines erwachsenen Ichs oder eines Phantasiewesens zur Entmachtung des Täters zu verwenden. Ziel ist es, die traumatische Szene als heutiges Ich zu betreten, insbesondere an dem Punkt, an dem die größte Belastung empfunden wurde (Schmucker & Köster 2014). Nach erfolgreicher Entmachtung des Täters folgt der Übergang in die nächste Phase.

Phase 3: Selbstberuhigung und Tröstung

In dieser Phase stellt sich der Patient vor, wie sein heutiges Ich dem verletzten Ich gegenübertritt, und übernimmt eine Haltung der Zuwendung, des Trostes und der liebevollen Wertschätzung.

Es gibt jedoch nur wenige randomisierte Studien, die diese Therapieform evaluieren (Graul et al. 2023b).

> Bezüglich dieser Therapieform empfinde ich eine gewisse Ambivalenz. Einerseits finde ich es wichtig, dass man vermittelt, dass man quasi normale Reaktionen zeigt auf ein unnormales Ereignis, das Trauma. Ich glaube aber, vielen Psychoanalytikern sträuben sich hier die Nackenhaare. Denn die einseitige Verteu-

felung des Täters (»Entmachtung«) könnte möglicherweise die Integration des Geschehenen auch erschweren.

Andererseits fühlen sich die meisten Opfer von Traumata auch schuldig. Wenn der Therapeut sich so klar auf die Seite des Patienten stellt, kann das sicherlich entlastend wirken.

3.10 EMDR

Diese Therapieform zielt darauf ab, traumatische Erlebnisse mithilfe der sogenannten bilateralen Stimulation (BLS) zu desensibilisieren und zu verarbeiten. Das theoretische Modell geht davon aus, dass es pathogene (krank machende, fehlverarbeitete) Erinnerungen gibt. Es wird davon ausgegangen, dass durch die BLS in Form schneller Augenbewegungen eine adaptive Verarbeitung pathogener Erinnerungen stattfindet. Die BLS aktiviert den Parasympathikus und fördert einen Normalisierungsprozess, der die Konnektivität wichtiger Hirnareale, die für die Verarbeitung traumatischer Erlebnisse relevant sind, steigert.

Die Methode wurde von Francine Shapiro in den 80er-Jahren des letzten Jahrhunderts entwickelt. EMDR steht für »Eye Movement Desensitization and Reprocessing« und ist seit 2014 als Therapiemethode für Erwachsene in Deutschland zugelassen. Es wird auch bei chronischen Schmerzen, Depressionen und Ängsten eingesetzt.

Das Ziel von EMDR ist es, die in der traumatischen Situation unterbrochene Verbindung zwischen Wahrnehmungen, Gedanken, Emotionen und Körperreaktionen wiederherzustellen und Dissoziation zu überwinden. Zudem kann auch an dysfunktionalen Kognitionen wie Schuldgefühlen gearbeitet werden. Als alternative Stimulationsmethoden zur BLS können auch Berührungsreize wie Tapping auf den Händen oder Stimulation durch Töne verwendet werden.

Der EMDR-Prozess verläuft in acht Phasen:

- Erhebung der Vorgeschichte, Diagnostik und Behandlungsplanung
- Vorbereitende Stabilisierung durch Ressourcenaktivierung mit BLS und Vermittlung von Entspannungstechniken
- Erhebung der belastenden Erinnerung, inklusive visueller, affektiver und sensorischer Komponenten
- Desensibilisierung und Durcharbeitung mit BLS
- Verankerung einer geeigneten Kognition in der Erinnerung
- Körpertest, um sensorische Restreaktionen zu bearbeiten
- Abschluss, bei dem noch verbleibende Elemente durch Distanzierungstechniken bearbeitet werden
- Nachbefragung, um die Ergebnisse zu überprüfen

EMDR zeigt eine hohe Wirksamkeit bei einer niedrigen Abbruchrate. Baek et al. (2019) fanden im Tierversuch heraus, dass die Colliculi superiores der Vierhügelplatte eine zentrale Rolle im Hauptwirkmechanismus spielen. Im EMDR-Prozess zeigt sich eine verstärkte Aktivierung der Colliculi superiores (das ist ein Teil der Vierhügelplatte im Mesencephalon), die über den mediodorsalen Thalamus in den präfrontalen Kortex und die Amygdala projizieren. Dies führt zu einer Hemmung der Amygdala und damit zu einem verminderten Output an angstgenerierenden Regionen, was die Löschung traumatisch erzeugter Angst fördert.

Es handelt sich um eine hochwirksame Psychotherapiemethode (Menne et al. 2023). Ich selbst wende sie seit vielen Jahren an und bin immer wieder über die teils erheblichen und rasch erzielbaren Besserungen begeistert.

Mittlerweile führe ich sie quasi modular durch. Falls ich traumatische »Hot Spots« im Lebensverlauf sehe, ordne ich sie, erstelle einen Bearbeitungsplan und bearbeite dann ein Trauma nach dem anderen, bis die 4–5 wichtigsten bearbeitet sind. In aller Regel geht es den Patienten dann viel besser – sofern sie sich denn auf diese erst einmal »schräg« wirkende Therapieform überhaupt einlassen können.

EMDR ist meines Erachtens eines der besten Verfahren, um schnell den Patienten ermutigende Resultate zu erhalten. Glücklicherweise ist die Grundform relativ schnell zu erlernen, an einigen Wochenenden. Dann kann man natürlich nicht die schwersten, etwa hochdissoziative Patienten behandeln, aber den üblichen Patienten, der erst- und einmalig vor ein paar Wochen einen Überfall erlebt hat, schon, und im Laufe der Zeit kann man unter guter Supervision bald auch schwerere Fälle behandeln.

3.11 BEPP (Brief eclectic therapy)

Die Brief Eclectic Therapy (BEPP) ist ein traumafokussierter PT-Ansatz, fußt auf psychodynamischen Konzepten und wurde um KVT-Elemente erweitert. Sie wurde empirisch überprüft und ist in Leitlinien empfohlen (Keller et al. 2023a).

BEPP stammt von Gersons et al. (2013), IRT von Maercker und Forstmeier (2013).

Die BEPP hat fünf Strukturelemente: Psychoedukation, imaginative Exposition, Arbeit mit Erinnerungsstücken, Bedeutungsgebung und Integration, Abschiedsritual.

Die empirische Wirksamkeit der BEPP in RCTs (RCT = Randomisiert-kontrollierte Studie) nachgewiesen. In Deutschland ist diese Therapie weniger bekannt. Ich habe noch von keinem deutschen Setting gehört, welches es anwendet.

3.12 PITT (Psychodynamisch imaginative Therapie)

Die PITT (Psychodynamisch Imaginative Trauma-Therapie) verwendet verschiedene imaginative Techniken, um die Traumakonfrontation angeblich schonend zu gestalten. Dabei kommen Stabilisierungstechniken wie die Bildschirmtechnik und die Beobachtertechnik zum Einsatz. Ein besonders wichtiger Aspekt der Methode ist die Berücksichtigung individueller Ressourcen des Patienten (Flatten et al. 2013).

Die Grundprinzipien der PITT (Reddemann 2013) umfassen mehrere zentrale Elemente: Zum einen wird versucht, exzessive Kontrollen zu reduzieren, indem Abwehrmanöver und Verhaltensweisen interpretiert werden, die sich als kontraproduktiv erwiesen haben. Ein weiteres Ziel ist die Unterstützung der Aufnahme sozialer Beziehungen sowie die Rekonstruktion des traumatischen Geschehens. Ein wichtiger Bestandteil der Arbeit ist auch, die traumatische Situation aus der Beobachterperspektive zu beschreiben, was dem Patienten eine gewisse Distanz zu den belastenden Erinnerungen verschafft. Darüber hinaus wird die Förderung von Fähigkeiten zur Selbstberuhigung und Selbsttröstung angestrebt.

Reddemann (2013) nennt verschiedene Strategien, die in der Therapie Anwendung finden. Dazu gehören die Vermittlung stressreduzierender Techniken, aktive Psychoedukation, Lernen der Unterscheidung zwischen Gegenwart und Vergangenheit und Techniken, die der quasi Dosierung der Traumakonfrontation dienen, um einen sanften Umgang mit den Erinnerungen zu realisieren.

Zu den verwendeten Imaginationsübungen zählen der »Innere sichere Ort«, »Innere hilfreiche Wesen«, »Inneres Team«, die »Baumübung«, die »Arbeit mit dem Inneren Kind«, die »Tresorübung«, die Beobachtertechnik und die »Innere Bühne«. Diese Übungen sollen helfen, den Patienten schrittweise mit seinen Traumata auseinanderzusetzen und dabei ein Gefühl der Sicherheit zu bewahren.

Kritisch wird hier allerdings vor allem die möglicherweise zu starke Fokussierung auf Stabilisierung und Ressourcenförderung betrachtet, dies könnte sogar schädlich sein (Keller et al. 2023i).

3.13 MPTT (Mehrdimensionale Psychodynamische Traumatherapie)

Hier geht es um Ressourcenorientierung durch Unterstützung traumakompensatorischer Schemata und kognitiv-emotionales Durcharbeiten. Leider sind keine evidenzbasierten Wirksamkeitsnachweise vorhanden.

Nach Fischer (2000) wird postuliert, dass traumakompensatorische Schemata wahrgenommen und unterstützt werden müssen, um eine Heilung zu ermöglichen. Dieser Ansatz ist ein Versuch, die Horowitz'schen Regeln mit den Prinzipien psychodynamischer Therapie zu vereinen. Der Akzent liegt auf Ich-stärkenden Ansätzen, die dem Durcharbeiten der traumatischen Erfahrungen vorangehen.

Die Horowitz'schen Prinzipien (Horowitz 1973)

Bei Traumatherapie geht es um dosierte Auseinandersetzung mit dem Trauma. Der Patient soll behutsam an die Verarbeitung herangeführt werden, um nicht von den Erinnerungen überflutet zu werden. Oft oszilliert der Patient zwischen Vermeidung und Überflutung. Der Patient will nicht dran denken, doch wird er von z. B. Flashbacks immer wieder eingeholt. Die Therapie muss also schon konfrontieren, aber so, dass es der Patient gut aushalten kann.

Auch von Bedeutung ist Bedeutungsgebung und Integration. Der schreckliche Einschnitt in das eigene Leben soll ins Leben integriert werden, Teil der Biografie werden, ohne die gesamte Identität zu übernehmen.

Damit dieser Prozess nicht überfordernd wird, ist eine gute Affektregulation und Stabilisierung nötig. Bevor belastende Erinnerungen gezielt bearbeitet werden, sollten Patienten lernen, mit ihren Emotionen umzugehen. Dazu gehören Strategien wie bewusste Atemtechniken, Imaginationen oder das Aktivieren innerer und äußerer Ressourcen. Diese Methoden geben Sicherheit und helfen, auch schwierige Momente besser auszuhalten. Außerdem braucht jeder sein eigenes Tempo (im Allgemeinen gilt: »The slower you go, the faster you get there« – leider ist mir der Autor dieses Bonmots nicht mehr erinnerlich).

Dabei wird das traumakompensatorische Schema, das jeder Patient in sich trägt, positiv konnotiert und unterstützt. Ein besonders komplexes Konzept, das in diesem Zusammenhang verwendet wird, ist die »Arbeit an der minimalen Differenz zwischen Arbeitsbündnis und Übertragungsbeziehung« (Ich habe Schwierigkeiten, dies zu verstehen). Das therapeutische Vorgehen besteht nicht nur darin, dem Patienten positive Beziehungserfahrungen zu vermitteln, sondern auch darin, negative Vorerfahrungen zu dekonstruieren.

Ich meine: Der Normalbürger, selbst Normaltherapeut, falls es so etwas gibt, ist kaum in der Lage, diesen schwierigen Erwägungen zu folgen. Wie soll ein traumatisierter Patient, der kaum seine Gedanken ordnen kann, dieses philosophisch getränkte Konzept verstehen?

Die Behandlung umfasst mehrere Elemente, die auf verschiedenen Ebenen ansetzen. Zunächst geht es um das kognitive Durcharbeiten der traumatischen Erfahrung, bei dem der Fokus auf der Gestaltbildung der Situation liegt, um eine stärkere Distanzierung zu erreichen. Auf der emotionalen Ebene werden das Durcharbeiten und die Rekonstruktion der traumatischen Erfahrung angestrebt, wobei dosiertes Erinnern und haltgebende Interventionen eine wichtige Rolle spielen.

Ein weiterer Schritt in der Therapie ist die Integration, bei der die konstruktive Lösung in die gegenwärtigen Lebensverhältnisse des Patienten implementiert wird. Zur Prävention von Rückfällen werden Rückfälle durchgespielt, wobei ein besonderes Augenmerk auf die Vermeidung einer Affektüberflutung gelegt wird (Keller et al. 2023a).

Obwohl dieser Ansatz gut ausgearbeitet ist, bleibt seine Verbreitung begrenzt. Dies ist vor allem der ausgesprochenen Sperrigkeit des Modells zuzuschreiben.

3.14 Systemische und achtsamkeitsbasierte Ansätze

Die systemische Therapie und achtsamkeitsbasierte Techniken vereinen verschiedene Ansätze, die sowohl problem- als auch ressourcenorientiert sind. Beide Perspektiven sind komplementär und bilden die Grundlage für eine wirksame therapeutische Arbeit. Ein zentrales Modell, das diese Balance unterstützt, ist das Waagemodell, das den Fokus sowohl auf die Erarbeitung von Ressourcen als auch auf die Bearbeitung von Problemen legt.

Die Ressourcenanalyse ist ein wesentlicher Bestandteil dieser Therapieform und umfasst eine präzise Exploration der vorhandenen Ressourcen. Ein spezieller Ansatz hierfür ist das Ressourcenpriming, bei dem die Aufmerksamkeit kontinuierlich und gezielt auf positive Ressourcen gelenkt wird. Dies fördert einen Perspektivenwechsel und aktiviert das mesolimbische Belohnungssystem, was die Schaffung neuer neuronaler Verbindungen begünstigt, die mit problematischen Verhaltensweisen inkompatibel sind. Atemwahrnehmungstechniken und körperorientierte Übungen bieten konkrete Mittel, um die Wahrnehmung und den Zugang zu Ressourcen zu stärken.

Achtsamkeit, insbesondere durch das bewusste Wahrnehmen des Atems oder das »Durch-den-Körper-Gehen«, kann helfen, in den gegenwärtigen Moment zu gelangen und das Selbstbewusstsein zu fördern. Diese Techniken sind besonders in der Trauma- und Stressbewältigung hilfreich, da sie den Klienten dabei unterstützen, sich von belastenden Erfahrungen zu distanzieren. Eine weitere wichtige Methode sind imaginäre Stabilisierungstechniken wie der »Innere sichere Ort« oder das »Gepäck abladen«, die eine emotionale Distanzierung von belastenden Gefühlen ermöglichen (offensichtlich bedienen sich viele Therapieformen dieser Techniken, z. B. auch die PITT nach Reddemann, s. o.).

Die kognitive Umstrukturierung, etwa durch Reframing oder lösungsorientierte Fragetechniken wie das »Was-stattdessen-Modell«, spielt ebenfalls eine zentrale Rolle. Hier wird das problematische Verhalten als hilfreiches Warnsignal umgedeutet, um eine alternative, konstruktive Sichtweise zu entwickeln. Auch die Arbeit mit positiven Zielen, sei es durch die »3-Jahres-

Frage« oder die »Wunderfrage«, zielt darauf ab, den Klienten zu einem idealen Soll-Zustand zu führen. Die Unterscheidung zwischen Annäherungszielen und Vermeidungszielen hilft dabei, intrinsische Motivation zu fördern und eine positive, ressourcenorientierte Haltung zu entwickeln.

Kritische Interaktionen können als Ressource umgedeutet werden, wobei das Augenmerk auf positiven Ausnahmen und früheren Lösungsstrategien liegt. Zirkuläre Fragen und paradoxe Techniken wie die Problemverschlimmerungsfrage können dazu beitragen, neue Perspektiven zu eröffnen und das Lösungsdenken zu fördern. Die Problemverschlimmerungsfrage ist eine systemische Technik. Sie dient dazu, die Aufmerksamkeit von Patienten auf die Dynamik ihrer Probleme zu lenken und mögliche Auswege zu erkunden. Statt sich auf die Ursachen des Problems zu konzentrieren, wird gefragt, wie man das Problem noch schlimmer machen könnte. Diese paradoxe Fragestellung kann unerwartete Einsichten und kreative Lösungen fördern, indem sie den Blick auf die gewohnten Denkmuster verändert.

Die Arbeit mit Ressourcen und Fortschritten im therapeutischen Prozess erfordert eine kontinuierliche Beobachtung und Verstärkung der positiven Entwicklungen. Selbstverstärkung, Lob und Verhaltensexperimente können dabei helfen, neue Lösungen zu festigen. Ein Ressourcen-Tagebuch, in dem selbst kleinere Ereignisse festgehalten werden, kann diesen Prozess unterstützen und einen ausgewogenen Therapieansatz gewährleisten (Keller et al. 2023e).

Während die systemische Therapie oft die Zukunftsperspektive betont, ist es meiner Ansicht nach darüber hinaus wichtig, auch die Vergangenheit tiefgehend zu erkunden, um nachhaltige Veränderungen zu ermöglichen. (Das, denke ich, könnte an dieser Stelle wohl ein Psychoanalytiker einwenden.)

Literatur

Abeldt BM, Brown KH, Wei J, Ramalingam ND, Hirschtritt ME (2024). Changes in Service Use After Participation in an Intensive Outpatient Program Among Adults With Posttraumatic Stress Disorder. J Traum Stress; 28(3): 76–83.

Baek J, Lee S, Cho T, Kim S-W, Kim M, Yoon Y, Kim KK, Byun J, Kim SJ, Jeong J, Shin H-S (2019). Neural circuits underlying a psychotherapeutic regimen for fear disorders. Nature; 566(7744), 339–343. https://doi.org/10.1038/s41586-019-0931-y.

Bennett A, Crosse K, Ku M, Edgar NE, Hodgson A, Hatcher S (2022). Interventions to treat post-traumatic stress disorder (PTSD) in vulnerably housed populations and trauma-informed care. A scoping review. BMJ Open; 12(3): e051079.

Cloitre M (2014). Alternative Intensive Therapy for PTSD. J Am Med Assoc; 171(3): 249–251.

Cooper AA, Zoellner LA, Roy-Byrne P, Mavissakalian MR, Feeny NC (2017). Do changes in trauma-related beliefs predict PTSD symptom improvement in prolonged exposure and sertraline? J Consult Clin Psych; 85(9): 873–882.

Dreiner M, Fischer G (2003). Mehrdimensionale Psychodynamische Traumatherapie bei Kindern und Jugendlichen (MPTT-KJ). Zeitschrift Psychotraum; 1(4): 61–77.

Ehlers A, Clark DM (2000). A cognitive model of posttraumatic stress disorder. Behav Res Ther; 38(4): 319–345.

Ehring F (2019). Maßnahmen der Stressbewältigung und präventiven Stressbekämpfung bei der Polizei. Erläuterung der Lazarus-Theorie. München: GRIN Verlag.

Fischer G (2000). Mehrdimensionale Psychodynamische Traumatherapie MPTT. Manual zur Behandlung psychotraumatischer Störungen. Heidelberg: Asanger.

Fischer G, Riedesser P (2003). Lehrbuch der Psychotraumatologie. München, Basel: Reinhardt.

Flatten G (2013). Posttraumatische Belastungsstörung. [S3-]Leitlinie und Quellentexte; in Abstimmung mit den AWMF-Fachgesellschaften DeGPT, DGPM, DKPM, DGPs, DGPT, DGPPN. Stuttgart: Schattauer.

Foa EB, Kozak MJ (1986). Emotional processing of fear. Exposure to corrective information. Behav Res Ther; 99(1): 20–35.

Foa EB, Hembree EA, Rothbaum BO (2014). Handbuch der prolongierten Exposition. Basiskonzepte und Anwendung; eine Anleitung für Therapeuten. Lichtenau/Westfalen: Probst.

Gersons BP, Schnyder U (2013). Learning from traumatic experiences with brief eclectic psychotherapy for PTSD. Eur J Psychotraumatology; 4: 10.3402/ejpt.v4i0.21369. https://doi.org/10.3402/ejpt.v4i0.21369.

Graul J, Heinz P, Klose M, Menne B (2023a). Die Rolle der stationären Traumatherapie in einer Versorgungskette. In: Keller R, Frommberger U, Graul J (Hrsg). Praxishandbuch Traumatherapie. Diagnostik, ambulante und stationäre Behandlung, Rahmenbedingungen und Anwendungsbeispiele. München: Elsevier; 428–440.

Graul J, Klose M, Keller R, Frommberger U, Binder J, Menne B (2023b). Imagery Rescripting and Reprocessing Therapy (IRRT). In: Keller R, Frommberger U, Graul J (Hrsg). Praxishandbuch Traumatherapie. Diagnostik, ambulante und stationäre Behandlung, Rahmenbedingungen und Anwendungsbeispiele. München: Elsevier; 136–140.

Hembree EA (2013). The case. Treating Jared through prolonged exposure. J Clin Psychol; 69(5): 485–487.

Hofmann A (1999). EMDR in der Therapie psychotraumatischer Belastungssyndrome. Stuttgart, New York: Thieme.

Horowitz MJ (1973). Phase oriented treatment of stress response syndromes. Am J Psychother; 27(4): 506–515.

Keller H, Binder J, Frommberger U, Graul J, Klose M, Menne B (2023a). Mehrdimensionale Psychodynamische Traumatherapie (MPTT). In: Keller R, Frommberger U, Graul J (Hrsg). Praxishandbuch Traumatherapie. Diagnostik, ambulante und stationäre Behandlung, Rahmenbedingungen und Anwendungsbeispiele. München: Elsevier; 155–158.

Keller H, Hollub M, Morgen K, Graul J (2023b). Besonderheiten ambulanter Traumatherapie als Gruppenbehandlung. In: Keller R, Frommberger U, Graul J (Hrsg). Praxishandbuch Traumatherapie. Diagnostik, ambulante und stationäre Behandlung, Rahmenbedingungen und Anwendungsbeispiele. München: Elsevier; 189–214.

Keller R, Binder J, Frommberger U, Klose M, Menne B (2023c). Brief Eclectic Therapy (BEPP), Lebensrückblickstherapie und Albtraumtherapie. In: Keller R, Frommberger U, Graul J (Hrsg). Praxishandbuch Traumatherapie. Diagnostik, ambulante und stationäre Behandlung, Rahmenbedingungen und Anwendungsbeispiele. München: Elsevier; 158–162.

Keller R, Binder J, Hollub M, Morgen K. Indikation ambulanter Traumatherapie (2023d). In: Keller R, Frommberger U, Graul J (Hrsg). Praxishandbuch Traumatherapie. Diagnostik, ambulante und stationäre Behandlung, Rahmenbedingungen und Anwendungsbeispiele. München: Elsevier; 164–166.

Keller R, Frommberger U, Graul J, Binder J, Klose M, Ladwein S, Menne B (2023e). Traumafokussierte psychotherapeutische Behandlungsmethoden. In: Keller R, Frommberger U, Graul J (Hrsg). Praxishandbuch Traumatherapie. Diagnostik, ambulante und stationäre Behandlung, Rahmenbedingungen und Anwendungsbeispiele. München: Elsevier; 107–114.

Keller R, Frommberger U, Graul J, Klose M, Ladwein S, Binder J, Menne B (2023f). Dialektisch-behaviorale Theraie – PTBS (DBT-PTBS). In: Keller R, Frommberger U, Graul J (Hrsg). Praxishandbuch Traumatherapie. Diagnostik, ambulante und stationäre Behandlung, Rahmenbedingungen und Anwendungsbeispiele. München: Elsevier; 131–134.

Keller R, Frommberger U, Graul J, Klose M, Ladwein S, Binder J, Menne B (2023 g). Narrative Expositionstherapie (NET). In: Keller R, Frommberger U, Graul J (Hrsg). Praxishandbuch Traumatherapie. Diagnostik, ambulante und stationäre Behandlung, Rahmenbedingungen und Anwendungsbeispiele. München: Elsevier; 148–150.

Keller R, Frommberger U, Graul J, Klose M, Ladwein S, Binder J, Menne B (2023h). Skillstraining zur affektiven und interpersonellen Regulation: Narrative Therapie (STAIR/NT). In: Keller R, Frommberger U, Graul J (Hrsg). Praxishandbuch Traumatherapie. Diagnostik, ambulante und stationäre Behandlung, Rahmenbedingungen und Anwendungsbeispiele. München: Elsevier; 125–127.

Keller R, Frommberger U, Graul J, Klose M, Ladwein S, Menne B (2023i). Psychodynamisch imaginative Traumatherapie (PITT). In: Keller R, Frommberger U, Graul J (Hrsg). Praxishandbuch Traumatherapie. Diagnostik, ambulante und stationäre Behandlung, Rahmenbedingungen und Anwendungsbeispiele. München: Elsevier; 150–155.

Keller R, Graul J, Frommberger U, Klose M, Binder J, Menne B (2023j). Cognitive Processing Therapie (CPT). In: Keller R, Frommberger U, Graul J (Hrsg). Praxishandbuch Traumatherapie. Diagnostik, ambulante und stationäre Behandlung, Rahmenbedingungen und Anwendungsbeispiele. München: Elsevier; 127–130.

Keller R, Graul J, Frommberger U, Klose M, Ladwein S, Binder J, Menne B (2023k). Prolongierte Exposition (PE). In: Keller R, Frommberger U, Graul J (Hrsg). Praxishandbuch Traumatherapie. Diagnostik, ambu-

lante und stationäre Behandlung, Rahmenbedingungen und Anwendungsbeispiele. München: Elsevier; 115–120.
Keller R, Frommberger U, Graul J (Hrsg) (2023 I). Praxishandbuch Traumatherapie. Diagnostik, ambulante und stationäre Behandlung, Rahmenbedingungen und Anwendungsbeispiele. München: Elsevier.
Köster R, Köster S (2019). IRRT (Imagery Rescripting & Reprocessing Therapy) – ein Überblick. Verhaltensther Verhaltensmed; 40(1): 8–21.
Maercker A, Forstmeier S (2013). Der Lebensrückblick in Therapie und Beratung. Berlin, Heidelberg: Springer.
Menne B, Frommberger U, Graul J, Keller R, Klose M, Binder J (2023). Eye Movement Desensitiziation and Reprocessing (EMDR). In: Keller R, Frommberger U, Graul J (Hrsg). Praxishandbuch Traumatherapie. Diagnostik, ambulante und stationäre Behandlung, Rahmenbedingungen und Anwendungsbeispiele. München: Elsevier; 141–147.
Nübling R, Bär T, Jeschke K, Ochs M, Sarubin N, Schmidt J (2014). Versorgung psychisch kranker Erwachsener in Deutschland. Bedarf und Inanspruchnahme sowie Effektivität und Effizienz von Psychotherapie. Bundesgesundheitsblatt Gesundheitsforschung Gesundheitsschutz; 13(4): 389–397.
Priebe S, Golden E, Kingdon D, Omer S, Walsh S, Katevas K, McCrone P, Eldridge S, McCabe R (2017). Effective patient-clinician interaction to improve treatment outcomes for patients with psychosis. A mixed-methods design. Southampton (UK): NIHR Journals Library.
Purnell L, Graham A, Chiu K, Trickey D, Meiser-Stedman R (2024). A systematic review and meta-analysis of PTSD symptoms at mid-treatment during trauma-focused treatment for PTSD. Clin Psych Rev; 107: 102925.
Reddemann L (2004). Psychodynamisch-imaginative Traumatherapie. PITT – das Manual. Stuttgart: Pfeiffer bei Klett-Cotta.
Reddemann L, Kindermann L-S, Leve V (2013). Imagination als heilsame Kraft im Alter. Stuttgart: Klett-Cotta.
Resick PA, Schnicke MK (1992). Cognitive processing therapy for sexual assault victims. J Consult Clin Psych; 60(5): 748–756.
Resick PA, Monson CM, Chard KM (2017). Cognitive processing therapy for PTSD. A comprehensive manual. New York: Guilford Press.
Sack M (2018). Schonende Traumatherapie. Ressourcenorientierte Behandlung von Traumafolgestörungen. Stuttgart: Schattauer.
Schauer M, Neuner F, Elbert T (2011). Narrative exposure therapy. A short

term treatment for traumatic stress disorders. Cambridge, MA: Hogrefe.

Schmucker M, Köster R (2014). Praxishandbuch IRRT. Imagery Rescripting & Reprocessing Therapy bei Traumafolgestörungen, Angst, Depression und Trauer. Stuttgart: Klett-Cotta.

Shapiro F (2014). The role of eye movement desensitization and reprocessing (EMDR) therapy in medicine. Addressing the psychological and physical symptoms stemming from adverse life experiences. Brain Behav Sci; 18(1): 71–77.

Thünker J, Pietrowsky R (2011). Alpträume. Ein Therapiemanual. Göttingen: Hogrefe.

van den Berg D, Bont PAJM de, van der Vleugel BM, Roos C de, Jongh A de, van Minnen A, van der Gaag M (2018). Long-term outcomes of trauma-focused treatment in psychosis. Schiz Bull; 212(3): 180–182.

van Woudenberg C, Voorendonk EM, Bongaerts H, Zoet HA, Verhagen M, Lee CW, van Minnen A, Jongh A de (2018). Effectiveness of an intensive treatment programme combining prolonged exposure and eye movement desensitization and reprocessing for severe post-traumatic stress disorder. Eur J Psychotraumatol; 9(1): 1487225.

Wolpe J, Lazarus AA (1966). Behavior therapy techniques. A guide to the treatment of neuroses, by Joseph Wolpe and Arnold A. Lazarus. Oxford, New York: Pergamon Press.

4 Ambulante Traumatherapie

4.1 Ambulante Traumatherapie im Einzelsetting

Ein effektives Gesamtkonzept für die Traumatherapie sollte spezielle traumatherapeutische Methoden mit strukturierten Ansätzen kombinieren. Ein wichtiger Bestandteil dieses Konzepts ist die Selbstmanagementtherapie nach Kanfer et al. (2012), die den Therapieprozess klar strukturiert. In diesem Zusammenhang stellt Kanfer ein Sieben-Phasen-Modell vor, das sich in den diagnostischen und therapeutischen Prozess integriert (Keller et al. 2023).

Phase 1: Eingangsphase – Schaffung günstiger Ausgangsbedingungen

Zu Beginn der Therapie geht es darum, eine tragfähige therapeutische Beziehung aufzubauen. Dabei muss sowohl die Rolle des Patienten als auch die des Therapeuten klar definiert werden. Der Therapeut agiert als Katalysator für den Veränderungsprozess. In der Traumatherapie müssen Aspekte wie Freiwilligkeit, Selbstkontrolle und Selbstwirksamkeit betont werden, beispielsweise durch die Einführung einer Stoppregel. Auch die Gestaltung der äußeren Therapiesituation, wie die Wahl des Platzes, die Entfernung zwischen Therapeuten und Patient sowie die Reihenfolge der Themen, sollte gemeinsam transparent festgelegt werden. Zudem ist es wichtig, den Patienten über seine Rechte und den Datenschutz aufzuklären.

Ein zentraler Bestandteil des ersten Gesprächs ist das Screening der Eingangsbeschwerden im Rahmen des »Trichterungsprozesses« (Kanfer et al. 2012). Hierbei werden vorläufige Ansatzpunkte identifiziert und nach ihrer Wichtigkeit geordnet. Besonders bei traumatisierten Patienten muss auf die Tendenz zur Vermeidung geachtet werden. Zu Beginn sollte der Begriff »Trauma« noch vermieden werden, stattdessen kann nach belastenden Erlebnissen gefragt werden, die heute noch eine Rolle spielen. Weiterhin sind Symptome wie Schlafstörungen, Schreckhaftigkeit oder Reizbarkeit sowie das Vermeidungsverhalten zu erfragen. Auch das Suizidrisiko muss abgeklärt werden.

Phase 2: Aufbau von Änderungsmotivation

Die Motivation des Patienten ist entscheidend für den weiteren Therapieprozess. Kanfer et al. (2012) betonen die Bedeutung selbstgesetzter Therapieziele und Zwischenziele im Sinne eines Prinzips der kleinen Schritte. Der Therapeut sollte eine hoffnungsvolle Haltung einnehmen, um das Gefühl von Hilflosigkeit zu verringern, und positive Ressourcen des Patienten hervorheben, wie z. B. frühere erfolgreiche Lösungen oder positive Modellpersonen. Eine akzeptierende Grundhaltung ist ebenfalls wichtig, insbesondere in Bezug auf Tatsachen, die nicht verändert werden können, wie traumatische Ereignisse.

Kanfer stellt fünf zentrale Motivationsfragen, die während des Therapieprozesses immer wieder aufgeworfen werden sollten:

- Wie wird mein Leben sein, wenn ich mich ändere?
- Wie werde ich besser dastehen?
- Kann ich es schaffen?
- Was muss ich investieren?
- Kann ich auf die Unterstützung des Therapeuten bauen?

Durch die häufige Dissoziationsneigung der Patienten ist es wichtig, immer wieder kleine Schritte zu machen, Ziele und Werte zu klären sowie eine Kosten-Nutzen-Analyse durchzuführen. Falls es zu Widerständen kommt, sollte zunächst die Ressourcenorientierung in den Fokus genommen werden.

Phase 3: Verhaltensanalyse und funktionales Bedingungsmodell

In dieser Phase wird ein plausibles Erklärungs- und Veränderungsmodell entwickelt. Es beginnt mit einer situativen und kontextuellen Verhaltensanalyse, wobei bei komplexen Traumatisierungen besonders die erlernte Hilflosigkeit (Seligman 1975) sowie anhaltende Kämpferhaltung und starke Vermeidungstendenzen berücksichtigt werden müssen.

Phase 4: Vereinbarung therapeutischer Ziele

Die therapeutischen Ziele sollten positiv, konkret und überprüfbar sowie realistisch und selbst erreichbar sein. Besonders wichtig ist, dass die Ziele zeitlich terminiert sind. Bei der Festlegung von Zielen müssen die Therapeuten darauf achten, dass Patienten sich nicht unter Druck setzen lassen, Ziele zu akzeptieren, die sie nicht wirklich erreichen wollen. Kurzfristige Ziele betreffen oft die Planung therapeutischer Hausaufgaben, die Klärung von Konflikten oder Beziehungsfragen und die Vorbereitung auf die nächste Sitzung. Mittelfristige Ziele könnten sich auf die Wiedereingliederung in den Alltag nach Beendigung der Therapie konzentrieren. Langfristige Ziele umfassen Rückfallprophylaxe und die Frage nach einer realisierbaren langfristigen Lebensperspektive.

Phase 5: Planung, Auswahl und Durchführung spezieller Methoden

Je nach Therapiebedarf kommen verschiedene traumatherapeutische Methoden zum Einsatz. Am Anfang der Therapie steht oft die Stabilisierung, bevor Konfrontation mit dem Trauma stattfindet. Bei Komorbiditäten wie Suchtproblemen sollte zunächst die Suchttherapie erfolgen, während gleichzeitig Ressourcen aufgebaut werden.

Wenn Stabilisierung im Vordergrund steht, kommen Techniken wie DBT-Skills für PTBS (Steil et al. 2011) zum Einsatz, die zur Affektregulation und Spannungsreduktion beitragen. Imaginative Techniken wie die »Innere-sichere«-Ort-Übung (Reddemann 2001) oder »Gepäck ablegen« können helfen, traumatische Erinnerungen zu distanzieren. Nach der Stabilisierung beginnt die Traumabearbeitung, wobei ein Mindestmaß an Stabilität erforderlich ist. Besondere Vorsicht ist geboten bei Patienten mit akuten suizidalen oder psychotischen Symptomen sowie bei substanzkonsumierenden Patienten, da hier die Gefahr einer Reviktimisierung oder Affektüberflutung besteht.

Phase 6: Evaluation therapeutischer Fortschritte

Die kontinuierliche Evaluation ist unerlässlich, um die Fortschritte zu messen. Kanfer et al. (2012) empfehlen die Anwendung von Messinstrumenten zu Beginn, während und nach der Therapie. Mindestens drei Messzeitpunkte (Prä, Post und Katamnese) sollten erfasst werden.

Phase 7: Endphase – Erfolgsoptimierung und Abschluss

In der Endphase der Therapie geht es um die Optimierung der Erfolge und die Vorbereitung auf einen langfristigen Rückfallprophylaxeplan. Ein Rückfallbewältigungsplan sowie ein Notfallkoffer können den Patienten unterstützen, mit schwierigen Situationen umzugehen. Es sollte ein Abschlussgespräch geführt werden, um zu klären, was funktioniert hat und warum (Keller et al. 2023).

Bei der Traumatherapie im Einzelsetting mittels EMDR habe ich einen standardisierten Ablauf für mich gefunden, der meist gut funktioniert (falls es komplex Traumatisierte betrifft, kann man von einer 3- bis 4-mal so langen Bearbeitungszeit ausgehen):

- Erste und zweite Stunde Kennenlernen, Vertrauensaufbau und Anamneseerhebung
- Wenn das therapeutische Bündnis gut ist: Erklärung, dass es hilfreich sein könnte, einige »hot spots« mittels EMDR zu bearbeiten; Erstellen einer »Traumalandkarte«, Erstellen einer möglichen Reihenfolge der Traumabearbeitung (Prinzipien dazu siehe Text)
- Vortrag am PC über EMDR, eine volle Stunde lang mit Powerpointfoliensatz

- Üben »im Gesunden«, d.h. Ressourceninstallation mittels EMDR
- Falls Patient ausreichend motiviert dafür ist: »Echtes« EMDR mit dem belastenden Material
- Sukzessives Durcharbeiten von 4–5 Traumata (zeitliche Planung: 1–2 h pro Trauma), jeweils eines aus jedem »Cluster« (Cluster meint: ich fasse ähnliche Traumata zusammen, z.B. rohe Gewalt durch die Eltern im Alter von 7, 10 und 13 Jahren wäre dann ein Cluster). Allerdings kann sich die zeitliche Dauer natürlich unterscheiden, bei einem besonders schweren Trauma brauchte ich auch schon mal mit dem Patienten 12 Stunden für sein Haupttrauma. Aber das sind Ausnahmen.

In der Regel geht es dem Patienten danach dramatisch besser.

4.2 Ambulante Traumatherapie als Gruppenbehandlung

Die ambulante Traumatherapie in der Gruppe bietet verschiedene Vorteile, aber auch Herausforderungen. In Deutschland gibt es dazu nur wenige Veröffentlichungen (Ehrenthal et al. 2020). Ziel einer solchen Therapie kann die Vorbereitung auf eine weiterführende Traumatherapie sein, die Vermittlung von Stabilisierungstechniken innerhalb der Gruppe oder auch Strategien zur Rückfallprävention in einer Nachsorgegruppe.

Der Austausch mit anderen Betroffenen kann im Vergleich zu einer rein individuellen Behandlung von Vorteil sein, da er soziale Interaktion fördert, Vermeidungstendenzen aufzeigt und die Bearbeitung traumatischer Erlebnisse erleichtert. Gleichzeitig besteht jedoch das Risiko einer Dekompensation, wenn zu tief in traumatisches Material eingetaucht wird (Keller et al. 2023).

4.2.1 Organisation der ambulanten Gruppentherapie

Ambulante Gruppenpsychotherapie mit Traumatisierten erfordert einen höheren organisatorischen Aufwand. Oft muss man vorher die Teilnehmer screenen, damit auch alle zusammenpassen.

Außerdem müssen Therapiematerialien wie Flipcharts, Duftöle oder Igelbälle für Flashback-Stopp-Techniken bereitgestellt werden. Die Gruppenzusammensetzung kann entweder geschlossen oder halboffen sein, wobei mindestens vier Termine sinnvoll scheinen. Ein oder zwei Therapeuten sollten die Gruppe leiten.

Eine Gruppengröße von etwa acht Teilnehmern ist ideal, da sich bei weniger als fünf Personen der Austausch erschwert. Der Durchführungsort sollte für die Teilnehmer gut erreichbar sein, mit einer maximalen Anfahrtszeit von einer Stunde bei einer zweistündigen Sitzung. Der Gruppenraum muss ausreichend groß sein, und für kleinere Gruppen eignet sich eine Doppelstunde von 100 Minuten mit Pause. Die Sitzungen sollten nach Möglichkeit wöchentlich stattfinden. Der Gruppenleiter sollte klinische Erfahrung haben und nach Möglichkeit das Zertifikat »Spezielle Psychotraumatologie für Erwachsene« (DeGPT) besitzen (Keller et al. 2023).

4.2.2 Psychoedukation zur Posttraumatischen Belastungsstörung (PTBS)

Ein wichtiger Bestandteil der Gruppentherapie ist die Psychoedukation. Dabei werden Themen wie die Definition von Trauma, Symptomatik, Verlauf psychischer Traumafolgestörungen, komorbide Erkrankungen, Diagnostik und therapeutische Möglichkeiten behandelt. Zudem wird Selbsthilfeliteratur vorgestellt (Keller et al. 2023).

Stabilisierung

Man kann sich hier mit der Erkennung von Auslösesituationen für posttraumatische Wiedererlebnisse, dissoziativen Reaktionen und traumaassoziierten Erregungszustände beschäftigen. Teilnehmer lernen Techniken zur Spannungsreduktion und Emotionsregulation, darunter Flashback-Stopps, Atemtechniken, Imaginationstechniken und Diskriminationslernen. Durch gegenseitigen Austausch können die Patienten voneinander lernen und Lösungsstrategien entwickeln (Keller et al. 2023a).

Traumakonfrontation und -bearbeitung

Zur kognitiven Vorbereitung auf die Traumaexposition werden Methoden wie die Lebenslinie (Schauer et al. 2011) oder schriftliche sowie mündliche Traumaberichte (CPT; König et al. 2012) eingesetzt. Techniken wie imaginative Verfahren (Reddemann 2001), prolongierte In-sensu-Konfrontation, EMDR in der Gruppe (Lehnung et al. 2016) oder fraktionierte Abreaktion (Kluft 2014) können ergänzend zum Einsatz kommen. Darüber hinaus helfen KVT-Ansätze zur Bearbeitung dysfunktionaler Grundannahmen, beispielsweise durch In-vivo-Konfrontationen zur Reduktion von Vermeidungsverhalten (Keller et al. 2023).

Integration des Traumas

Es geht auch um die Förderung der Akzeptanz des Geschehenen. Auch Ressourcenaktivierung zur langfristigen Stabilisierung, die Behandlung komorbider Störungen, soziales Kompetenztraining sowie die Entwicklung langfristiger Zukunftsperspektiven sind zentrale Elemente. Ebenso spielt die Organisation sozialer Unterstützung eine Rolle.

FALLBEISPIEL

In der Gruppenbehandlung sind Traumapatienten nicht immer leicht zu führen: Da kann es schon einmal sein, dass jemand dissoziiert und plötzlich nicht mehr ansprechbar ist. Dann ist es wichtig, sowohl im Einzelkontakt als auch in der Gruppe den Umgang mit Dissoziation einzuordnen und einzuüben und (wichtig!) ein geeignetes Kontingenzmanagement zu beachten. Sonst besorgt sich der Patient Aufmerksamkeit durch ständig zunehmende Dissoziationsneigung (unbewusst, in der Regel nicht aus Absicht).

Literatur

Ehrenthal JC, Schöckel A, Nikendei C, Dinger U, Schauenburg H, Lambert L (2020). Gruppentherapie zu Stabilisierung und Selbstregulation bei posttraumatischer Belastungsstörung (STABILI-T). Eine Machbarkeitsstudie. Psychotherapeut; 65: 264–271.

Kanfer FH, Reinecker H, Schmelzer D (2012). Selbstmanagement-Therapie. Ein Lehrbuch für die klinische Praxis. Berlin, Heidelberg: Springer.

Keller R, Binder J, Hollub M, Morgen K (2023). Besonderheiten ambulanter Traumatherapie als Einzelbehandlung. In: Keller R, Frommberger U, Graul J (Hrsg). Praxishandbuch Traumatherapie. Diagnostik, ambulante und stationäre Behandlung, Rahmenbedingungen und Anwendungsbeispiele. München: Elsevier; 170–185.

Kluft RP (2014). Pacing in der Traumatherapie. Verarbeitung der traumatischen Erinnerungen bei dissoziativen Störungen mit der Technik der Fraktionierten Abreaktion. Lichtenau: G. P. Probst Verlag.

König J, Resick PA, Karl R, Rosner R (2012). Posttraumatische Belastungsstörung. Ein Manual zur Cognitive Processing Therapy. Göttingen: Hogrefe.

Lehnung M, Hase M, Hofmann A (2016). EMDR bei depressiven Erkrankungen. In: Rost, C. (Hrsg). EMDR zwischen Struktur und Kreativität. Paderborn: Junfermann; 211–221.

Reddemann L (2001). Psychodynamisch imaginative Traumatherapie der Borderline-Persönlichkeitsstörung. Stuttgart: Klett-Cotta.

Schauer M, Neuner F, Elbert T (2011). Narrative exposure therapy. A short-term treatment for traumatic stress disorders. Cambridge, MA, Göttingen, Toronto, Ontario, Bern: Hogrefe.

Seligman MEP (1975). Helplessness. On depression, development, and death. San Francisco: Freeman.

Steil R, Dyer A, Priebe K, Bohus M (2011). Dialektisch Behaviorale Therapie für Patienten mit schwerer PTBS nach sexuellem Missbrauch in der Kindheit. Stuttgart: Kohlhammer.

5 Stationäre Traumatherapie

Wie gut im Allgemeinen stationäre Behandlung hilft, zeigt eine Multicenter-Effektivitätsstudie von Doering et al. (2023). Diese untersuchte die Wirksamkeit stationärer und tagesklinischer Behandlungen in psychosomatischen und psychotherapeutischen Abteilungen deutscher Universitätskliniken. Über 2000 Patienten aus 19 Kliniken nahmen an der Studie teil, wobei psychische Störungen zu Beginn und am Ende der Behandlung mittels strukturierter Interviews und Fragebögen erfasst wurden. Die Ergebnisse zeigten signifikante Verbesserungen bei Depressionen, Angstzuständen, PTBS und Somatisierung, insbesondere bei Patienten mit hoher Symptomlast zu Studienbeginn. Die Studie bestätigt die Wirksamkeit psychosomatischer Behandlungen unter Alltagsbedingungen. Die multimodalen, integrativen und biopsychosozialen Behandlungen umfassten psychodynamische, verhaltenstherapeutische und systemische Elemente sowie Traumatherapie.

Kriterien für oder gegen stationäre Therapie können sein: Symptomatik, Patientenfaktoren, Umweltfaktoren, angebotene Therapien sowie sozialmedizinische Variablen.

5.1 Symptomvariablen

Je höher die Symptombelastung, desto eher ist eine stationäre Traumatherapie indiziert – dies betrifft Patienten mit Vermeidungsverhalten, dissoziativer Störung oder Suizidalität.

Auch Azizian et al. (2022) zeigten, dass stationäre Behandlungsprogramme sehr effektiv sein können, z. B. für kriegsbedingt Traumatisierte. So erfüllen nach der Entlassung nur noch ca. 16 % die PTBS-Diagnose, während es bei Aufnahme noch ca. 54 % waren. Allerdings erwiesen sich Schlafprobleme, Konzentrationsschwierigkeiten und das Vermeiden von Erinnerungen als hartnäckig.

Auch eine ausgeprägte Komorbidität mit körperlichen Erkrankungen (z. B. körperliches Schmerzsyndrom wegen Unfällen, Herz-Kreislauf-Erkrankungen) oder starke psychische Störungen wie schwere Depressionen, Angststörungen, Essstörungen, schwere dissoziative Störungen, psychotische Symptome können Gründe für eine stationäre Behandlung sein (Keller et al. 2023g).

Bei besonders gravierender komorbider Störung wie Suchterkrankung, Essstörung und Borderline-Persönlichkeitsstörung (BPS) ist es fraglich, ob vor der Traumatherapie eine Behandlung erfolgen sollte, die auf die Komorbidität abzielt.

Meine Meinung ist, dass man eher integrierte Angebote schaffen sollte. Wenn man sequenziell erst das eine, dann das andere behandeln soll, hat man oft Schwierigkeiten, die Angebote zu koordinieren.

Eine neuere Studie von Claudat et al. (2022) untersuchte die Integration evidenzbasierter Behandlungen für Posttraumatische Belastungsstörung (PTBS) in eine Intensivbehandlung von Essstörungen (ED). An der Untersuchung nahmen 57 Erwachsene mit komorbiden Essstörungen und PTBS teil, die entweder an der Kognitiven Verarbeitungstherapie (CPT) oder an der Prolongierten Expositionstherapie (PE) teilnahmen. Die Ergebnisse zeigten signifikante Rückgänge der PTBS-Symptome über die Behandlungsdauer, wobei etwa 70 % der Teilnehmer eine klinisch signifikante Verbesserung berichteten. Zudem wurden auch Verbesserungen in Bezug auf Essstörungssymptome, psychosoziale Beeinträchtigungen, Angst- und Depressionssymptome festgestellt. Die Studie unterstützt die Machbarkeit und Wirksamkeit eines integrierten Ansatzes zur Behandlung von Essstörungen und PTBS.

Warum kann eine stationäre Behandlung indiziert sein? Schauen wir uns hier mögliche Variablen an:

5.2 Patientenvariablen

Relevante Patientenvariablen (Keller et al. 2023c) sind:

- Strukturdefizite z. B. geringe Selbstreflexionsfähigkeiten, geringe Impulskontrolle oder Affekttoleranz
- Einschränkung der Teilhabe, z. B. in der Alltagsstrukturierung und Selbstversorgung, zur Beurteilung z. B. Mini-ICF-APP (Linden et al. 2015)
- Starke dysfunktionale Bewältigungsstrategien

5.3 Umweltvariablen

Mögliche Umweltvariablen (Keller et al. 2023c) sind:

- Patienten, die in belastender Umgebung leben
- Patienten, die keine Zeit für ambulante Therapie haben
- Patienten mit fehlender sozialer Unterstützung
- Patienten mit starkem Rückzugsverhalten oder Isolation
- Patienten mit besonderem Schutzbedürfnis, z. B. im Rahmen eines Zeugenschutzprogramms

5.4 Therapievariablen

In vielen Fällen stoßen Patientinnen und Patienten mit komplexen und chronifizierten Traumafolgestörungen im ambulanten Setting an Grenzen. Häufig haben sie bereits erfolglose ambulante Vorbehandlungen hinter sich oder negative Behandlungserfahrungen gemacht, was die Notwendigkeit eines intensiven, multimodalen und störungsspezifischen Behandlungsprogramms unterstreicht.

Gerade bei schwerwiegenden Fällen ist eine engmaschige medizinische Betreuung erforderlich, insbesondere wenn körperliche Begleiterkrankungen bestehen. Ebenso ist eine kontinuierliche Kriseninterventionsbereitschaft notwendig, um akute Zustände rasch auffangen zu können. Die strukturierte und stützende Umgebung eines Kliniksettings bietet hier einen klaren Vorteil, da sie Stabilität vermittelt und den Heilungsprozess unterstützt.

Ein milieutherapeutischer Ansatz kann wesentlich dazu beitragen, eine heilsame Umgebung zu schaffen, in der sich Betroffene sicher fühlen. Zudem ermöglichen interdisziplinäre

Beobachtungsmöglichkeiten eine umfassendere Diagnostik und Therapieplanung, die im ambulanten Bereich oft nur eingeschränkt verfügbar ist. Leider gibt es zudem häufig einen Mangel an geeigneten ambulanten Traumatherapieangeboten, sodass für viele Betroffene eine stationäre Behandlung die einzige sinnvolle Option darstellt.

Auch die medikamentöse Therapie kann im klinischen Rahmen besser angepasst werden. Eine notwendige Ein- oder Umstellung von Psychopharmaka kann hier unter engmaschiger Verlaufskontrolle erfolgen, was besonders bei Therapieresistenz entscheidend sein kann. Die stationäre Behandlung bietet somit eine umfassende und strukturierte Möglichkeit, um Patientinnen und Patienten mit komplexen Traumafolgestörungen gezielt zu unterstützen und den Weg zur Besserung zu ebnen (Keller et al. 2023c).

5.5 Sozialmedizinisches

Eine Gefährdung oder Aufhebung der Erwerbsfähigkeit mit Notwendigkeit einer Klärung der beruflichen Perspektiven kann auch ein Grund für stationäre Behandlung sein (Keller et al. 2023c). Wie wichtig es ist, berufsbezogene Traumatisierungen längerfristig zu behandeln, zeigt sich in Studien wie der von Joan Stephenson (2022). Sie untersuchte Prädiktoren für den Behandlungserfolg bei PTBS unter Militärangehörigen und Veteranen. Hauptergebnisse:

- Längere Behandlungsdauer ist stark mit besserem Ansprechen verbunden.
- Einzeltherapie zeigte sich der Gruppentherapie statistisch überlegen.

- Patientenmerkmale wie höheres Alter, Verheiratet-Sein und höhere Behandlungserwartungen waren mit längerer Behandlungsdauer assoziiert.
- Depression und dienstbezogene Behinderungen waren mit schlechterer Behandlungsadhärenz verbunden.
- Schlechtere psychische Gesundheit zu Behandlungsbeginn und stärkere Kampferfahrung korrelierten mit geringerem Behandlungserfolg.
- Höhere Bildung, Berufstätigkeit und bessere soziale Unterstützung waren mit besserem Ansprechen assoziiert.

Die Autorin empfahl, Patienten mit dienstbezogenen Behinderungen frühzeitig zu identifizieren und Maßnahmen zur Verbesserung ihrer Behandlungsadhärenz zu ergreifen.

5.6 Zugangswege zu stationärer Traumatherapie

Für die stationäre Aufnahme von Patientinnen und Patienten fordern die Kostenträger in vielen Fällen einen formellen Antrag mit einer ärztlichen Begründung durch einen Facharzt für Psychiatrie. Dies ist insbesondere dann erforderlich, wenn es sich nicht um eine psychiatrische Akutbehandlung handelt. In diesem Antrag muss dargelegt werden, warum eine stationäre Krankenhausbehandlung notwendig ist.

Der Antrag sollte neben den Diagnosen nach ICD-10 bzw. ICD-11 (spätestens ab 2027) auch eine ausführliche Beschreibung des Schweregrades der Erkrankung enthalten. Zudem muss begründet werden, weshalb eine stationäre Akutbehandlung indiziert ist und warum andere Maßnahmen, wie ambulante Behandlungen oder Rehabilitation, nicht ausreichend sind. Oft verlangen die Kostenträger zusätzlich einen Kostenvoranschlag der Einrichtung, aus dem sowohl der Tagessatz als auch die voraussichtliche Behandlungsdauer hervorgeht.

In der Formulierung des Antrags ist es hilfreich, deutlich zu machen, dass ohne die stationäre Behandlung eine Verschlechterung und Chronifizierung der Erkrankung zu erwarten ist. Psychische und soziale Beeinträchtigungen können zudem eine Herausnahme der betroffenen Person aus dem bisherigen Umfeld erforderlich machen, insbesondere wenn das Verbleiben in einem konflikthaften sozialen Umfeld den Behandlungserfolg gefährdet (Menne et al. 2023).

5.7 Kostenerstattung

Im Rahmen des Kostenerstattungsverfahrens (bPtK 2013) besteht unter bestimmten Voraussetzungen die Möglichkeit, dass gesetzlich Versicherte auch außerhalb des Rahmens von § 108 SGB V in einer Privatklinik behandelt werden und die Kosten erstattet bekommen. Dies kann dann erfolgen, wenn die GKV kein geeignetes Behandlungsangebot in angemessener Zeit zur Verfügung stellen kann (»Systemversagen«). In diesem Fall kann der Versicherte mit der Klinik direkt abrechnen und sich die Kosten später erstatten lassen.

Ein Systemversagen liegt vor, wenn kein geeigneter Leistungserbringer mit entsprechender Qualifikation in angemessener Nähe des Wohnorts verfügbar ist und die GKV eine unaufschiebbare Leistung nicht innerhalb eines vertretbaren Zeitraums anbieten kann. Gesetzlich Versicherte können dann nach § 13 Abs. 2 SGB V das Kostenerstattungsverfahren beantragen, müssen dies jedoch für einen Zeitraum von mindestens einem Kalendervierteljahr tun. Voraussetzung ist zudem, dass die gewählte Klinik eine zumindest gleichwertige Versorgung gewährleistet wie eine zugelassene Einrichtung.

Da Psychotherapiestationen häufig über lange Wartezeiten verfügen, kann dies ein Antragsgrund sein. Der Patient muss die Krankenkasse vorab schriftlich darüber informieren, dass er für mindestens drei Monate das Verfahren der Kostenerstattung wählen möchte. Zudem muss er nachweisen, dass innerhalb von vier Wochen kein geeigneter Behandlungsplatz verfügbar ist. Dazu sollte er mehrere Fachkliniken kontaktieren, ein Telefonprotokoll führen und folgende Informationen dokumentieren: Name der Klinik, Einweisungsdiagnose, einweisender Facharzt, Ansprechpartner in der Klinik, Datum und Uhrzeit des Anrufs sowie die mitgeteilte Wartezeit (Wochen/Monate).

Der Antrag sollte schriftlich bei der Krankenkasse gestellt und eine schriftliche Genehmigung abgewartet werden, bevor die Behandlung in einer Privatklinik beginnt (Menne et al. 2023).

5.8 Rehamaßnahmen

Rehabilitationsmaßnahmen sind von einer akutstationären Krankenhausbehandlung abzugrenzen. Eine stationäre Reha kommt nur in Betracht, wenn eine ambulante Rehabilitation nicht ausreicht.

Die Dauer und Wiederholbarkeit sind dabei gesetzlich begrenzt: Ambulante Rehabilitationsleistungen können für maximal 20 Behandlungstage genehmigt werden, stationäre Maßnahmen für bis zu drei Wochen. Eine erneute Reha ist frühestens nach vier Jahren möglich. Eine Ausnahme besteht für psychisch erkrankte Menschen – hier wird in der Regel eine fünf Wochen dauernde Rehabilitation genehmigt, sofern die Erwerbsfähigkeit gefährdet ist.

Zuständig für Rehabilitationsmaßnahmen sind in der Regel die Rentenversicherungsträger. Sollte der Patient jedoch nicht lange genug Beiträge zur gesetzlichen Rentenversicherung gezahlt haben, etwa als Selbstständiger, Rentner, Hausfrau, Schüler, Student oder Berufsanfänger, übernimmt die gesetzliche Krankenversicherung (GKV) die Kosten.

Eine wichtige Besonderheit ist das Wunsch- und Wahlrecht gemäß §8 SGB IX. Dieses besagt, dass den berechtigten Wünschen des Patienten entsprochen werden muss, sofern keine medizinischen oder wirtschaftlichen Gründe dagegensprechen. Dabei wird die persönliche Lebenssituation berücksichtigt, etwa Alter, Geschlecht, familiäre Umstände sowie religiöse oder weltanschauliche Bedürfnisse. Die Wahl einer bestimmten Klinik kann aus verschiedenen medizinischen und persönlichen Gründen begründet sein. Entscheidend ist zunächst, dass das medizinische Konzept der Klinik für den individuellen Fall geeignet ist und die vorgehaltenen spezifischen Therapien erfolgversprechend sind. Zudem muss die Behandlung insgesamt wirtschaftlich sein und Aussicht auf Erfolg bieten. Patienten mit Multimorbidität profitieren von einer Klinik, in der verschiedene Fachabteilungen interdisziplinär zusammenarbeiten.

Auch geografische Aspekte spielen eine Rolle: Eine wohnortnahe Klinik kann sinnvoll sein, um Angehörige in die Behandlung einzubeziehen. Umgekehrt kann eine wohnortferne Klinik vorteilhaft sein, wenn eine räumliche Distanz zu Angehörigen notwendig oder das Klima am Behandlungsort förderlich ist. Die Klinik sollte zudem barrierefrei sein und eine besondere Struktur- oder Prozessqualität aufweisen. Weitere relevante Faktoren sind das Angebot muttersprachlicher Therapien, die örtlichen Gegebenheiten sowie bisherige Vorerfahrungen des Patienten mit der Klinik (BDPK 2017).

In Fällen von Arbeits- oder Wegeunfällen übernimmt die Deutsche Gesetzliche Unfallversicherung (DGUV) die Kosten für eine Behandlung in einem Krankenhaus mit GKV-Versorgungsvertrag. In bestimmten Fällen kann aber auch eine stationäre Weiterbehandlung in einer anderen geeigneten Einrichtung, beispielsweise einer Privatklinik, erfolgen. Eine stationäre Reha ist direkt im Anschluss an die Akutversorgung möglich, sofern ambulante Maßnahmen nicht ausreichen. Die Rehabilitation kann auch in Akutkliniken stattfinden, wenn eine spezialisierte traumatherapeutische Behandlung erforderlich ist.

Hierbei spielt das Durchgangsarztverfahren (D-Arzt) eine zentrale Rolle. Der Durchgangsarzt muss alle notwendigen Maßnahmen verordnen, und die Berufsgenossenschaft (BG) oder Unfallkasse (UK) entscheidet innerhalb von 24 Stunden über die Kostenübernahme. Diese wird bewilligt, solange ein erkennbarer und messbarer Funktionsgewinn erzielt werden kann oder eine drohende Verschlechterung verhindert werden muss.

Zusätzlich kann eine stationäre Psychotherapie auch im Rahmen von Konsiliar- und Liaisondiensten erfolgen. Speziell für traumatisierte Patienten besteht die Möglichkeit einer stationären Traumatherapie im Rahmen der Opferentschädigung nach dem Opferentschädigungsgesetz (OEG). Diese wird jedoch meist nur nach Antrag und einem langwierigen Prüfverfahren von den Landratsämtern finanziert. Die Landesämter für Soziales (LAS) sind dafür zuständig, wobei die Krankenkassen häufig in Vorleistung treten (Menne et al. 2023).

5.9 Allgemeine Wirkfaktoren stationärer Traumatherapie

Eine stationäre Behandlung bietet verschiedene Vorteile, die zur Genesung der Patienten beitragen. Einer der wesentlichen Aspekte ist die ständige Verfügbarkeit professioneller Hilfe. Durch die kontinuierliche Betreuung durch Fachkräfte ist eine engmaschige medizinische und therapeutische Unterstützung gewährleistet.

Zusätzlich werden Patienten im stationären Rahmen von vielen Alltagsaufgaben entlastet, sodass sie sich vollständig auf ihre Genesung konzentrieren können. Das Leben auf der Station bietet zudem einen sozialen Begegnungsraum, in dem zwischenmenschliche Interaktionen gefördert werden.

Ein weiterer wichtiger Bestandteil der stationären Behandlung ist die Möglichkeit zur Problemaktualisierung und Ressourcenaktivierung. Durch gezielte therapeutische Interventionen erhalten die Patienten aktive Unterstützung bei der Lösung ihrer Probleme. Innerhalb des Behandlungsteams wird die Kommunikation über den Therapieverlauf organisiert, sodass alle Beteiligten optimal aufeinander abgestimmt arbeiten können.

Ein besonderes Augenmerk liegt auf der Identifikation und Bearbeitung dysfunktionaler Beziehungsmuster. Die stationäre Umgebung bietet einen geschützten Rahmen, in dem solche Muster reflektiert und verändert werden können. Gleichzeitig machen Patienten durch die Interaktionen mit anderen soziale Erfahrungen, die ihnen helfen können, neue funktionale Beziehungsformen zu entwickeln.

Neben der psychotherapeutischen Betreuung spielt auch die medizinische Stabilisierung eine wichtige Rolle. Hierzu gehört sowohl die somatische Abklärung als auch eine gezielte pharmakologische Behandlung, um den Patienten eine stabile

Grundlage für die weiterführende Therapie zu bieten (Keller et al. 2023e).

Die meisten Wirkfaktoren stationärer Gruppentherapie sind dieselben wie bei jeder guten tiefenpsychologischen Gruppentherapie, wie sie schon Yalom (Yalom et al. 2024) benannt hat: Hoffnung-Einflößen, Universalität des Leidens, Mitteilung von Informationen, Altruismus, korrigierende Rekapitulation der primären Familiengruppe, Entwicklung von Techniken des mitmenschlichen Umgangs, nachahmendes Verhalten, interpersonales Lernen, Gruppenkohäsion, Katharsis, existenzielle Faktoren.

5.10 Spezifische Wirkfaktoren stationärer Traumatherapie

Ein umfassendes therapeutisches Konzept für traumatisierte Patienten umfasst mehrere wesentliche Bausteine. Dazu gehört die Kombination aus traumafokussierter Einzel- und Gruppentherapie, in der besondere Methoden und Techniken zur Verarbeitung traumatischer Erlebnisse angewendet werden. Dies ermöglicht es den Patienten, ihre Erlebnisse sowohl in einem geschützten Einzelsetting als auch im Austausch mit anderen Betroffenen zu bearbeiten.

Ein weiterer Bestandteil ist die Psychoedukation, bei der die Patienten über Traumafolgestörungen und mögliche Bewältigungsstrategien informiert werden. Ergänzend dazu kommen traumaspezifische Medien und technische Hilfsmittel zum Einsatz, die eine individuell angepasste Bearbeitung der Erlebnisse unterstützen.

Wichtig ist zudem die Vernetzung, Interaktion und Integration der verschiedenen Reaktionsebenen des Patienten. Dabei werden sowohl emotionale, kognitive als auch körperliche Reaktionen auf das Trauma in den Behandlungsprozess einbezogen, um eine ganzheitliche Stabilisierung zu erreichen.

Für Patienten mit komplexen Traumafolgestörungen und begleitenden psychischen Erkrankungen gibt es spezialisierte Behandlungskonzepte. Diese berücksichtigen die individuellen Herausforderungen, die sich aus der Kombination verschiedener Störungen ergeben, und bieten gezielte therapeutische Ansätze.

Ein weiterer Punkt ist die Auseinandersetzung mit geschlechtsspezifischen Themen, die im Kontext traumatischer Erfahrungen eine bedeutende Rolle spielen können. Geschlechtsspezifische Aspekte werden in der Therapie gezielt aufgegriffen, um eine passende Behandlung zu ermöglichen (Keller et al. 2023c).

5.11 Behandlungsplanung bei klassischer PTBS im stationären Kontext

Die Komplexität und begrenzte stationäre Verweildauer erfordern rasche Entscheidungen. Es gibt verschiedene Manuale (z. B. Lühr et al. 2021), diese bergen aber die Gefahr, nicht ausreichend die Individualität des Patienten einzubeziehen.

Hilfreich ist ein KVT-Modell der »Traumalandkarte« (Boos 2014), dies hatte ich ja bereits als ein übliches Routinemodell angesprochen. Hier werden neben peritraumatischer Erfahrung und posttraumatischer Verarbeitung auch Persönlichkeitsstil und vorbestehende Einschränkungen erhoben.

Zu beachten ist bei der Bearbeitung die Bedeutung der Rumination (wiederkehrende nutzlose Grübeleien, die zu nichts führen), auch ausgeprägte Schuldgefühle (Boos 2014) sowie Scham und Ekel können eine Bearbeitung der PTBS-Symptomatik erschweren.

Schlafstörungen, insbesondere Albträume müssen berücksichtigt werden. Wichtig ist es auch, das Ziel der Rückkehr in einen bewältigbaren Alltag nicht zu übersehen.

Weitere relevante Kontextfaktoren sind die Selbstbeschädigungsneigung des Patienten, Fragen der beruflichen Teilhabe sowie Dienst- und Arbeitsfähigkeit. Therapieziele sollten möglichst konkret ausformuliert werden (Keller et al. 2023e).

5.12 Psychoedukation zu Trauma und Traumabewältigung bei klassischer PTBS

Hierbei sollte Wissen zur Entstehung und Aufrechterhaltung der Traumafolgestörung erfolgen, auch Informationen zu möglichen Behandlungsmethoden und Selbsthilfemöglichkeiten sollten gegeben werden.

Das Wichtigste ist bei aller Psychoedukation immer die Normalisierung, d. h. dem Patienten bei jeder Gelegenheit zu erklären, dass sein Verhalten eine normale Reaktion ist auf etwas Unnormales, das ihm angetan wurde (jedenfalls bei interpersonellen Traumata). Auch sollte bereits angewendetes funktionales Verhalten als hilfreich markiert werden.

5.13 Ressourcenorientiertes Vorgehen zur Stabilisierung

Traumafokussierte Psychotherapie ist die Behandlung erster Wahl, bei der der Schwerpunkt auf der Verarbeitung der Erinnerung an das traumatische Ereignis und oder seiner Bedeutung liegt. Ressourcenorientierte Methoden dienen hingegen dazu, die Voraussetzung für erfolgreiche Psychotherapie zu schaffen.

Es gilt die Faustregel (Keller et al. 2023e): »So viel Traumakonfrontation und Traumabearbeitung wie möglich, so viel Stabilisierung wie nötig.« Je schlimmer die Traumasymptomatik, umso mehr Bedarf besteht meist an Distanzierungsmöglichkeiten und Info zu den Behandlungsmöglichkeiten.

5.14 Stabilisierungstraining bei klassischer PTBS

Dies umfasst Vermittlung und Einüben von Techniken (Skills bzw. Fertigkeiten) zur Traumadistanzierung bzw. zum Flashback- und Dissoziationsstopp und zur Spannungsregulation.

5.15 Kognitionsfokussierte psychotherapeutische Behandlung

Wenn Schuld, Scham, Ekel, Wut als Traumafolgen im Vordergrund stehen, dann sind weniger konfrontative, sondern eher kognitiv-behaviorale Behandlungsansätze zu empfehlen (Boos 2014).

Besonders ist die Unwirksamkeit expositonsfokussierter Techniken zu erwarten bei ausgeprägter Ärger-, Schuld- und Schamthematik oder bei ausgeprägt grüblerischer Beschäftigung mit dem traumatischen Ereignis und dessen Folgen oder bei Selbstaufgabe in peritraumatischer Situation oder Tendenz zur Selbstabwertung.

Relative Kontraindikationen für Traumakonfrontation sind Suizidalität, psychotische Symptome, Dissoziation, Selbstverletzung, Fremdaggression sowie Substanzkonsum. Bei Scham muss eine Bearbeitung der jeweiligen spezifischen Gedanken erfolgen und eine Veränderung schammotivierten Verhaltens. Bei Übererregung und hoher Anspannung sind Entspannungsmethoden und Achtsamkeit wichtig. Möglich sind dann z.B. Atemtherapie, traumasensibles Yoga, PMR, Achtsamkeit und ähnliche Verfahren.

5.16 Behandlung komorbider Störungen

FALLBEISPIEL

Als Anfänger im Traumabereich versucht man manchmal, Leute traumatherapeutisch (z. B. mit EMDR) zu behandeln, wo die Komorbidität ein sinnvolles Arbeiten verhindert, und man beißt sich daran die Zähne aus.

Beispielsweise hatte ich anfangs z. B. Unfallopfer, denen ein Körperteil abgerissen worden war. Diese Patienten sind in der Regel schwerst depressiv. Wenn ich z. B. dies nicht ausreichend mit paralleler Medikation behandle, kann das die Wirksamkeit der traumafokussierten Therapie behindern – und man wird scheitern.
Also bitte vergessen Sie niemals, ausreichend die Komorbiditäten zu diagnostizieren und mitzubehandeln.

Interessant ist in diesem Zusammenhang die Frage, welche Reihenfolge bei der Bearbeitung gewählt werden sollte. Hierzu gibt es wenige Empfehlungen. Manche meinen, man müsse parallel die Grundstörung und die PTBS-Symptomatik zu bearbeiten. Bei komorbiden Angststörungen steht jedoch meist die Behandlung der PTBS zunächst im Vordergrund.

Auch eine parallele Behandlung der PTBS mit komorbider milder Substanzstörung hat gute Effekte, bei bis zu mittelgradigen depressiven Störungen kann mit PTBS begonnen werden. Bei schweren Depressionen hingegen sind diese vorrangig zu behandeln.

Eine Studie von Vest et al. (2021) untersuchte Substanzgebrauchsstörungen und psychische Gesundheitsprobleme bei US-Veteranen, mit Fokus auf PTBS und Suizidgedanken. 406 Patienten wurden über 15 Monate beobachtet, wobei vier Gruppen identifiziert wurden: »Normative Verbesserung« (47 %), »Hohe PTBS« (32 %), »Hoher Drogenkonsum« (11 %) und »Hoher Alkoholkonsum« (9 %). 80 % der Teilnehmer reduzierten ihren Substanzkonsum deutlich. Die »Normative-Verbesserung«-Gruppe zeigte als einzige eine Abnahme der PTBS-Symptome. Trotz Verbesserungen im Substanzkonsum blieben PTBS-Symptome bei über 50 % der Teilnehmer hoch, und einige Gruppen zeigten einen erneuten Anstieg von Suizidgedanken. Die Ergebnisse deuten auf Erfolge in der Suchtbehandlung hin, offenbaren aber auch Herausforderungen bei der langfristigen Behandlung von PTBS und Suizidgedanken.

In einer Vorher-nachher-Studie von Giacomucci und Marquit (2020) wurde die Effektivität von traumafokussiertem Psychodrama bei der Behandlung von PTBS bei stationären Patienten in einer Entzugsklinik untersucht. Es zeigten sich deutliche Reduktionen der PTBS-Symptome (>25 % Veränderung) und der PTBS-Symptomcluster Wiedererleben, Intrusion, Vermeidung, Taubheit, Hyperarousal.

Eine wenig untersuchte Komorbidität ist die der bipolaren Störung:

Ein Übersichtsartikel von Chopra et al. (2024) untersuchte die Herausforderungen bei der Behandlung von Patienten mit komorbider bipolarer Störung und PTBS, deren Prävalenz bei bipolarer Störung bis zu 40 % beträgt. Gemeinsame Risikofaktoren sind Traumata, psychiatrische Begleiterkrankungen und sozioökonomische Belastungen. Die Differenzierung der Erkrankungen ist aufgrund überlappender Symptome komplex. Spezifische Leitlinien für diese Komorbidität fehlen. Ein multidisziplinärer Ansatz wird im Artikel empfohlen, um die Behandlungsergebnisse zu verbessern und die Lebensqualität der Betroffenen zu steigern.

Häufig gibt es auch Patienten die neben der PTBS Schmerzen haben, dies wird auch beforscht:

Eine Studie von Åkerblom et al. (2022) untersuchte die Wirksamkeit von Prolongierter Exposition (PE) als Ergänzung zur Kognitiven Verhaltenstherapie (KVT) bei chronischen Schmerzpatienten mit komorbider Posttraumatischer Belastungsstörung (PTBS). Vier Erwachsene erhielten vor einem 5-wöchigen KVT-Schmerzprogramm eine 7-wöchige PE-Therapie für PTBS. Die Studie verwendete ein randomisiertes Einzelfall-Experimentaldesign mit täglichen Messungen. Die Ergebnisse zeigten, dass PE zu einer zuverlässigen Verringerung der

PTBS-Symptome und traumabezogenen Überzeugungen bei allen Teilnehmern führte. Diese Verbesserungen blieben auch nach dem KVT-Schmerzprogramm bestehen. Allerdings wurden während der PE-Phase oder danach nur wenige Verringerungen der Schmerzintensität oder -beeinträchtigung beobachtet. Die Autoren schließen daraus, dass ein individueller prozessorientierter Ansatz möglicherweise besser geeignet ist als störungsspezifische Behandlungen für komplexe Fälle mit PTBS und chronischen Schmerzen.

Eine weitere interessante Studie, von Day et al. (2022), untersuchte transdiagnostische kognitive Prozesse bei Veteranen mit chronischen Schmerzen und komorbider PTBS und Depression. 147 Veteranen mit chronischen Schmerzen wurden anhand ihrer PTBS- und Depressionssymptome in drei Gruppen eingeteilt: nur Schmerzen, Schmerzen + PTBS und Schmerzen + PTBS + Depression. Die Ergebnisse zeigten, dass die Gruppen mit Komorbiditäten eine signifikant höhere Schmerzintensität, stärkere PTBS- und Depressionssymptome sowie mehr grüblerische Schmerzabsorption aufwiesen als die Gruppe, die nur über Schmerzen klagte. Die Gruppe mit Schmerzen + PTBS + Depression zeigte zudem geringere Werte bei Schmerzablenkung und Schmerzoffenheit. Die Autoren schließen daraus, dass grüblerische Absorption mit Schmerzen ein kognitiver Prozess zu sein scheint, der diagnosenübergreifend zu schlechteren Outcomes beiträgt. Die Studie deutet darauf hin, dass urteilsfreie Akzeptanz möglicherweise nicht universell vorteilhaft ist und vom Komorbiditätsprofil abhängen könnte.

Also nochmals der Hinweis, dass es von höchster Bedeutung ist, sich vor Beginn der Therapie über alle möglichen vorliegenden komorbiden Störungen selbst ein Bild zu machen.

5.17 Behandlungsplanung bei komplexer PTBS

Wie behandelt man komplex traumatisierte Patienten? Diese zeichnen sich vor allem durch Schwierigkeiten der Affektregulation aus, es mischen sich alle erdenklichen Gefühle, von Scham, Schuld usw. Diese Patienten haben oft auch zahlreiche Komorbiditäten.

Bei Patienten mit Posttraumatischer Belastungsstörung (PTBS) und begleitenden psychischen Erkrankungen erfordert die Behandlung eine zweigleisige Herangehensweise. Einerseits steht die gezielte Behandlung der Traumafolgesymptomatik im Vordergrund, andererseits müssen auch die komorbiden Symptome berücksichtigt und behandelt werden. Wenn eine persönlichkeitsverändernde Symptomatik im Vordergrund steht, liegt der therapeutische Fokus stärker auf der Förderung von Selbstfürsorge und Selbstregulation. Zusätzlich werden intrusive Symptome, Beziehungsstörungen und begleitende psychische Erkrankungen adressiert.

Neben der Verbesserung des Umgangs mit belastenden Erinnerungen geht es darum, äußere Auslöser zu erkennen, ängstigende Gedanken frühzeitig zu bemerken und Strategien zur Selbstberuhigung zu entwickeln. Falls dies nicht möglich ist, kann die Lenkung der Aufmerksamkeit auf die Umgebung und deren bewusste Beschreibung helfen. Ein weiteres Ziel besteht darin, positive Selbstaffirmationen zu benennen, die die Akzeptanz fördern. Dabei ist es wichtig, sich bewusst zu machen, dass es sich um vergangene Erlebnisse handelt, die nicht mehr zur aktuellen Realität gehören.

Die Behandlung von Patienten mit komplexen Traumafolgestörungen ist anspruchsvoll, kann jedoch nachhaltige positive Effekte haben – auch auf neurobiologischer Ebene. Eine Studie von Schlumpf et al. (2021) zeigte, dass eine phasenorientierte stationäre Therapie die funktionelle Konnektivität im Gehirn verbessern kann. Vor der Behandlung wiesen Patienten mit komplexer dissoziativer Störung oder komplexer Posttraumatischer Belastungsstörung (kPTBS) im Vergleich zu gesunden Kontrollpersonen eine verringerte Konnektivität in bestimmten Gehirnfrequenzbereichen auf. Nach der Behandlung normalisierten sich diese Werte, insbesondere in Netzwerken, die für Emotionsregulation und Selbstwahrnehmung relevant sind. Die Studie deutet darauf hin, dass eine strukturierte Traumatherapie die Fähigkeit zur kognitiven Neubewertung und Emotionsregulation signifikant verbessern kann.

Während komplexe Traumafolgestörungen oft mit langjährigem sexuellem Missbrauch in Verbindung gebracht werden, stellt sich die Frage, ob Männer ebenso betroffen sind. Eine systematische Übersichtsarbeit von Lonnen und Paskell (2024) untersuchte mögliche geschlechtsspezifische Unterschiede in der Prävalenz und klinischen Präsentation komplexer PTBS. Die Ergebnisse waren uneinheitlich: Während acht von neun Studien keine Unterschiede in der Prävalenz fanden, zeigten sich höhere Diagnosezahlen bei Frauen. Auch in Bezug auf Symptomcluster gab es keine eindeutige geschlechtsspezifische Verteilung. Die Autoren betonen, dass geschlechtersensible Forschung und eine differenzierte klinische Praxis erforderlich sind, um den Einfluss von biologischem und sozialem Geschlecht auf das Erleben und den Ausdruck komplexer Traumata besser zu verstehen.

Die Therapieplanung unterscheidet sich je nach Schweregrad der Störung, Vorliegen dissoziativer Symptome und vorhandenen Ressourcen. Bei Patienten mit einer komplexen Symptomatik ohne dissoziative Störung, die jedoch über gute Ressourcen verfügen, empfiehlt sich ein umgekehrtes Standardprotokoll: Zunächst werden aktuelle Belastungen bearbeitet, dann Krisensituationen und Lebensbelastungen, bevor schließlich die eigentlichen traumatischen Erlebnisse therapiert werden.

Liegt eine komplexe Symptomatik ohne Dissoziation vor, aber die Ressourcen sind nicht ausreichend, beginnt die Therapie mit dem Aufbau stabilisierender Faktoren und der Behandlung komorbider Störungen. Erst nach einer erfolgreichen Stabilisierung folgt eine Expositionstherapie, die mit Alltagsbelastungen beginnt, bevor sie sich mit traumatischen Erlebnissen und Krisensituationen befasst.

Wenn eine komplexe Symptomatik mit dissoziativer Störung und ausreichend vorhandenen Ressourcen besteht, richtet sich der Fokus zunächst darauf, die Wahrnehmung für dissoziative Zustände zu verbessern und geeignete Regulationsstrategien zu entwickeln. Anschließend werden belastende Ereignisse der jüngeren Vergangenheit aufgearbeitet, bevor die eigentliche Traumabearbeitung erfolgt.

Ist jedoch sowohl eine komplexe Symptomatik als auch eine dissoziative Störung vorhanden und fehlen gleichzeitig ausreichende Ressourcen, steht der Ressourcenaufbau im Mittelpunkt der Behandlung. Der Umgang mit dissoziativen Symptomen wird geschult, und Maßnahmen zur Stabilisierung des Alltags werden ergriffen. Eine direkte Traumaexposition findet in diesem Fall nicht statt, um eine Überforderung des Patienten zu vermeiden.

5.18 Ergänzende Therapiemethoden

Körpertherapie, Sport und Bewegung sind indiziert bei Schwierigkeiten der Körperwahrnehmung und Körperakzeptanz, bei hoher körperlicher Grundanspannung oder Bewegungsmangel.

Kontraindikationen stellen vor allem schwere körperliche

Erkrankungen dar, die gesundheitliche Risiken mit sich bringen, z. B. kardiale Risiken.

Auch Soziotherapie/Sozialberatung ist wichtig. Diese ist indiziert, wenn erhebliche soziale, finanzielle und Wohnungsprobleme bestehen oder es Bedarf an Hilfe bei rechtlichen Fragen, z. B. OEG (Opferentschädigungsgesetz), oder bei Fragen zur beruflichen Re-Integration gibt.

5.19 Verteilung der Therapie

Es kann sinnvoll sein, zwischen belastenden Angeboten wie einer Traumagruppe an einigen Tagen Pausen einzulegen, in denen stabilisierende Maßnahmen angeboten werden. Ebenso ist es wichtig, eine Priorisierung der verschiedenen Angebote vorzunehmen: Traumazentrierte Angebote sollten Vorrang vor solchen haben, die der Behandlung komorbider Störungen dienen. Medizinische Verordnungen sollten zudem Vorrang vor psychotherapeutischen Maßnahmen haben (falls der Patient dies nicht offensichtlich zur Vermeidung nutzt). Bei konfrontativen und übenden Angeboten ist es ratsam, diese mindestens zweimal pro Woche anzubieten, während psychoedukative Vorträge auch einmal wöchentlich ausreichen können.

Themenbezogen könnte die folgende Aufteilung sinnvoll sein:

- Trauma: traumafokussierte Einzeltherapie, Traumagruppe, Skillstraining, Körpererfahrung
- Komorbide Störungsbilder: Psychoedukation zu den jeweiligen Störungsbildern, Depressionsgruppe, Schmerzgruppe etc.

- Soziale Kompetenz: Training sozialer Kompetenz stellt eine wertvolle Ergänzung dar.
- Entspannung und Achtsamkeit: Übungen wie Progressive Muskelentspannung (PME) sowie Sport und Bewegung können stabilisierend wirken.
- Kreative Verfahren: Musiktherapie kann sinnvoll sein, um Emotionsausdruck zu fördern. Dies gilt natürlich auch für Kunsttherapie und ähnliche Angebote.
- Berufliche Situation: Eine Klärung der beruflichen Situation sollte in Arbeitstherapie und Soziotherapie erfolgen.
- Somatische Behandlung: Physiotherapie zur Linderung von Verspannungen und eine somatische Sprechstunde zur Besprechung der pharmakologischen Behandlung

Konfrontative Therapien sollten nach Möglichkeit nicht vor dem Wochenende oder vor Feiertagen stattfinden, da es oft schwierig ist, die Patienten nach solchen Sitzungen rechtzeitig zu stabilisieren. Auch vor der Klinikentlassung sollten diese Therapien vermieden werden. Sowohl für Patienten als auch für Therapeuten sollten ausreichend Zeitpuffer eingeplant werden (Keller et al. 2023c).

5.20 Interkulturelle Besonderheiten

Bei stationärer Therapie im interkulturellen Kontext ist es wichtig, dass das Behandlungsteam entsprechend geschult und supervisorisch begleitet wird.

> Man glaubt es nicht, was hierbei alles zu beachten ist – es fängt damit an, dass plötzlich bestimmte Feiertage anstehen, die be-

sonderes Verhalten bei den Patient bedingen, was man berücksichtigen muss. Oder es kommt plötzlich zu einem gewaltigen Konflikt, weil sich zwei Patienten aus unterschiedlichen Ländern oder mit unterschiedlicher Religionszugehörigkeit in den Therapien gegenüberstehen.

Eine Untersuchung von Kobel et al. (2020) befasste sich mit der Frage, ob sich die stationäre Psychotherapie bei Patienten mit und ohne Migrationshintergrund hinsichtlich Depressionen, somatoformer Störungen, Angststörungen und Posttraumatischer Belastungsstörung (PTBS) gleich auswirkt. In dieser Studie wurden 263 Patienten vor und 256 Patienten nach der Behandlung untersucht, wobei Fragebögen zur Erfassung der Symptomstärke verwendet wurden. Die Ergebnisse zeigten, dass Patienten mit Migrationshintergrund zu Beginn der Behandlung eine signifikant höhere Belastung in Bezug auf Somatisierung und posttraumatische Symptome aufwiesen. Am Ende der Behandlung wiesen Patienten mit Migrationshintergrund in allen erfassten Symptombereichen höhere Werte auf als Patienten ohne Migrationshintergrund. Während sich bei Patienten ohne Migrationshintergrund alle Symptome signifikant verbesserten, zeigten Patienten mit Migrationshintergrund lediglich bei Depressionen und Angstzuständen eine signifikante Verbesserung. Häufig traten Komorbiditäten auf, und neurotische, stressbedingte sowie somatoforme Störungen und Persönlichkeitsstörungen waren bei Patienten mit Migrationshintergrund häufiger.

Bisher gibt es in Deutschland wenige spezielle Stationen für Migranten, sodass die Behandlungen nach »best clinical practice« (bestmöglicher klinischer Praxis) ausgerichtet sind. Spezialstationen könnten Vorteile bieten, etwa besser geschultes Personal und spezifischere Behandlungsansätze, jedoch stellt sich die Frage, ob dies nicht zu einer Art Ghettoisierung führen könnte, die die Integration eher behindert als fördert. Insgesamt gibt es jedoch immer häufiger Migrantenambulanzen in Akutpsychiatrien, in denen mitunter auch vereinzelt traumatherapeutische Angebote zur Verfügung stehen.

Zu den typischen Problemen, die im interkulturellen Kontext beachtet werden müssen, gehören Sprachprobleme, die zu Missverständnissen führen können, unterschiedliche Vorstellungen von korrekter Kleiderordnung, geschlechtsspezifische Probleme, unterschiedliche Normen und Wertvorstellungen sowie das Gefühl fehlender Zugehörigkeit. Auch verschiedene ätiologische Konzepte und Veränderungskonzepte sowie Gruppenbildung innerhalb von Migrantengruppen (z. B. Kurden gegen Türken) und Konflikte aufgrund von Ursprungskonflikten im Heimatland sind relevante Themen. Dabei können sowohl Opfer- als auch Täteranteile auftreten. Ein positiver Aspekt wäre, wenn muttersprachliche Therapeuten zur Verfügung stehen könnten. Vieles lässt sich jedoch auch sprachfrei therapeutisch bzw. nonverbal vermitteln, etwa durch Meditation, Atemübungen oder Körperübungen.

Ein häufiges Problem ist die mangelnde Akzeptanz der Dolmetscher, da Patienten befürchten, dass diese die Schweigepflicht nicht wahren. Oft werden dann Angehörige oder Freunde als Dolmetscher hinzugezogen, was man jedoch nicht hinnehmen sollte – es kommt hierbei fast gesetzmäßig zu Verzerrungen. Zudem muss berücksichtigt werden, dass auch der Dolmetscher emotional belastet sein könnte durch das Gesagte.

Genderfragen stellen ebenfalls eine Herausforderung dar. So kann es zu Konflikten kommen, wenn etwa ein Mann mit Migrationshintergrund aus einem patriarchalischen Umfeld sich einer weiblichen Therapeutin aus einem westlichen Kulturkreis öffnen soll.

Unterschiedliche Werte und Normen können sowohl hinderlich als auch hilfreich sein. Hier geht es oft um Fragen von Stolz und Ehre, Status, Ansehen etc., was in den westlichen Kulturen oft eine geringere Rolle spielt und auch in der westlichen Psychotherapie überhaupt kein zentrales Thema sonst ist.

Ein weiteres Problem ist oft das Gefühl der Heimatlosigkeit und Entwurzelung, das insbesondere durch die Aktivierung von Ressourcen angegangen werden sollte.

Ein weiteres Thema ist die unterschiedliche Auffassung von Krankheiten und deren Entstehung.

> Besonders bei älteren russischen Patienten habe ich oft festgestellt, dass sie mit westlichen Konzepten wie »Shared Decision Making« wenig anfangen können. Sie erwarten, dass der Arzt, insbesondere der Psychiater, einen Kittel trägt und vor allem die passende Medikation auswählt. Dies erfordert aufmerksames Zuhören und, wenn nötig, ein Stück weit Entgegenkommen im Hinblick auf den Wunsch nach viel Führung.

Für die Planung und Durchführung einer stationären Traumatherapie ist es entscheidend, klare Regeln für ein respektvolles und tolerantes Miteinander zu definieren. Dazu gehören auch Regeln, die das Verhalten und die Anpassung an die Gemeinschaft betreffen, etwa in Bezug auf Kleidung, Verhalten und Hausordnung. Die therapeutische Beziehung sollte von Interesse, Neugier, Offenheit und Akzeptanz gegenüber den kulturellen Besonderheiten der Patienten geprägt sein. Die Kommunikation und Metakommunikation über gegenseitige Therapieerwartungen sind ebenso wichtig, um Missverständnisse zu vermeiden und eine erfolgreiche Behandlung zu ermöglichen. Es ist neben angemessener Schulung eine spezielle Supervision erforderlich, um die Herausforderungen, die durch den interkulturellen Kontext entstehen, professionell zu begleiten. Bevorzugt werden sollten Behandlungsmethoden, die integrativ und adaptiv sind, um den Patienten individuell und kulturell angemessen zu unterstützen (Binder et al. 2023).

5.21 Psychohygiene beim Personal

Ich musste einmal in einem Traumasetting im Halbstundentakt Patienten sehen, jeweils im 30-Minuten-Takt, es gab so gut wie keine Unterstützung und Supervision. Nach einigen Monaten fühlte ich mich komplett ausgebrannt. Durch den Wechsel in ein besser supervidiertes Setting verschwanden alle Symptome, dort gab es u. a. auch eine Durchmischung mit »banalen« Depressionspatienten.

Die Selbstfürsorge und Psychohygiene des Personals sind von hoher Bedeutung, wenn man ständig mit belastendem Traumamaterial und oft komplizierten Fällen zu tun hat (Keller et al. 2023b). Oft zeigen sich ein Motivationsverlust, der Verlust an Empathie und Zuversicht. Es ergeben sich eine zunehmende Unzufriedenheit, eine negative Arbeitshaltung sowie eine verringerte Zuversicht und Wertschätzung. Es können Unzulänglichkeitsgefühle auftreten, ebenso wie Rückzug, gereiztes Verhalten und eine Zunahme von Konflikten. Auch die Arbeitsleistung kann sich verschlechtern, begleitet von einer Zunahme von Fehlern.

Dies kann man sich wie eine Waage vorstellen: Auf der einen Seite stehen die Belastungen, auf der anderen die Ressourcen. Wenn dieses Gleichgewicht ins Wanken gerät, entstehen Probleme. Persönliche Stressoren wie ein hoher Anspruch an sich selbst und das Streben nach Leistung, Schwierigkeiten bei der Selbstregulation und dem Einholen von Unterstützung im Team, ungelöste eigene Traumata sowie Abgrenzungsschwierigkeiten und konfliktmeidendes Verhalten können die Situation erschweren. Hinzu kommen Umweltstressoren wie der Druck von Kostenträgern, eine schlechte Dokumentation, hohe Arbeitsbelastung, belastende Vorfälle auf der Station (z.B. Patientensuizide) und ständige Vertretungssituationen.

Beispiele für Mängel an persönlichen und Umweltressourcen sind das Fehlen der Fähigkeit, sich Unterstützung bei Vorgesetzten zu holen, unzureichende Anspannungsregulation, mangelnde Bemühungen um Fortbildung und die Unfähigkeit zur Selbstreflexion. Auch wenig klinische Erfahrung und der Mangel an Unterstützung durch Kollegen oder Leitungspersonal können eine Belastung darstellen. Fehlende Angebote zur Bewältigung von belastenden Vorfällen wie Suizidversuchen von Patienten, Zeitmangel und unzureichende gegenseitige Unterstützung im Team sowie zu wenig Supervision und Fortbildungsangebote sind ebenfalls problematisch. Ein weiterer Aspekt ist der fehlende Austausch mit klinisch erfahrenen Kollegen.

Es gibt verschiedene Ebenen der Prävention:

Die Primärprävention zielt auf die Vorbeugung vor dem Ereignis ab, indem die persönliche Resilienz gestärkt und systematische Mitarbeiterschulungen im Umgang mit kPTBS-Patienten und deren Krisen durchgeführt werden.

Die Sekundärprävention dient der situativen Bewältigung nach belastenden Ereignissen, etwa durch Nachbesprechungen von Krisensituationen oder Teambesprechungen zum Umgang mit suizidalen Patienten nach Selbstverletzungen.

Tertiärpräventive Maßnahmen setzen nach einem belastenden Ereignis an und sollen langfristig ähnliche Belastungen verhindern. Individuelle Nachsorgemaßnahmen wie Einzelcoachings nach Gewalterfahrungen durch Patienten oder Deeskalationstrainings können ebenfalls hilfreich sein. Strukturelle Maßnahmen, wie die Verschärfung des Sicherheitskonzepts, können zusätzlich zur Entlastung beitragen.

Übungen zur Abgrenzung, etwa in Rollenspielen oder Deeskalationstrainings, sind ebenfalls wichtige Elemente.

Für die sekundäre Prävention psychischer Überlastung der Mitarbeiter ist regelmäßige Supervision notwendig, was leider häufig übersehen und aus ökonomischen Gründen geopfert wird.

Merke

Es ist aus meiner Sicht nicht zu verantworten, wenn eine Klinik z. B. keine regelmäßige (externe) Einzel- und Gruppen-Supervision anbietet. Es gelingt dann nicht, die eigenen Affekte und die im Team aufzufangen und zu verarbeiten, was zu Spannungen in der Klinik führt, aber auch die Therapieverläufe und -ergebnisse verschlechtert, so jedenfalls meine Beobachtung. Ein Supervisor kostet Geld, gerade in Privatkliniken wird oft versucht, dieses gut investierte Geld einzusparen, oft mit allerlei fadenscheinigen Ausreden begründet. Dies ist aber zu verurteilen.

Zur Entlastung können der Einsatz von Stabilisierungstechniken sowie das regelmäßige Üben von Skills zur Spannungs- und Emotionsregulation beitragen. Eine weitere Möglichkeit ist die Begrenzung des Arbeitsvolumens: Es sollten immer nur so viele Traumapatienten gleichzeitig in Behandlung sein, dass die persönlichen Ressourcen des Therapeuten nicht überschritten werden – fünf Patienten scheinen hier ein sinnvoller Wert zu sein.

5.22 Typische schwierige Situationen auf der Station

Die psychosomatische Station ist ein Raum, in dem zahlreiche schwierige und herausfordernde Situationen auftreten können, die sowohl für die Patienten als auch für das Personal belastend sind. Besonders problematisch sind oft Themen, die mit tief verwurzelten Traumata und belastenden Erfahrungen aus der Kindheit zu tun haben.

Ein Beispiel dafür ist, wenn Patienten Fragen zu persönlichen Überzeugungen, Vorlieben oder Bewertungen im Zusammenhang mit früheren Gewalterfahrungen stellen. In solchen Fällen sind Trainings sozialer Kompetenz hilfreich, um den Patienten zu einem angemessenen Ausdruck seiner Gefühle, Bedürfnisse und Grenzen zu verhelfen, andererseits muss der Therapeut lernen, sich abzugrenzen (Keller et al. 2023a).

Ein weiteres herausforderndes Szenario kann die Begegnung mit Personen sein, die ihre Macht demonstrieren, oft als Abwehrreaktion auf vergangene Traumata. Hier ist ein Training für selbstbewusstes Auftreten im Stationsalltag wichtig, um den Patienten zu helfen, auf gesunde Weise ihre eigenen Grenzen klarzumachen. Ebenso sollte der Therapeut in herausfordernden Situationen Unterstützung erhalten, um sich professionell abzugrenzen.

Auch die Provokation von sozialen Konflikten und abgelehntem Verhalten durch dominantes und kontrollierendes Verhalten, das oft als Kompensationsstrategie nach belastenden Kindheitserfahrungen eingesetzt wird, stellt eine Herausforderung dar. In solchen Fällen ist es entscheidend, den Patienten dabei zu unterstützen, ein angemessenes Sozialverhalten zu entwickeln und die Grenzen sowie Bedürfnisse anderer zu respektieren.

Zusätzlich können Patienten, die nach traumatischen Gewalterfahrungen kritisch gegenüber den Mitarbeitern werden, selbst kritische Äußerungen oder provokatives Verhalten zeigen. Hier ist ein gezieltes Selbstbehauptungstraining, etwa in Form von Rollenspielen, von großer Bedeutung, um den Patienten zu helfen, sich sicher und respektvoll zu äußern. Entsprechend gilt auch hier, dass der Therapeut in der Supervision solche Fälle durchspielen und lernen muss, damit umzugehen.

Ein Bezugstherapeut kann ebenfalls in schwierige Situationen geraten, besonders bei Patienten, die aufgrund von komplexen Traumata ein starkes Bedürfnis nach Selbstbehauptung haben. Ein Beispiel wäre ein Patient, der sich weigert, sich an die Hausordnung zu halten, wie etwa die Begrenzung von Ausgangszeiten. In solchen Fällen sollte der Therapeut klar seine Rolle transparent machen und als »Vertreter der individuellen Patienteninteressen« gegenüber den organisatorischen »Vertretern der klinischen Einrichtung« auftreten. Es ist entscheidend, dem Patienten zu helfen, auf sachliche Weise mit den gesetzten Grenzen umzugehen.

Gruppenleiterkompetenzen sind besonders wichtig, um eine therapeutische Atmosphäre zu schaffen, die von Schutz, Sicherheit, Selbstbestimmung und klaren Grenzen geprägt ist. Eine transparente Kommunikation, Wechselseitigkeit und Gerechtigkeit sowie eine klare Handhabung von Ärger und Konflikten sind grundlegende Elemente einer erfolgreichen Gruppenarbeit. In diesem Zusammenhang ist es hilfreich, systematisch Gruppenregeln und Rückmelderegeln zu etablieren, die für alle Gruppenmitglieder deutlich sind.

Die therapeutische Beziehung sollte auf Vertrauen und gegenseitigem Respekt basieren. Wichtige Strategien sind dabei der Schutz und die Sicherheit im Therapieraum, Transparenz der Rollen und das Fördern von Selbstbestimmung und Selbstkontrolle. Der Therapeut sollte mit dem Patienten auf Augenhöhe arbeiten, eine stützende Konfrontation anbieten, den

Patienten ernstnehmen und ihm gleichzeitig Grenzen setzen. Erfolgreiche Lösungen sollten in einer Beobachterperspektive transferiert und die Beendigung der Beziehung muss klar und respektvoll geklärt werden.

Probleme in der Nähe-/Distanzregulation treten häufig auf, etwa wenn ein Patient Nähe vermeidet und aggressiv oder gereizt reagiert. In solchen Fällen ist es wichtig, dass der Therapeut das Schutzbedürfnis des Patienten anspricht, ihm maximalen Handlungsspielraum lässt und dabei transparent und authentisch bleibt. Eine Stoppregel sollte vereinbart werden, um den Patienten nicht zu überfordern.

Aggressives Verhalten, das auf erlebte Angriffe und Demütigungen zurückzuführen ist, kann den Therapeuten irritieren und verärgern. In solchen Fällen sollte der Therapeut eine symmetrische Beziehungsgestaltung wahren und den Patienten in den Prozess einbeziehen, etwa durch Feedback und die Möglichkeit, belastende Themen zu verschieben, bis ein vertrauensvolles Fundament vorhanden ist.

Ein weiteres Problem kann abhängiges Verhalten sein, wenn Patienten anklammernd und abhängig auftreten, weil sie erneut eine Verlusterfahrung vermeiden möchten. Der Therapeut muss auf eine symmetrische Beziehungsgestaltung achten und dem Patienten zugleich genug Raum lassen, um selbstverantwortliche Entscheidungen zu treffen. Ein behutsames Abgrenzen ist hier notwendig, während gleichzeitig eine unterstützende Haltung bewahrt werden muss. Ein kontinuierlicher Austausch über positiv und negativ erlebte Aspekte kann helfen, eine gesunde Beziehung zu fördern.

Das ständige Reaktivieren von erlebten traumatischen Erfahrungen sollte vermieden werden. Stattdessen muss dem Patienten die Möglichkeit gegeben werden, korrigierende, positive Beziehungserfahrungen zu machen. Dies ist besonders wichtig, da Patienten häufig Schwierigkeiten in der interpersonellen Wahrnehmung, der Selbstwahrnehmung sowie in der Emotionsregulation und dem emotionalen Ausdruck haben.

Psychotherapie auf einer psychosomatischen Station erfordert daher spezifische Kompetenzen, sowohl von den Therapeuten als auch von den Patienten, um eine positive und heilende Veränderung zu ermöglichen (Keller et al. 2023b).

5.23 Traumabearbeitung im stationären Kontext

Die traumafokussierte Behandlung hat sich als wirksam auch bei sehr schwerer Posttraumatischer Belastungsstörung (PTBS) und Traumatisierung durch kindlichen Missbrauch erwiesen.

Bei richtliniengerechter Durchführung ist eine Traumakonfrontation auch bei Patienten mit ausgeprägter Komorbidität möglich, etwa bei depressiven Episoden, Borderline-Persönlichkeitsstörung Sucht oder Psychosen (van den Berg et al. 2016).

Trotz dieser positiven Evidenz stellt sich heraus, dass eine Stabilisierung alleine bei PTBS weniger effektiv ist als bei einer Kombination mit einer Traumakonfrontation (Harned et al. 2014).

Bohus betont in diesem Zusammenhang (Vortrag auf den Lindauer Psychotherapiewochen, genaue Quelle ist mir nicht mehr erinnerlich): »Stabilisierung stabilisiert nur eins – die PTBS«. Dennoch hat Stabilisierung ihren Platz, und das multimodale Behandlungsangebot in einem stationären Setting trägt maßgeblich dazu bei, die Belastungen der Patienten zu lindern. Es ist jedoch problematisch, dass Patienten, die zu Stabilisierung und Konfrontation eingewiesen wurden, in vielen Fällen entweder gar nicht oder erst spät mit der Traumakonfrontation konfrontiert werden, was häufig auf einen unzureichenden Ausbildungsstand oder auf Ängste der Therapeuten, die bisher nicht ausreichend supervidiert wurden, zurückzuführen ist.

Für bestimmte Patientengruppen ist eine höhere Dosis der wöchentlichen Konfrontation empfehlenswert. Studien belegen, dass eine verstärkte Konfrontation bei diesen Patienten zu besseren Ergebnissen führen kann (Voorendonk et al. 2020). Inzwischen gibt es auch konfrontative körpertherapeutische und kunsttherapeutische Ansätze, die ergänzend zur klassischen Psychotherapie eingesetzt werden.

Die therapeutische Arbeit folgt dabei einem klar strukturierten Ablauf. Laut Keller et al. (2023f) umfasst dieser die Aufnahme und den Beginn der Therapie, wobei die Eingewöhnung und Motivationsklärung zentrale Rollen spielen. In dieser Phase werden Ziele und Methoden der Therapie gemeinsam festgelegt, und es wird ein erstes Erklärungsmodell für die traumatischen Erfahrungen des Patienten erstellt. Die Therapieplanung und -durchführung erfolgen auf Grundlage dieser Erkenntnisse, wobei eine kontinuierliche Evaluation des Fortschritts und eine Nachsorgeregelung zur Sicherstellung des Therapieerfolgs gehören. Der Therapieabschluss ist schließlich von zentraler Bedeutung, da er den Übergang des Patienten in den Alltag markiert und klare Perspektiven für die Zeit nach der Entlassung bietet.

Mitunter kann es hilfreich sein, auf Stationen auch entsprechend ausgebildete Pflegekräfte cotherapeutisch (in klar definierten Grenzen) einzusetzen (Heinz et al. 2023).

5.24 Psychoedukation in stationären Gruppen

Stationäre traumaspezifische Psychoedukationsgruppen, wie sie von Liedl und Knaevelsrud (2019) beschrieben werden, bieten eine wertvolle Unterstützung für traumatisierte Patienten. Sie tragen dazu bei, die Isolation und Stigmatisierung der Betroffenen zu reduzieren, indem sie den Austausch untereinander fördern.

Dies ermöglicht den Teilnehmern nicht nur Entlastung, sondern auch die Chance, vom Modell anderer zu lernen. Darüber hinaus wird die Selbstverantwortung gestärkt und das Gefühl von Kompetenz gefördert. Die Unterstützungserfahrungen, die innerhalb der Gruppe gemacht werden, leisten einen bedeutenden Beitrag zur Heilung.

In diesen Gruppen werden grundlegende Informationen zur PTBS und deren Entstehung und Aufrechterhaltung vermittelt. Dabei wird ein besonderes Augenmerk auf die Verhaltens- und Problemanalyse gelegt, um den Teilnehmern zu helfen, ein besseres Verständnis für ihre Störungen zu entwickeln. Das Ziel dieser Gruppen ist es, aktuelle wissenschaftliche Erkenntnisse zu Traumafolgestörungen zu vermitteln und die Motivation zur Therapie zu stärken. Gleichzeitig sollen die Teilnehmer durch die Gruppenarbeit ihre subjektive Hilflosigkeit reduzieren und ein tieferes Verständnis für ihre Störung entwickeln.

Für die Teilnahme an solchen Gruppen ist eine aktive Motivation erforderlich. Die Teilnehmer sollten in der Lage sein, ihre Traumata zumindest in groben Zügen zu benennen, und die Bereitschaft mitbringen, über die Folgen zu sprechen. Es ist zudem wichtig, dass ein Mindestmaß an Kontakt- und Interaktionsfähigkeit vorhanden ist, ebenso die Fähigkeit, sich zu konzentrieren und Aufmerksamkeit zu halten. Auch ein ausreichendes Sprachverständnis ist erforderlich.

Die Inhalte der Gruppen umfassen eine breite Palette von

Themen, darunter PTBS und komplexe PTBS (kPTBS), die Symptome, Epidemiologie und verschiedene Erklärungs- sowie Veränderungsmodelle. Weiterhin werden Stabilisierungstechniken und medikamentöse Behandlungsoptionen thematisiert, und es wird ein Überblick über traumafokussierte Methoden gegeben. Techniken zur Traumaintegration und zur persönlichen Weiterentwicklung sowie die Klärung von Zukunftsperspektiven und Informationen zur Nachsorge und Selbsthilfeliteratur gehören ebenfalls zu den zentralen Inhalten der Gruppen.

Eine Gruppe sollte idealerweise aus maximal 10–12 Teilnehmern bestehen. Zu Beginn jeder Sitzung wird das Thema durch einen kurzen Vortrag des Gruppenleiters oder durch die Einbringung einer Frage zur Diskussion eingeführt. Ein gutes Therapeutenverhalten zeichnet sich dadurch aus, dass im interaktiven Vortragsteil persönliche Beispiele erfragt und aufgegriffen werden. Anschauliche Beispiele, Perspektivwechsel und die Verwendung von Metaphern und Geschichten helfen dabei, das Thema greifbar und verständlich zu machen.

Darüber hinaus gibt es bestimmte therapeutische Maßnahmen, die im Hinblick auf das Risiko der Reaktivierung traumatischer Erinnerungen von Bedeutung sind. Die Teilnehmer sollten über mögliche symptomatische Reaktionen aufgeklärt werden, und diese sollten entkatastrophisiert werden. Sollte es zu einer Überlastung kommen, können die Teilnehmer durch Maßnahmen wie Abgrenzung und vorübergehendes Verlassen des Raumes entlastet werden, z.B. mit Bewegungs- oder Atemübungen. Ein weiteres wichtiges Element ist die Stoppregel: Teilnehmer müssen jederzeit die Möglichkeit haben, auf bestimmte Fragen nicht zu antworten oder bei Überlastung mit einem »Stopp« auf die Situation zu reagieren (Graul et al. 2023).

5.25 Allgemeines zur Traumabearbeitung in Gruppen

Schwartze et al. (2019) konnten in ihrer Meta-Analyse belegen, dass expositionsorientierte Methoden bessere Effekte erzielen als die nicht-expositionellen Ansätze. Wenn jedoch eine Kontraindikation für Traumakonfrontation in der Gruppe besteht, muss berücksichtigt werden, dass mangelnde Emotionsregulationsfähigkeiten und unzureichende Fertigkeiten zur Traumadistanzierung zu psychischen Krisen führen können, die bis hin zu Suizidalität reichen. Auch unkontrolliertes selbst- und fremdschädigendes Verhalten stellt eine klare Kontraindikation dar.

Voraussetzungen für eine Traumakonfrontation in der Gruppe sind hingegen die Gruppenfähigkeit der Teilnehmer sowie eine aktive Motivation, sich mit den belastenden Reaktionen auf die eigene Traumaproblematik auseinanderzusetzen. Um die Sicherheit und den Schutz der Gruppe zu gewährleisten, müssen eine Stoppregel und klar definierte Abbruchkriterien existieren. Idealerweise sollte die Gruppe von zwei erfahrenen Psychotherapeuten geleitet werden, und nach der Traumakonfrontation sollte ausreichend Zeit zur Restabilisierung vor der Klinikentlassung eingeplant werden, wobei ein Zeitraum von 1–2 Wochen empfehlenswert ist. Die Durchführung der Traumakonfrontation muss durch erfahrene Psychotherapeuten mit spezifischer psychotraumatologischer Weiterbildung erfolgen. Zudem ist es wichtig, vor Beginn der Behandlung einen »Informed Consent« einzuholen, der die Inhalte und die Durchführung der Behandlung transparent macht. Ein Vorgespräch mit jedem Teilnehmer durch den Gruppentherapeuten sowie die Existenz eines übergeordneten Gesamttherapieplans sind ebenfalls notwendig. Jedes Treffen sollte mindestens 90 Minuten dauern, und die Durchführungsbedingungen sollten im Vorfeld klar besprochen werden. Für In-vivo-Expositionen im stationären Setting sollte der aufzusuchende Kontext den Auslösebedingungen des Traumas möglichst nahekommen. Alle Techniken, die ein Nachspielen und eine gedankliche Durcharbeitung beinhalten, eignen sich grundsätzlich für die Durchführung in der Gruppe. Ein dosiertes Vorgehen, bei dem der subjektive Belastungsgrad aller Teilnehmer kontinuierlich überwacht und kommentiert wird, ist hier entscheidend. Prolongierte Exposition findet in der Regel nicht im Rahmen von Gruppentherapien, sondern meist im Einzelsetting statt, da eine solche emotional belastende Traumakonfrontation instabile Gruppenteilnehmer überfordern kann. In einigen Fällen kann die Durchführung jedoch auch in Gruppen erfolgen, wenn die Teilnehmerzahl verringert wird (Porter et al. 2018). Nach Hembree (2013) liegt die stärkste empirische Unterstützung für die Wirksamkeit der Expositionstherapie und Kognitiven Verhaltenstherapie (KVT) in der Behandlung von PTBS vor.

5.26 Durchführung der Traumakonfrontation in der Gruppe

Das Vorgehen bei der Traumakonfrontation in der Gruppe umfasst mehrere wesentliche Aspekte, die sicherstellen, dass die Sitzung effektiv und sicher für die Teilnehmer ist. Zu Beginn ist eine gründliche Auftragsklärung und Rückversicherung wichtig, um die Freiwilligkeit und Selbstkontrolle der Teilnehmer zu gewährleisten und ihnen zu ermöglichen, sich in einer sicheren Umgebung zu öffnen. Nach der Konfrontation wird eine ressourcenorientierte Nachbesprechung durchgeführt, um die

Teilnehmer zu stabilisieren und ihre Erfahrungen zu verarbeiten (Kächele 2019; Keller et al. 2023e).

Im Vorfeld der Traumakonfrontation wird eine Zielanalyse durchgeführt, um festzulegen, was konkret während der Sitzung erreicht werden soll. Die Auftragsklärung und Rückversicherung sind fortlaufend und stellen sicher, dass die Teilnehmer jederzeit die Kontrolle über die Sitzung behalten. Ein zentrales Element ist die Betonung der Freiwilligkeit und Selbstkontrolle, was durch die Einführung von Stoppregeln unterstützt wird.

Die Traumakonfrontation wird in verschiedene Phasen unterteilt. Zunächst erfolgt die Bildung von Clustern, bei denen verschiedene traumatische Erlebnisse oder Missbrauchserfahrungen thematisiert werden. Diese können gemeinsam betrachtet und bearbeitet werden, wobei die Intensität der Detaillierung von der Stabilität der Teilnehmer abhängt. Die Übungsziele müssen konstruktiv und realistisch sein, damit die Teilnehmer Fortschritte machen können. Ein klares Abbruchkriterium sorgt dafür, dass die Sitzung bei Bedarf unterbrochen werden kann.

Im Rahmen der Traumakonfrontation schildert das Gruppenmitglied zunächst das traumatische Erlebnis, wobei alle Sinneswahrnehmungen – wie Bilder, Geräusche, Gerüche und körperliche Empfindungen – einbezogen werden. Anschließend werden Assoziationen zu aktuellen Alltagssituationen herausgearbeitet, um eine Brücke zwischen dem Trauma und der Gegenwart zu schlagen. Eine weitere Technik ist die Erstellung einer Tatortskizze. Hierbei wird das traumatische Erlebnis aus der Draufsicht visualisiert, was eine objektive Betrachtung der Ereignisse ermöglicht. Dabei werden keine detaillierten Erinnerungen erzwungen, um mögliche »False-Memory«-Effekte zu vermeiden (Ehlers & Clark 2000).

Ein besonders intensiver Teil der Traumakonfrontation ist die Bearbeitung von sogenannten »Hotspots«, also besonders belastenden Momenten innerhalb der Erinnerung. Diese Szenen werden mehrfach durchgearbeitet, um die emotionale Belastung zu verringern und den Teilnehmern zu helfen, das Trauma zu verarbeiten. Die Visualisierung dieser Szenen wird oft durch graphische Darstellungen unterstützt, um eine kognitive Distanz zu schaffen (Van der Kolk 2014).

Ein weiteres Verfahren, das in der Traumakonfrontation eingesetzt wird, ist die Bildschirmtechnik. Hierbei betrachten die Teilnehmer das Trauma aus einer distanzierten Perspektive, als ob sie es auf einem imaginären Bildschirm sehen. Diese Technik fördert eine sanfte Konfrontation mit dem Trauma, da der Abstand zur Erinnerung durch die Betrachtung aus der Ferne kontrolliert werden kann. Die Erzählung erfolgt dabei in der dritten Person, um eine zusätzliche Distanz zum Erlebten zu schaffen. Die Intensität der Konfrontation kann mithilfe einer imaginären Fernbedienung angepasst werden, wodurch die Teilnehmer die Kontrolle über den Prozess behalten (Shapiro 2001).

5.27 Bewegungstherapie im Rahmen stationärer Traumatherapie

Bei der Körpertherapie kommt es häufig zu intrusivem Körpererleben. Wichtig ist also, dass der Patient lernt, den getriggerten Körper zu beruhigen. Es geht um die Rückgewinnung der Körperkontrolle durch Selbstwahrnehmung, die Bedeutung sensomotorischer Empfindungen sowie den Zusammenhang zwischen Emotionswahrnehmung und Körperempfinden. Zudem spielt die konfrontative Bearbeitung traumatischer Körpererinnerungen eine wichtige Rolle.

Menschen mit traumatischen Erfahrungen haben oft körperbezogene Symptome, die auf die erlebte Gewalt hindeuten. Mithilfe achtsamer Körperarbeit kann an Reaktionen wie der gefürchteten Erstarrungsreaktion (Freezing) gearbeitet werden. Diese kann durch Beobachtung und die Exploration von Bewegungsimpulsen in Kampf- und Fluchtimpulse überführt werden.

Bei der Bearbeitung von Traumata können abgespaltene Gefühle und Erinnerungen beängstigend zurückkehren (Ogden & Minton 2006). Menschen mit PTBS fühlen sich häufig von heftigen Emotionen überflutet (Maercker & Augsburger 2019). Dabei spielen entwickelte Abwehrstrategien der Patienten eine zentrale Rolle, wobei der Körper oft eine große Bedeutung hat (Wild & Binder 2019).

Im ersten Schritt der Therapie wird häufig geübt, wie mit aufwallenden Gefühlszuständen umgegangen werden kann. Croos-Müller (2017) empfiehlt hierbei kraftvolle Bewegungen als Mittel gegen Schwäche und Hilflosigkeit.

Körpererinnerungen werden bei Traumapatienten häufig fragmentiert abgespeichert (van der Kolk 2018). Das Prozessieren der Körpererinnerung ist eine intensive Erfahrung, die am besten nicht unterbrochen wird.

Zu Beginn müssen das körperliche Erleben und die dazugehörigen Gefühle mit der kognitiven Erinnerung zusammengeführt werden. Die Stressreaktion wird durch abwechselnde Wahrnehmung der Wirkung von Ressourcen und der Traumaerinnerung neu verhandelt (Wild 2023).

5.28 Physiotherapie im Rahmen stationärer Traumatherapie

Physiotherapie im Rahmen der stationären Traumatherapie hat das Ziel, körperliche Ressourcen zu stärken und die körperliche Funktionalität wiederherzustellen, wodurch sie sowohl direkten als auch indirekten Traumafolgen entgegenwirkt.

Der Fokus liegt dabei auf motorischem Lernen, Muskelaufbau, der Anregung des Stoffwechsels und dem eigenverantwortlichen Umgang mit dem eigenen Körper. Traumatische Erfahrungen spiegeln sich häufig im Körper wider, was zu langfristigen ungünstigen Bewegungs- und Lebensstilmustern führen kann. Durch gezielte psychophysische Interventionen wie Mobilisierung und Massagen können viele dieser Folgen gelindert werden. Oftmals ist es einfacher, das Trauma über den Körper zu bearbeiten als dies über verbale Ansätze zu tun.

Es ist wichtig, dass Physiotherapeuten regelmäßig Traumafortbildungen erhalten, um besser auf die spezifischen Bedürfnisse traumatisierter Patienten eingehen zu können. Im Therapieprozess können verschiedene Probleme auftreten, wie etwa Vermeidungsverhalten, das dazu führt, dass bestimmte Körperhaltungen nicht eingenommen werden können. Ebenso kann die Berührung traumatische Erinnerungen aktivieren, was sich in Symptomen wie Herzklopfen, Schweißausbrüchen, veränderter Atmung oder unangenehmen Körpergerüchen äußern kann. Manche Patienten passen sich äußerlich der therapeutischen Intensität an, um so ihre eigenen Grenzen zu überschreiten.

Die Bedürfnisse nach Nähe und Distanz müssen stets respektiert und berücksichtigt werden, und es darf keine Berührung ohne ausdrückliches Einverständnis des Patienten stattfinden. Sensible Körperregionen sollten mit besonderer Vorsicht behandelt werden. Techniken wie Schlingen, Wickeln oder Schnüren können bei manchen Patienten extreme Ängste auslösen.

Bei Folteropfern steht häufig die körperliche Repräsentanz des Traumas im Vordergrund, was die Behandlungsmöglichkeiten einschränken kann. In solchen Fällen muss die Therapie besonders behutsam und individuell angepasst werden (Menne et al. 2023).

5.29 Ergotherapie im Rahmen stationärer Traumatherapie

Ergotherapie kann eine wertvolle Ergänzung zur stationären Traumatherapie darstellen, indem sie sich auf Funktionstraining, psychische Stabilisierung, unterstützende Traumabearbeitung sowie die berufliche Integration konzentriert.

Im Rahmen des Funktionstrainings können insbesondere im Einzelsetting traumatisierte Patienten, die unter dissoziativen Bewegungsstörungen leiden, lernen, bestimmte Handlungen wieder auszuführen und schrittweise in den Beruf zurückzukehren.

Patienten lernen im Rahmen der Ergotherapie, im Alltag effektive Techniken anzuwenden, um Flashbacks oder intrusive traumatische Erinnerungen zu stoppen. Ebenso wird ihnen geholfen, sich zu entspannen und sich von belastenden Eindrücken zu distanzieren. Dies fördert das Selbstwirksamkeitserleben, stärkt die Selbstkontrollfähigkeit und trägt zur Verbesserung des Selbstwertgefühls bei.

Ergotherapie bietet auch zusätzliche Angebote zur Traumaverarbeitung. Dabei werden Techniken vermittelt, die eine aktive Auseinandersetzung mit traumatischen Erlebnissen unterstützen. Eine Möglichkeit ist es, bislang unaussprechliche Erlebnisse bildlich darzustellen, etwa mit Farben, Ton oder Speckstein.

Zur beruflichen Integration werden vor allem in Rehakliniken ergotherapeutische Maßnahmen angeboten. Diese beinhalten eine ergotherapeutische Diagnostik zur sozialmedizinischen Begutachtung der Leistungsfähigkeit sowie ein Training, das darauf abzielt, Funktionsstörungen im Leistungsbereich abzubauen und die Leistungsfähigkeit zu steigern.

Im Bereich der Arbeitstherapie wird die Arbeitsgrundhaltung des Patienten beurteilt und grundlegende Fertigkeiten im Hinblick auf den Arbeitskontext trainiert.

Ein Standardverfahren hierfür ist MELBA (Merkmalprofile zur Eingliederung Leistungsgewandelter und Behinderter in Arbeit; Föhres et al. 1998), bei dem ein individuelles Fähigkeitsprofil erstellt wird. Aus diesen Merkmalen lässt sich ein detailliertes Fähigkeitsprofil ableiten, das zur Bestimmung der Leistungsfähigkeit dient. Dabei zeigt sich häufig eine erhebliche Diskrepanz zwischen Selbsteinschätzung und Fremdbeurteilung, die in mindestens 50 % der Fälle divergieren.

Die Ziele der Ergotherapie umfassen nicht nur Funktionstraining und psychische Stabilisierung, sondern auch die Förderung der Aufmerksamkeitslenkung und -fokussierung sowie die berufliche Re-Integration. Darüber hinaus wird die Selbstwahrnehmung eigener Emotionen unterstützt, die Versprachlichung belastender Inhalte ermöglicht, und durch aktives Handeln werden Bewältigungsstrategien entwickelt und Hilflosigkeitserleben abgebaut. Auch die Aktivierung von Ressourcen ist ein wichtiger Bestandteil der ergotherapeutischen Arbeit (Keller et al. 2023d).

5.30 Kunsttherapie im Rahmen stationärer Traumatherapie

Kunsttherapie ist ein fester Bestandteil der psychiatrisch-psychosomatischen Behandlung und ermöglicht den Zugang zu traumatischen Inhalten, die nicht verbalisiert werden können. Sie kann sowohl zur Stabilisierung als auch zur Traumabearbeitung eingesetzt werden. Für die therapeutische Wirksamkeit der Kunsttherapie gibt es allerdings nur wenig Evidenz aus der Forschung.

Für die Teilnahme an der Kunsttherapie sollten grundlegende Fähigkeiten vorhanden sein, wie die Fähigkeit, eigene Anspannung anzugeben und sich mitzuteilen. Auch ein klar definiertes Vorgehen im Fall von Dissoziation ist notwendig. Falls die Gruppenfähigkeit nicht gegeben ist, kann zunächst mit Einzeltherapie begonnen werden.

Die Indikation zur Kunsttherapie wird vom Einzeltherapeuten gestellt. Schwierigkeiten können in bestimmten Situationen auftreten, beispielsweise wenn ein Patient versucht, sich selbst zu behaupten, wodurch andere Patienten gestört werden könnten. Es kann problematisch werden, wenn starke Emotionen aufkommen, die mit Angst vor Kontrollverlust und Überforderung verbunden sind (Möller & Graul 2023).

In der Kunsttherapie kann auch durch geeignete Therapeuten IRRT (Imagery Rescripting and Reprocessing Therapy) verwendet werden, das drei Phasen umfasst (Schmucker & Köster 2014):

- Aktivierung der traumatischen Erinnerung
- Veränderung des traumatischen Erlebens durch ein Bewältigungsbild, das den Täter entmachtet
- Förderung der emotionalen Selbstfürsorge

5.31 Soziotherapie im Rahmen stationärer Behandlung

Das Ziel von Soziotherapie ist die Unterstützung bei der Erlangung materieller Hilfen wie Übergangsgeld oder Krankengeld, die Strukturierung und Einleitung beruflicher Förderungsmaßnahmen sowie die Nachsorge.

Meist geht es um:

- Hilfen zur häuslichen Selbstversorgung und Alltagsbewältigung
- Klärung finanzieller und wohnungsbezogener Fragen
- Klärung von Fragen zum Opferschutz und zum Krankheits- und Behinderungsstatus
- Beratung zu Rentenangelegenheiten
- Nachsorgemaßnahmen

Im Einzelnen geht es dann um (vgl. Keller et al. 2023i):

- Hilfen zur Alltagsbewältigung
- Unterstützung bei der Bewältigung von Überforderungen, wie etwa durch Kinder oder die Pflege von Angehörigen
- Klärung finanzieller Fragen
- Sicherstellung des Krankengeldbezugs
- Beantragung von Übergangsgeld
- Anträge auf Versicherungs- und Versorgungsleistungen
- Beratung zum selbstständigen Umgang mit Finanzen
- Anbindung an Schuldnerberatung und Vermittlung eines Betreuers für Finanzen
- Wohnungsfragen
- Klärung der Wohnsituation, etwa bei nicht mehr selbstständig zu bewältigendem Alltag oder bei Bedrohungssituationen
- Beratung bei gewünschten Veränderungen der Lebenssituation, etwa bei Arbeitsplatzwechsel oder Umzug

- Hilfen im Opferschutz
- Beratung zur Opferentschädigung nach dem OEG und zum Missbrauchsfonds
- Unterstützung bei der Vorbereitung von Gerichtsverhandlungen
- Vermittlung von Rechtsberatung
- Klärung des Krankheits- und Behinderungsstatus
- Beratung zum versicherungsrechtlichen Status der körperlichen und psychischen Krankheitsfolgen
- Antragstellung auf Anerkennung körperlicher und/oder psychischer Funktionseinschränkungen im Zusammenhang mit Traumafolgestörungen im Rahmen des Schwerbehindertenrechts
- Soziotherapeutische Beratung im Falle der Minderung der Erwerbsfähigkeit
- Berufliche Re-Integration und Klärung
- Soziotherapeutische Beratung bei Gefährdung des Arbeitsplatzes durch lange andauernde Arbeitsunfähigkeit
- Unterstützung bei betrieblichen Umsetzungen oder Klärung beruflicher Perspektiven, etwa durch Umschulungen
- Kognitives Training und berufliche Erprobungsmaßnahmen
- Beratung zur stufenweisen Wiedereingliederung in den Arbeitsmarkt
- Rentenangelegenheiten
- Beratung zur Erwerbsminderungsrente, Verletztengeld, Unfallrente oder Berufsunfähigkeitsrente
- Nachsorge
- Anbindung an Sozialberatungsstellen bei Ehe- oder Familienproblemen
- Vermittlung ambulanter Traumatherapie und Selbsthilfegruppen
- Unterbringung in therapeutischen Wohngemeinschaften
- Kontakt zu Beratungsstellen und ambulanter Soziotherapie

Soziotherapie ist nach meinen Erfahrungen oft wichtiger als die Psychotherapie selbst. Solange der Traumatisierte nicht weiß, wovon er seine Rechnung bezahlen soll, ist alle Psychotherapie vergebens.

Literatur

Åkerblom S, Perrin S, Fischer MR, McCracken LM (2022). Prolonged exposure for pain and comorbid PTSD. A single-case experimental study of a treatment supplement to multiprofessional pain rehabilitation. Scand J Pain; 22(2): 305–316.

Azizian A, Terzyan L, Gasparyan K, Khachatryan S, English P (2022). Inpatient residential treatment program for combat-related posttraumatic stress disorder (PTSD). Results from the 2020 Artsakh (Nagorno-Karabakh) War. J Psychiatr Pract; 35(3): 252–261.

Binder J, Keller R (2023). Interkulturelle Besonderheiten bei stationärer Traumatherapie. In: Keller R, Frommberger U, Graul J (Hrsg). Praxishandbuch Traumatherapie. Diagnostik, ambulante und stationäre Behandlung, Rahmenbedingungen und Anwendungsbeispiele. München: Elsevier; 271–276.

Boos A (2014). Kognitive Verhaltenstherapie nach chronischer Traumatisierung. Ein Therapiemanual. Göttingen: Hogrefe.

Chopra A, Matta SE, Vyas CM, Cohen JN, Temes CM, Ghaznavi S, Stern TA (2024). Comorbid Bipolar Disorder and Posttraumatic Stress Disorder. Clinical Implications and Management. Harv Rev Psychiatr; 26(6): 24f03768.

Claudat K, Reilly EE, Convertino AD, Trim J, Cusack A, Kaye WH (2022). Integrating evidence-based PTSD treatment into intensive eating disorders treatment. A preliminary investigation. Eur Eat Disord Rev; 27(8): 3599–3607.

Croos-Müller C (2017). Alles gut – das kleine Überlebensbuch. Soforthilfe bei Belastung, Trauma & Co. München: Kösel.

Day MA, Williams RM, Turner AP, Ehde DM, Jensen MP (2022). Transdiagnostic Cognitive Processes in Chronic Pain and Comorbid PTSD and Depression in Veterans. Ann Behav Med; 56(2): 157–167.

Doering S, Herpertz S, Pape M, Hofmann T, Rose M, Imbierowicz K, Geiser F, et al. (2023). The multicenter effectiveness study of inpatient and day hospital treatment in departments of psychosomatic medicine and psychotherapy in Germany. Front Psychiatry; 14: 1155582.

Ehlers A, Clark DM (2000). A cognitive model of posttraumatic stress disorder. Behav Res Ther; 38(4): 319–345.

Föhres F, Kleffmann A, Müller B, Weinmann S. Arbeitsmaterialien für das Verfahren MELBA. Forschungsprojekt Az. Vb 1-58 330/53, Teilprojekt Psychologie, Forschungsprojekt MELBA der Universität-Gesamtschule Siegen. Gefördert vom Bundesministerium für Arbeit und Sozialforschung, 2. Aufl. Siegen 1998.

Giacomucci S, Marquit J (2020). The Effectiveness of Trauma-Focused Psychodrama in the Treatment of PTSD in Inpatient Substance Abuse Treatment. Int J Ment Health Addict; 11: 896.

Graul J, Keller R, Klose M (2023). Psychoedukation in Gruppen. In: Keller R, Frommberger U, Graul J (Hrsg). Praxishandbuch Traumatherapie. Diagnostik, ambulante und stationäre Behandlung, Rahmenbedingungen und Anwendungsbeispiele. München: Elsevier; 320–325.

Harned MS, Korslund KE, Linehan MM (2014). A pilot randomized controlled trial of Dialectical Behavior Therapy with and without the Dialectical Behavior Therapy Prolonged Exposure protocol for suicidal and self-injuring women with borderline personality disorder and PTSD. Behav Res Ther; 55: 7–17.

Heinz P, Binder J, Hollub Monika, Keller R, Menne B (2023). Methoden stationärer Traumatherapie: Einzelpsychotherapie. In: Keller R, Frommberger U, Graul J (Hrsg). Praxishandbuch Traumatherapie. Diagnostik, ambulante und stationäre Behandlung, Rahmenbedingungen und Anwendungsbeispiele. München: Elsevier; 304–312.

Hembree EA (2013). The case. Treating Jared through prolonged exposure. J Clin Psych; 69(5): 485–487.

Kächele H (2019). Psychodynamische Therapie im Vormarsch. Psychotherapeut; 64: 259–260.

Keller R, Binder J (2023a). Aspekte der therapeutischen Beziehung im Rahmen stationärer Traumatherapie. In: Keller R, Frommberger U, Graul J (Hrsg). Praxishandbuch Traumatherapie. Diagnostik, ambulante und stationäre Behandlung, Rahmenbedingungen und Anwendungsbeispiele. München: Elsevier; 287–300.

Keller R, Binder J, Menne B, Frommberger U (2023b). Psychohygiene im Team bei stationärer Traumatherapie. In: Keller R, Frommberger U,

Graul J (Hrsg). Praxishandbuch Traumatherapie. Diagnostik, ambulante und stationäre Behandlung, Rahmenbedingungen und Anwendungsbeispiele. München: Elsevier; 277–281.

Keller R, Binder J, Graul J, Menne B, Frommberger U (2023c). Strukturelle Aspekte bei der Koordination der Angebote einer stationären Traumatherapie. In: Keller R, Frommberger U, Graul J (Hrsg). Praxishandbuch Traumatherapie. Diagnostik, ambulante und stationäre Behandlung, Rahmenbedingungen und Anwendungsbeispiele. München: Elsevier; 262–267.

Keller R, Fuchs A, Morgen K (2023d). Ergotherapie im Rahmen stationärer Traumatherapie. In: Keller R, Frommberger U, Graul J (Hrsg). Praxishandbuch Traumatherapie. Diagnostik, ambulante und stationäre Behandlung, Rahmenbedingungen und Anwendungsbeispiele. München: Elsevier.

Keller R, Graul J, Frommberger U (2023e). Differenzielle Behandlungsplanung bei stationärer Traumatherapie. In: Keller R, Frommberger U, Graul J (Hrsg). Praxishandbuch Traumatherapie. Diagnostik, ambulante und stationäre Behandlung, Rahmenbedingungen und Anwendungsbeispiele. München: Elsevier; 238–259.

Keller R, Graul J, Klose M (2023f). Traumabearbeitung in Gruppen. In: Keller R, Frommberger U, Graul J (Hrsg). Praxishandbuch Traumatherapie. Diagnostik, ambulante und stationäre Behandlung, Rahmenbedingungen und Anwendungsbeispiele. München: Elsevier; 332–349.

Keller R, Hollub M, Morgen K, Graul J (2023 g). Indikation einer stationären Traumatherapie. In: Keller R, Frommberger U, Graul J (Hrsg). Praxishandbuch Traumatherapie. Diagnostik, ambulante und stationäre Behandlung, Rahmenbedingungen und Anwendungsbeispiele. München: Elsevier; 219–224.

Keller R, inder J, Frommberger U, Graul J. Einflussfaktoren stationärer Traumatherapie. In: Keller R, Frommberger U, Graul J (Hrsg) (2023h). Praxishandbuch Traumatherapie. Diagnostik, ambulante und stationäre Behandlung, Rahmenbedingungen und Anwendungsbeispiele. München: Elsevier; 234–261.

Keller R, Ruppenthal V, Morgen K (2023i). Soziotherapie im Rahmen stationärer Traumatherapie. In: Keller R, Frommberger U, Graul J (Hrsg). Praxishandbuch Traumatherapie. Diagnostik, ambulante und stationäre Behandlung, Rahmenbedingungen und Anwendungsbeispiele. München: Elsevier; 388–391.

Kobel F, Morawa E, Erim Y (2020). Effectiveness of Inpatient Psychotherapy for Patients With and Without Migratory Background. Do They Benefit Equally? Erlangen: Friedrich-Alexander-Universität Erlangen-Nürnberg (FAU).

Liedl A, Knaevelsrud C (2019). Gruppentherapie. In: Seidler GH, Freyberger HJ, Glaesmer H, Gahleitner SB (Hrsg). Handbuch der Psychotraumatologie. 3. Aufl. Stuttgart: Klett-Cotta; 904–913.

Linden M, Baron S, Muschalla B, Ostholt-Corsten M (2015). Fähigkeitsbeeinträchtigungen bei psychischen Erkrankungen. Diagnose, Therapie und sozialmedizinische Beurteilung in Anlehnung an das Mini-ICF-AFP. Bern: Huber.

Lonnen E, Paskell R (2024). Gender, sex and complex PTSD clinical presentation. A systematic review. Eur J Psychotraumatol; 15(1): 2320994.

Lühr K, Zens C, Müller-Engelmann M (2021). Therapie-Tools Posttraumatische Belastungsstörung. Mit E-Book inside und Arbeitsmaterial. Weinheim, Basel: Beltz.

Maercker A, Augsburger M (2019). Developments in psychotraumatology: A conceptual, biological, and cultural update. Clin Psychol Europe; 1(1), 1–18.

Menne B, Keller R, Morgen K (2023). Zugangswege zu stationärer Traumatherapie. In: Keller R, Frommberger U, Graul J (Hrsg). Praxishandbuch Traumatherapie. Diagnostik, ambulante und stationäre Behandlung, Rahmenbedingungen und Anwendungsbeispiele. München: Elsevier; 225–234.

Möller A, Graul J (2023). Kunsttherapie im Rahmen stationärer Traumatherapie. In: Keller R, Frommberger U, Graul J (Hrsg). Praxishandbuch Traumatherapie. Diagnostik, ambulante und stationäre Behandlung, Rahmenbedingungen und Anwendungsbeispiele. München: Elsevier.

Ogden P, Minton K (2006). Sensomotorische Verarbeitung und die Behandlung posttraumatischer Störungen. In: Marlock, G, Weiss H (Hrsg). Handbuch der Körperpsychotherapie (S. 776–782). Stuttgart: Schattauer; 776–782.

Porter E, Romero EG, Barone MD (2018). Description and Preliminary Outcomes of an In Vivo Exposure Group Treatment for Posttraumatic Stress Disorder. J Trauma Stress; 31(3): 410–418.

Schlumpf YR, Nijenhuis ERS, Klein C, Jäncke L, Bachmann S (2021). Resting-state functional connectivity in patients with a complex PTSD or complex dissociative disorder before and after inpatient trauma treatment. PLoS One; 11(7): e02200.

Schmucker M, Köster R (2014). Praxishandbuch IRRT. Imagery Rescripting

& Reprocessing Therapy bei Traumafolgestörungen, Angst, Depression und Trauer. Stuttgart: Klett-Cotta.

Schwartze D, Barkowski S, Strauss B, Knaevelsrud C, Rosendahl J (2019). Efficacy of group psychotherapy for posttraumatic stress disorder. Systematic review and meta-analysis of randomized controlled trials. Eur J Psychotraumatol; 29(4): 415–431.

Shapiro S (2001). Enhancing self-belief with EMDR. Developing a sense of mastery in the early phase of treatment. Am J Psychother; 55(4): 531–542.

Stephenson J (2022). Longer PTSD Treatment Strongly Linked to Beneficial Response for Military Personnel and Veterans. JAMA Health Forum; 3(2): e220193.

van den Berg DPG, van der Vleugel BM, Bont PAJM de, Staring ABP, Kraan T, Ising H et al. (2016). Predicting trauma-focused treatment outcome in psychosis. Schizophren Res; 176(2–3): 239–244.

Van der Kolk BA (2015). The body keeps the score. Brain, mind, and body in the healing of trauma. New York: Viking Press.

Van der Kolk BA (2018). Der Körper als Speicher unserer Erfahrungen. Müllheim/Baden: Auditorium Netzwerk.

Vest NA, Rossi FS, Ilgen M, Humphreys K, Timko C (2021). Substance Use, PTSD Symptoms, and Suicidal Ideation Among Veteran Psychiatry Inpatients. A Latent Class Trajectory Analysis. J Stud Alc Drug; 82(6): 792–800.

Voorendonk EM, Jongh A de, Rozendaal L, van Minnen A (2020). Trauma-focused treatment outcome for complex PTSD patients. Results of an intensive treatment programme. Eur J Psychotraumatol; 11(1): 1783955.

Wild K (2023). Bewegungstherapie im Rahmen stationärer Trauma-therapie. In: Keller R, Frommberger U, Graul J (Hrsg). Praxishandbuch Traumatherapie. Diagnostik, ambulante und stationäre Behandlung, Rahmenbedingungen und Anwendungsbeispiele. München: Elsevier; 366–370.

Wild K, Binder J (2019). Arbeit mit körperbezogenen Traumaspuren – ein pragmatischer Ansatz für effektive Körpertherapie. In: Seidler GH, Freyberger HJ, Maercker A (Hrsg). Handbuch der Psychotraumatologie. 3. Aufl. Stuttgart: Klett-Cotta; 914–927.

Yalom ID, Leszcz M, Theusner-Stampa G, Junek T, Kierdorf T (2024). Theorie und Praxis der Gruppenpsychotherapie. Das Lehrbuch. Stuttgart: Klett-Cotta.

6 Behandlung mittels EMDR

Die Methode des EMDR (Eye Movement Desensitization and Reprocessing) wurde von Francine Shapiro zwischen 1987 und 1989 entwickelt. Ihre Beobachtung war, dass die Belastung durch traumatische Erinnerungen abnimmt, wenn sich die Augen während der gleichzeitigen Fokussierung auf das traumatische Material schnell hin- und herbewegen. Auf dieser Grundlage entwickelte sie eine manualisierte Therapie mit acht Phasen, die sie 1995 und 2001 veröffentlichte (Rost 2016).

1987 hatte Shapiro, die an Krebs erkrankt war, während eines Spaziergangs im Park die Beobachtung gemacht, dass sich ihre belastenden Gedanken, begleitet von schnellen sakkadischen Augenbewegungen, reduzierten. Daraufhin entwickelte sie eine Methode zur gezielten Nutzung dieser Augenbewegungen, die sie zunächst »Eye Movement Desensitization« (EMD) nannte. Eine erste Studie mit 22 traumatisierten Patienten zeigte, dass bereits eine einzige Sitzung zu signifikanten Verbesserungen führte, insbesondere bei Vietnamveteranen und Vergewaltigungsopfern, im Vergleich zu einer Wartelistenkontrollgruppe, die lediglich unterstützende Gespräche erhielt.

Mit der Weiterentwicklung der Methode zeigte sich, dass durch das Zulassen spontaner Assoziationen eine kognitive Umstrukturierung des Selbstbildes stattfand. Dies führte zur Umbenennung in »Eye Movement Desensitization and Reprocessing« (EMDR). Shapiro entwickelte zudem ein Manual mit acht Phasen zur strukturierten Durchführung der Behandlung. Bereits im Jahr 2000 bestätigten 17 randomisierte Studien die

Wirksamkeit von EMDR bei Traumafolgestörungen. Ab diesem Zeitpunkt wurde auch die Anwendung auf andere psychische Erkrankungen untersucht. 2006 erkannte der Wissenschaftliche Beirat Psychotherapie die Methode als wirksam an, und seit 2013 empfiehlt die Weltgesundheitsorganisation (WHO) EMDR zur Behandlung von Traumafolgestörungen. Am 16. Oktober 2014 wurde EMDR vom Gemeinsamen Bundesausschuss (G-BA) als Kassenleistung für die Behandlung der Posttraumatischen Belastungsstörung (PTBS) anerkannt (Rost 2016).

Der genaue Wirkmechanismus von EMDR ist bis heute nicht vollständig geklärt. Eine überzeugende Darstellung hierzu lieferten Baek et al. (2019), veröffentlicht in »Nature«, dem wichtigsten naturwissenschaftlichen Fachblatt. Offensichtlich stößt EMDR eine Art zentralnervösen Reflexes an, der über Aktivierung der Vierhügelplatte im Mesencephalon über diverse Umschaltstationen letztlich zum »reduced output to fear generating regions« führt, also dem Herunterregulieren von Neuronen, die mit der Aufrechterhaltung von Angstgefühlen verbunden sind.

Ein weiterer wichtiger Faktor scheint die Aktivierung des Parasympathikus zu sein, obwohl man bei der Fokussierung auf belastende Situationen eher eine sympathische Aktivierung erwarten würde. Stattdessen lässt sich eine leichte Absenkung der Herzfrequenz beobachten, wie Sack et al. (2008) beschrieben. Eine Aktivierung des Parasympathikus könnte dazu führen, dass der Mensch kreativer wird und freier assoziieren kann, was als ein zentraler Wirkmechanismus von EMDR angesehen wird: die Förderung des assoziativen Prozesses.

Ich glaube vor allem, dass das Gehirn das traumatische Ereignis mit Lebensgefahr verbindet. Durch den Herzfrequenzabfall hingegen wird ihm signalisiert, dass alles nicht so schlimm ist – und es beginnen kann, die Angelegenheit abzuhaken.

Wenn sich eine Person mit einem traumatischen Ereignis konfrontiert sieht, besteht die Gefahr einer anfänglichen Übererregung, gefolgt von einer Phase der Untererregung. In diesen Zuständen ist die Lernfähigkeit blockiert, sodass der Patient nicht von der Therapie profitieren kann (Ogden et al. 2010). Daher sollte er während der Behandlung im sogenannten »Window of Tolerance« gehalten werden, da Einsichten am ehesten in diesem Bereich möglich sind. Durch die Reduktion der Herzfrequenz gelingt dies eher.

Eine weitere Hypothese besagt, dass die Augenbewegungen im Rahmen von EMDR einen Orientierungsreflex auslösen und so direkt zu einer Reduktion der Erregung und einer Desensibilisierung führen können (Barrowcliff et al. 2004).

Auch wird diskutiert, dass die bilaterale Stimulation (BLS) einen Zustand des »mindful observing« hervorrufen könnte, wie Servan-Schreiber (2002) schrieb. Dabei soll der Patient eine Beobachterrolle einnehmen, statt das Trauma nur erneut zu durchleben.

Naheliegend wäre auch ein Zusammenhang zwischen EMDR und dem Traumschlaf (REM-Schlaf), doch konnte die Forschung hierfür bisher keine Belege finden.

Eine weitere Theorie basiert auf dem »Working Memory Model«. Demnach wird das Trauma in den »Arbeitsspeicher« geladen, während gleichzeitig eine Ablenkung erfolgt, etwa durch Computerspiele. Da Erinnerung und Ablenkung um begrenzte kognitive Ressourcen konkurrieren, verändert sich die Intensität der traumatischen Erinnerung. Dieses Modell erklärt jedoch nur die Desensibilisierung, nicht aber das Reprozessieren (Rost 2016).

6.1 Modell der adaptiven Informationsverarbeitung

Francine Shapiro verstand Traumafolgestörungen als Ergebnis dysfunktional gespeicherter, fragmentierter traumatischer Erinnerungen, die eingefroren und nicht in das autobiographische Gedächtnis integriert sind (»pathologische Erinnerungen«).

Sie meinte, dass es ein »Adaptive Information Processing Model«, also ein Adaptives Informationsprozessierungssystem (AIP) geben müsse – ein System, das neue Informationen selbstständig verarbeiten kann. Dabei können neue Informationen auch unbewusst integriert werden.

Dass das Gehirn so etwas entwickelt hat, erscheint schon deshalb plausibel, weil die Menschheit immer schon mit Krieg und sonstigen schrecklichen Traumata konfrontiert war. Also könnte evolutionsbiologisch so ein System Sinn machen.

Informationen gelangen über den Thalamus, der als Filter und Verteiler fungiert, ins Gehirn. Unter normalen Bedingungen hat er eine integrierende Funktion, doch bei starkem Stress kommt es zur Fragmentation von Erinnerungen – sie zerfallen in einzelne Splitter, die nicht in das Gesamtgedächtnis eingebunden sind. Etwa zwei Drittel der Menschen verarbeiten ein traumatisches Ereignis innerhalb von sechs Monaten von selbst, doch bei einem Teil der Betroffenen ist dieses AIP-System blockiert. In diesen Fällen wird eine spezifische psychotherapeutische Intervention erforderlich (Rost 2016).

In meiner täglichen stationären Arbeit setze ich EMDR mittlerweile außerordentlich häufig ein, da es meiner Ansicht nach nicht nur extrem effektiv in punxto Traumabearbeitung ist, sondern auch komorbide Störungen wie depressive Episoden damit gut adressierbar sind.

FALLBEISPIEL Die OP als Kind

Eine Patientin war als Kind sehr früh im Krankenhaus, wochenlang von der Mutter getrennt. Sie musste eine schwierige OP an einem Organ erdulden. Konnte selbst ca. 50 Jahre nach dem Ereignis nie auf der Seite schlafen. Die Bearbeitung mit EMDR war bei späteren Ereignissen einfach verlaufen. Aber bei diesem Ereignis wand sie sich vor Schmerzen (an der ehemaligen OP-Stelle) schrecklich.

Das konnte mit EMDR durchgearbeitet werden. Allerdings fiel sie danach in eine Depression, inklusive teils lebensmüder Gedanken. Ich intensivierte die Therapie: Über eine Woche lang täglich (unter stationären Bedingungen) jeweils eine Zusatzstunde, im Rahmen dessen ging die Symptomatik komplett zurück. Danach konnte die Patientin ohne Probleme auf der Seite schlafen, war nicht mehr depressiv und wirkte komplett befreit.

6.2 EMDR-Ablauf

Im EMDR-Prozess wird die pathogene Erinnerung fokussiert, während durch die »bilaterale Stimulation« (BLS) (das ist z. B. das Hin- und Herbewegen der Augen beim EMDR-Prozess) das adaptive Informationsverarbeitungssystem (AIP) aktiviert und Selbstheilungskräfte angeregt werden. Es handelt sich um einen unbewussten Prozess, dessen Richtung nicht vorhersehbar ist, ähnlich wie in einer Psychoanalyse.

Gelegentlich kann es zu Blockaden kommen, die den Prozess unterbrechen. In solchen Fällen helfen kognitive Einwebtechniken, um die Verarbeitung wieder in Gang zu bringen. Hierbei fügt der Therapeut gezielt positives Material hinzu, um den Fluss der Verarbeitung zu unterstützen (Rost 2016).

Phase 1: Anamnese und Indikationsstellung

Die EMDR-Therapie beginnt mit einer umfassenden Anamnese, bei der die pathogenen Erinnerungen identifiziert werden. Indiziert ist die Methode insbesondere bei akuter, klassischer und chronischer PTBS, dissoziativen Störungen, Anpassungsstörungen, pathologischen Trauerreaktionen, Angsterkrankungen, Depressionen, psychosomatisch bedingten Schmerzstörungen und Suchterkrankungen. Voraussetzung ist die Psychotherapiefähigkeit des Patienten. Kontraindikationen bestehen bei mangelnder Ich-Stärke, floriden Psychosen, sekundärem Krankheitsgewinn oder schweren körperlichen Erkrankungen, die eine hohe psychische Belastung nicht erlauben.

Ein wichtiger Bestandteil dieser Phase ist der Aufbau einer stabilen therapeutischen Beziehung. Zur Diagnostik gehören auch standardisierte Fragebögen, wie der Fragebogen Dissoziative Symptome (FDS) nach Spitzer et al. (2005). Neben belastenden Erlebnissen wird auch nach positiven Beziehungserfahrungen gefragt, um Ressourcen zu identifizieren. Auf Basis dieser Informationen wird eine Ressourcen- und Traumalandkarte erstellt (Rost 2016).

Phase 2: Vorbereitung und Stabilisierung

In dieser Phase erfolgt eine ausführliche Aufklärung über EMDR, einschließlich möglicher Nebenwirkungen wie verstärkter emotionaler Reaktionen, Wiedererleben traumatischer Situationen oder dem Auftauchen verdrängter Erinnerungen. Zudem wird die Methode der bilateralen Stimulation demonstriert und eingeübt, etwa durch die Schmetterlingsumarmung als Selbsthilfetechnik.

Ein weiteres Ziel dieser Phase ist die Überprüfung der Affektregulation des Patienten. Stabilisierungsübungen wie der »Sichere Ort«, die »Tresor-Übung« oder die »Lichtstromübung« helfen, innere Sicherheit zu fördern. Dabei kann die individuelle körperliche und soziale Stabilität ein entscheidender Faktor sein. Bei bestimmten Vorerkrankungen, wie Augenerkrankungen oder Asthma, können anstelle von Augenbewegungen taktile oder akustische Stimulationsmethoden genutzt werden (Rost 2016).

Phase 3: Bewertung

Hier werden technische Details der Behandlung geklärt, wie Sitzposition, Geschwindigkeit und Abstand der Augenbewegungen. Eine typische Einheit der bilateralen Stimulation besteht aus 25–30 Augenbewegungen oder 40–50 taktilen oder akustischen Stimulationsreizen. Erfahrene Therapeuten orientieren sich eher an den sichtbaren und spürbaren Reaktionen des Patienten als an einer festen Anzahl von Reizen. Nach jeder Stimulationseinheit erfolgt eine kurze Pause von etwa drei Sekunden, in welcher der Patient aufgefordert wird, seine aktuellen Wahrnehmungen in wenigen Worten zu beschreiben. Dies wird nicht interpretiert, sondern lediglich als Ausgangspunkt für die nächste Sequenz genutzt. Ein vereinbartes Stopp-Signal, meist Handheben, ermöglicht es dem Patienten, jederzeit eine Pause einzulegen.

Im nächsten Schritt schildert der Patient das belastende Ereignis. Falls Erinnerungslücken bestehen, wird darauf hingewiesen, dass diese sich im Verlauf des EMDR auflösen können. Anschließend wird der schlimmste Moment des Ereignisses identifiziert – meist als Bild, aber auch als Geräusch oder Geruch. Der Patient formuliert eine negative Kognition (NK) über sich selbst, etwa »Ich bin hilflos«, sowie eine positive Kognition (PK), z. B. »Ich kann jetzt damit umgehen«. Die Stimmigkeit dieser positiven Aussage wird anhand der »Validity of Cognition«-Skala (VoC) von 1 bis 7 bewertet. Zudem erfolgt eine Einschätzung der aktuellen Belastung mittels der »Subjective Units of Distress«-Skala (SUD) von 0 bis 10. Auch körperliche Empfindungen, wie Druck auf der Brust, werden dokumentiert (Rost 2016).

Phase 4: Stimulation und Verarbeitung

Nun beginnt die eigentliche Verarbeitung: Die Augenbewegungen werden durchgeführt, während der Patient sich auf das belastende Ereignis konzentriert. Nach jeder Sequenz wird geprüft, welche Veränderungen auf kognitiver, emotionaler oder körperlicher Ebene auftreten. Der Prozess wiederholt sich, bis die Belastung deutlich reduziert ist oder idealerweise auf null sinkt. Falls Blockaden auftreten – also über zwei Sets hinweg keine Veränderung erkennbar ist –, können verschiedene Techniken angewendet werden: etwa eine Verlängerung der Stimulationsdauer, eine Änderung der Bewegungsrichtung oder der Fokus auf alternative Wahrnehmungsebenen.

EMDR erlaubt es dem Patienten, traumatische Erinnerungen schrittweise zu verarbeiten und neu zu bewerten, sodass sich eine kognitive Umstrukturierung des Selbstbildes vollziehen kann. Durch diesen adaptiven Prozess wird langfristig eine verbesserte psychische Stabilität erreicht (Rost 2016).

FALLBEISPIEL Das Phänomen der bunten Socke

Zwei verschiedene Patientinnen berichteten mir unabhängig voneinander Folgendes: Ein zentrales Bild, was sie mit dem Missbrauch verbanden, war die Erinnerung an die »bunten Socken«, die sie währenddessen anhatten.

Die eine war im Kindesalter, als der Missbrauch geschah, die andere ca. 14 Jahre alt.

Ich denke, das steht so ein bisschen für die verlorene Unschuld. Die Brücke zwischen dem unschuldigen Kind, das bunte Socken anhat, und dem geschändeten Wesen. So bekommt das Bild auch eine gewisse symbolische Bedeutung.

Dieses Bild kam als Flashback immer wieder hoch, konnte aber mittels EMDR komplett beiseite geräumt werden – in dem Sinne, dass es an Bedeutung verlor und in den Hintergrund trat.

Wenn sich über zwei Sets hinweg keine Veränderung zeigt, liegt eine Blockade vor. In diesem Fall kann man verschiedene Strategien ausprobieren, um den Prozess wieder in Gang zu bringen. Eine Möglichkeit ist, die Länge der Sets zu verdoppeln – von 25 bis 30 auf 50 bis 60 oder bei taktiler Stimulation von 40 bis 50 auf 80 bis 100. Sobald eine Veränderung spürbar ist, kann wieder zur ursprünglichen Set-Länge zurückgekehrt werden. Auch eine Anpassung der Augenbewegungsrichtung, beispielsweise von horizontal zu diagonal, kann hilfreich sein, wobei dies zuvor angekündigt werden sollte.

In manchen Fällen bleibt das Bild unverändert, doch es zeigen sich Veränderungen auf Gefühlsebene oder im Körperempfinden. Dann sollte genau darauf der Fokus gelegt werden. Bei körperlichen Empfindungen kann eine Differenzierung vorgenommen werden, indem Patient:innen gefragt werden, wo die Empfindung am stärksten und wo sie am schwächsten ist. Der Fokus wird dann auf die Antwort gelenkt. Falls all diese Methoden nicht helfen, kann auf kognitive Einwebtechniken zurückgegriffen werden.

Während des Prozessierens kann es zu einer starken emotionalen Belastung kommen, beispielsweise durch eine Abreaktion. In solchen Momenten ist es wichtig, Patient:innen gut zu unterstützen. Dies kann durch verbale Interventionen geschehen, die sie im Hier und Jetzt verankern, wie etwa: »Es ist vorbei, Sie sind heute sicher. Nehmen Sie es nur wahr und atmen Sie ruhig weiter.« Auch das Erlauben von Tränen kann entlastend sein. Zusätzlich kann das kognitive Einweben genutzt werden, indem man fragt: »Was hätte Ihnen damals geholfen?«

Auch die Stabilisierung über den Körper kann eine hilfreiche Technik sein:

- Falls Patienten schnell und flach atmen, kann eine ruhige, lange Atmung gefördert werden.
- Falls sie eine instabile Körperhaltung einnehmen, sollten sie aufrecht sitzen und die Füße stabil auf den Boden setzen.
- Falls sie sich erstarrt fühlen, kann eine Bewegungspause helfen.
- Falls das emotionale Prozessieren sehr intensiv wird, können längere Sets angewendet werden.
- Unterbrechungen erfolgen erst, wenn die Belastung nachlässt.

Besondere Maßnahmen gelten, wenn Wut oder Hass prozessiert werden. Hier können unterstützende Techniken hilfreich sein, wie das Zerreißen eines Blattes, das abwechselnde Schlagen mit den Händen auf eine Armlehne oder das Stampfen mit den Füßen. Nach dem Abklingen des Affekts wird der Prozess fortgesetzt.

Auch für Therapeutinnen und Therapeuten ist die Regulation der eigenen Gefühle essenziell. Eine aufrechte, stabile Körperhaltung kann dabei unterstützen (Rost 2016).

FALLBEISPIEL Dissoziation während des EMDR-Prozesses
Nicht selten kommt es vor, dass Patienten während des Therapieprozesses anfangen zu dissoziieren; mit etwas Aufmerksamkeit bekommt man das schnell mit. In der Schilderung ist plötzlich so viel Distanz, dass man merkt, dass der Patient den Kontakt zu der Situation verloren hat.
Oder der Patient starrt durch mich hindurch, redet urplötzlich monoton etc. Wenn man dann rasch reagiert, bekommt man das gut gestoppt. Ich lasse den Patienten aufstehen, sage: »Sie sind in Sicherheit«, führe sie zum Fenster, um Luft zu schnappen, lasse sie von oben bis unten sich abklopfen und mache weiter, sobald der Patient hierzu das Einverständnis gibt und wieder klaren Kopfes wirkt. In den allermeisten Fällen funktioniert das sehr gut. Aber beachten Sie bei allen »technischen Anweisungen« in diesem Buch: Zuallererst müssen Sie eine gute therapeutische Beziehung aufbauen und Mitgefühl und Empathie aufbringen, ohne dies wird nichts funktionieren.

Phase 5: Verankerung positiver Kognitionen

Die Verankerung einer positiven Kognition erfolgt nur, wenn der subjektive Belastungswert (SUD) bei null oder sehr niedrig ist. Die positive Kognition (PK) wird geprüft, falls der Validierungswert (VoC) sehr hoch ist, wird erfragt, wo die positive Empfindung im Körper spürbar ist. Die Patientinnen werden dann lediglich aufgefordert, an die positive Erinnerung, die PK und das damit verbundene gute Körpergefühl zu denken, während langsame bilaterale Stimulation (BLS) durchgeführt wird. Falls VoC unter 7 bleibt, wird nach Blockaden gefragt, etwa einem Glaubenssatz wie »Es darf mir nicht gutgehen«. Sollte eine Blockade vorliegen, wird diese weiter bearbeitet (Rost 2016).

Phase 6: Körpertest

In dieser Phase wird eine belastende Situation getriggert, um zu prüfen, ob noch körperliche Restreaktionen bestehen. Falls Missempfindungen vorhanden sind, wird der Fokus darauf gelenkt und lange Sets mit schneller bilateraler Stimulation angewendet, bis sich die Reaktionen auflösen. Falls hingegen angenehme Empfindungen in Verbindung mit der PK auftreten, werden sie durch 10–15 langsame Stimulationen verstärkt. Bei Patientinnen und Patienten mit komplexer Traumatisierung sollte der Körpertest erst durchgeführt werden, wenn alle Erinnerungen einer thematischen Gruppe bearbeitet wurden, da sonst eine Affektbrücke zu weiteren traumatischen Inhalten entstehen könnte (Rost 2016).

FALLBEISPIEL **Wie beim Schamanen?**
Wie die Erregung aus dem Körper wandert

Ich finde es immer wieder erstaunlich, wie Folgendes beim Körpertest am Ende der EMDR-Behandlung geschieht: Es findet sich z. B. eine Restanspannung im Bauch. Man prozessiert das durch und plötzlich ist die Anspannung in den Beinen. Man setzt fort, und nun ist sie in den Waden, dann in den Füßen, dann verschwunden.

Es ist eine Art traumatologischer Homunkulus. Ich vermute, dass es sich hier wie beim berühmten Homunkulus im Gehirn verhält, wo verschiedene Organe Schicht für Schicht in der Hirnrinde repräsentiert sind. Die Erregung aus Traumanetzwerken scheint nun Schicht für Schicht zu durchwandern, so stelle ich mir es jedenfalls vor.

Phase 7: Abschluss

Zum Abschluss der Sitzung wird das Erlebte gemeinsam reflektiert. Manchmal gelingt es nicht, eine Bearbeitung in einer einzigen Sitzung abzuschließen; oft sind 2–3 Sitzungen erforderlich. In solchen Fällen können Phase 5 und 6 entfallen. Falls ein Verarbeitungskanal nicht vollständig beendet werden kann, wird eine weniger belastende Erinnerung gesucht. Kopfschmerzen, die durch intensive Augenbewegungen entstehen, können durch langsame Augenbewegungen in Form einer liegenden 8 gelindert werden.

Zusätzlich kann eine gemeinsame Reflexion dazu beitragen, Abstand zu gewinnen. Eine hilfreiche Frage ist: »Was haben Sie heute gelernt?« Gleichzeitig können positive Beobachtungen rückgemeldet werden. Falls belastende Reste bestehen, können diese metaphorisch »in den Tresor gepackt« werden. Bei körperlichen Missempfindungen kann eine Lichtstromübung hilfreich sein, und auch die Technik des »Sicheren Ortes« kann zum Einsatz kommen (Rost 2016).

Phase 8: Nachbefragen

Am Ende der Sitzung wird noch einmal nachgefragt, wie die Patienten die Sitzung erlebt haben und ob es offene Fragen oder Nachwirkungen gibt (Rost 2016).

FALLBEISPIEL **Die Mona-Lisa-Analogie**

Meines Erachtens funktioniert EMDR wie ein Puzzle: Das Gehirn hat die traumatische Situation nur bruchstückhaft gespeichert, es ähnelt einer Ausstellung, in der man das Bild von Mona Lisa betrachtet, wo überall Teile herausgebrochen sind. Man erkennt Mona Lisa nicht, das Bild sieht zerbrochen und furchterregend aus. Daher kann man das Gehirn das Bild nicht wegsortieren.

Während nun EMDR geschieht, fallen einem hunderte Situationen ein, die zum Teil ganz vergessen schienen. Das Gehirn kann nun diese ganzen fehlenden Assoziationen wie Puzzlesteine einsortieren in das Bild. Am Ende ist wieder alles stimmig, das Gehirn weiß nun, dass es sich um nichts Bedrohliches handelt, sondern nur ein harmloses Mona-Lisa-Bild und das Ereignis ist verarbeitet.

6.3 Das umgedrehte Standardprotokoll

Arne Hofmann, die sicherlich prominenteste Figur in puncto EMDR in Deutschland, hat das umgedrehte Standardprotokoll entwickelt.

Wenn man direkt mit den schlimmsten frühesten Dingen anfängt, hält es der Patient oft nicht aus. Hier – und dies ist für komplex Traumatisiertes am Geeignetsten – beginnen wir in der Zukunft, gehen dann zur Gegenwart über und gehen dann in die Vergangenheit.

Bei komplex traumatisierten Patient kann man oft nicht stringent an den Auslösern arbeiten – Krisen kommen wiederholt vor, die Affekttoleranz ist vermindert. Das heißt: Zunächst ist die Aufgabe, eine tragfähige Beziehung aufzubauen, dann folgt eine oft längere Stabilisierungsphase, in der Techniken zur Distanzierung und Selbstberuhigung gelernt werden sollen.

6.4 Hofmanns Vierfach-Stabilitäts-Test

Laut Hofmann (2014) sind bestimmte Voraussetzungen für eine EMDR-Bearbeitung erforderlich: Der Patient muss über ausreichende Ressourcen verfügen, um seinen Alltag bewältigen zu können (Alltagstest). Zudem sollte sichergestellt werden, dass er während des Prozessierens nicht in destruktives Grübeln verfällt (Sicherer-Ort-Test). Es ist entscheidend, dass der Patient eine Ressource während langsamer bilateraler Stimulation halten kann (Stimulationstest) und in der Lage ist, das erlebte Trauma mit innerer Distanz zu betrachten (Anamnese-Test).

Hofmanns Test ist nun ein Vierfachtest, um zu prüfen, ob Patienten schon stabil genug für konfrontative Traumatherapie sind:

- Alltagstest: Wie kann der Patient mit normalen Alltagsherausforderungen umgehen?
- Sicherer-Ort-Test: Wie gut kann sich der Patient bei normalen Belastungen (Imaginationen, Entspannungsübungen etc.) beruhigen?
- Stimulationstest: Kann man Ressourcen verstärken mit der BLS?
- Anamnese-Test: Kann der Patient über belastende Siuationen erzählen, ohne in Hyper- oder Hypoarousal zu verfassen?

Kann man da einen Score daraus machen, etwa so wie bei der in der Anästhesie verwendeten Glasgow-Coma-Scale, überlegte ich. Ich habe eine entsprechende Tabelle nirgendwo gefunden. Ich habe das mal in die KI (ChatGPT) eingefüttert, das Ergebnis zeigt Abbildung 6-1, die ich sehr plausibel und hilfreich finde.

Testkategorie	3 Punkte (gut stabislisiert)	2 Punkte (mittel stabilisiert)	1 Punkt (unzureichend stabilisiert)
Alltagstest	Pat. meistert Alltagsheraus-forderungen selbständig und adaptiv	Pat. benötigt elegentliche Unterstützung, zeigt aber adaptive Strategien	Pat. zeigt deutliche Probleme im Alltag, häufige Überforderung
Sicherer Ort-Test	Pat. kann sich schnell und zuverlässig mit Imaginations- und Entspannungstechniken beruhigen	Pat. kann sich mit Unterstützung oder Verzögerung beruhigen	Pat. kann sich kaum oder gar nicht beruhigen, starke Dysregulation
Stimulations-test	Ressourcen können durch bilaterale Stimulation (BLS) gut verstärkt werden	Ressourcen können mit Mühe oder nur teilweise verstärkt werden	Keine Ressourcenzugäng-lichkeit oder Verstärkung durch BLS
Anamnese-Test	Pat. kann über belastende Situationen sprechen, ohne in Hyper- oder Hypoarousal zu verfallen	Ressourcen können mit Mühe oder nur teilweise verstärkt werden	Pat. gerät in massives Hyper- oder Hypo-arousal, verliert Kontrolle

Interpretation des Scores:

- **12 Punkte:** Sehr gut stabilisiert, konfrontative Traumatherapie kann sicher begonnen werden.
- **8–11 Punkte:** Mittlere Stabilität, weitere Stabilisierungsmaßnahmen empfohlen vor Konfrontation.
- **4–7 Punkte:** Deutliche Instabilität, intensive Stabiliserung erforderlich.
- **≤ 3 Punkte:** Starke Instabilität, Konfrontation ist kontraindiziert, Stabilisierungsphase zwingend notwendig.

Abb. 6-1 Vorschlag zur Objektivierung des Vierfachtests nach Hofmann.

FALLBEISPIEL **Die Riesenfüße**

Bei der Vierfelder-Technik zeichnet der Betroffene in ein in vier Felder gefaltetes DIN-A4-Blatt die traumatische Situation, dann wird mit EMDR gearbeitet, bis sich im Bild etwas ändert, was der Patient dann wiederum malt.

Eine DIS-Patientin, die als Kind vom Vater systematisch geschlagen und gequält worden war, malte zwischen den Sets die Veränderungen im Verarbeitungsprozess. Ihr Vater blies sich dabei auf, bekam dann immer größere Hände und Füße, bis er so ungelenk und groß war, dass er hinten überfiel und sie entfliehen konnte. Danach ging der SUD (Grad der Belastung, »subjective units of distress«) sukzessive herunter.

FALLBEISPIEL

Tattoos als symbolischer Schutz und unbewusste Abgrenzung

Eine Patientin hatte den ganzen Hals mit einem großen Tattoo bedeckt.

Nun gibt es einen Zusammenhang zwischen der Menge an Tattoofläche auf dem Körper und Gewalterleben. Später stellte sich heraus, dass sie Schreckliches erlebt hatte. Das Tattoo war wie ein abgrenzender Schutzwall.

6.5 Absorptionstechnik

Wenn ein Patient noch nicht ausreichend stabil ist, sollte zunächst an den Belastungen in der nahen Zukunft gearbeitet werden, bevor traumatische Erlebnisse der Vergangenheit bearbeitet werden. Eine bewährte Methode in diesem Zusammenhang ist die Absorptionstechnik, bei der drei Fähigkeiten mit einer Belastung verknüpft werden. Erst nach dieser Stabilisierung kann das Zukunftsprojekt eingesetzt werden. Danach besteht die Möglichkeit, Trigger aus der Gegenwart zu bearbeiten, bevor sich die Arbeit schrittweise auf sekundäre Traumata aus der Erwachsenenzeit und schließlich auf primäre Traumata aus der Kindheit konzentriert. Auch hier empfiehlt sich eine Hierarchisierung: zuerst körperliche Gewalt, dann sexuelle Gewalterfahrungen und schließlich schwere Vernachlässigung (Rost 2016).

Die Behandlung der Dissoziativen Identitätsstörung mit EMDR ist ein Balanceakt zwischen Struktur und Kreativität. Es ist zu warnen vor den Gefahren eines zu frühen Prozessierens des traumatischen Materials bei Patienten mit starker Dissoziationsneigung, da dies weitreichende und schwerwiegende

Folgen bis hin zur Suizidalität haben kann. Eine ausführliche Phase der Stabilisierung ist daher essenziell und kann besonders bei komplexen dissoziativen Störungen lange andauern (Reddemann 2007). Die Aufarbeitung erlittener Traumatisierung kann starke Affekte wie Scham oder Schuldgefühle sowie eine Verstärkung der Suizidalität hervorrufen (Huber 2003).

6.6 »Position of Power«

Ein spezifischer therapeutischer Ansatz ist die Adaption der »Position of Power« (etwa: »Haltung der Stärke«), bei der positive Körperempfindungen durch bilaterale Stimulation verstärkt werden. Bei dissoziativen Störungen kann dies jedoch problematisch sein, da traumatische Erinnerungen häufig mit negativen körperlichen Wahrnehmungen verknüpft sind. Daher empfiehlt es sich, die positive Wahrnehmung mit einer abstrakten Form zu verbinden. Die Patienten visualisieren eine geometrische Form und gestalten diese mit positiven Farben, Gerüchen oder Tönen. Durch langsame bilaterale Stimulation wird die Form verändert, ohne direkte körperliche Empfindungen zu aktivieren. Falls sich keine weiteren Veränderungen zeigen, wird die Stimulation beendet. Statt auf Körperbewegungen wird auf ein positives Wort als Anker gesetzt (Münker-Kramer & Rost 2016).

6.7 Traumabehandlung als Türöffner für »echte« Psychotherapie

Dem einen oder anderen mag EMDR als etwas zu mechanistisch wirken. Nur durch Augenbewegungen, der Therapeut hält sich oft aus allem raus im eigentlichen Bearbeitungsprozess, soll der Patient zu heilen sein? Wo bleibt da die therapeutische Beziehung? Und tatsächlich empfiehlt der EMDR-Mainstream, man solle den Prozess hinterher nicht mit persönlichen Analysen des Geschehenen stören.

In vielen Jahren von EMDR-Anwendung habe ich allerdings festgestellt, dass ich oft mit einem anderen Vorgehen bessere Ergebnisse erziele. Und zwar durch eine Art modularen Vorgehens.

Der Psychologische Psychotherapeut übernimmt die eigentliche Psychotherapie. Im Rahmen dessen werden oft Hotspots schwerer Belastung klar: z. B. massive Kränkungserlebnisse, die Episodenauslöser für eine Depression waren, sowie Traumatisierungen im engeren Sinne. Dann bearbeite ich etwa 4–5 dieser Hotspots mit den Patienten. Danach geht es den Patienten in der Regel bereits erheblich besser.

Nun haben sich aber im Zuge der Bearbeitung viele zusätzliche Topics aufgetan, die dem Haupttherapeuten gar nicht klar waren. Zum Beispiel wurde während der EMDR-Assoziationsketten klar, dass noch ein dickes Paarproblem besteht, dass ein Dauerstreit mit der Schwiegermutter besteht etc. etc. Dann können diese Themen nunmehr in der »Haupttherapie« angesprochen und weiterbearbeitet werden. Hiermit sind teilweise ganz erstaunliche Besserungen verbunden (Abb. 6-2).

Ich empfinde diese Doppeltherapie als extrem nützlich, was in der Forschung näher untersucht werden sollte.

EMDR als Türöffner/Modulares EMDR

Pat. hat für 2–3 Wochen 2 x die Woche Einzeltherapie bei Psychologischem Therapeuten Traumalandkarte wird erstellt mit Identifikation der wesentlichen Cluster an traumatischen Erinnerungen	Spezialisierter Traumatherapeut bietet 1 zusätzliches Gespräch pro Woche an. Ausführlicher Vortrag über die Methode EMDR in einer Therapiestunde Sortierung der Traumata (meist umgekehrtes Standardprotokoll)
Während des EMDR kristallisieren sich zusätzliche Themen heraus: Partnerschaftskonflikte Berufliche Konflikte etc. (die bisher noch in der Einzeltherapie verschwiegen oder bagatellisiert wurden)	Die neuen Konfliktthemen werden vom Einzeltherapeuten weiter zusammen mit dem Pat. bearbeitet

Abb. 6-2 Modulares EMDR.

6.8 Flash-Technik

Im Jahr 2017 veröffentlichten Manfield et al. im Journal of EMDR eine Arbeit zur Nutzung der Flash-Technik mit bilateraler Stimulation (BLS), die in der Vorbereitungsphase eingesetzt werden kann, um traumatische Belastungen zu reduzieren.

Die Methode kombiniert langsame BLS mit einem Fokus auf eine Ressource und kurze, blitzartige Aktivierungen belastender Erinnerungen. Dabei soll sich der Klient nur minimal an das belastende Ereignis erinnern. Der Ablauf sieht vor, dass langsame BLS auf die Ressource gerichtet werden und anschließend eine kurze Aktivierung der belastenden Erinnerung erfolgt. Dieser Wechsel wird mehrfach wiederholt.

Ein »Triple-Flash« bedeutet, dass der Klient dreimal hintereinander kurz mit der belastenden Erinnerung in Kontakt tritt und sich dann wieder distanziert. Nach fünf Durchgängen werden die Veränderungen im Erleben und im subjektiven Belastungsgrad (SUD) abgefragt. Der Vorgang wird wiederholt, bis keine weitere Reduktion des SUD erreicht wird. Sollte die Belastung nicht auf null sinken, wird das reguläre EMDR-Protokoll verwendet. Diese Technik kann als eine Variante des Pendelns angesehen werden. Später modifizierte man diese Methode und arbeitete mit der Vorstellung, dass die belastende Erinnerung in einem Buch enthalten ist, auf das man von außen blickt.

Schritte der Flash-Technik:

- Auswahl eines bearbeitungswürdigen Themas und Abfrage der subjektiven Belastung (SUD).
- Identifizierung einer intensiven positiven Ressource (z.B. eine Erinnerung, ein Tier, eine Aktivität oder eine Person).
- Verstärkung der Ressource durch kurze Sets (4–8) langsamer BLS, bis der Klient ein positives Körpergefühl berichtet.
- Anweisung an den Klienten, dreimal zu blinzeln, während der Fokus auf die Ressource gehalten wird. Dabei wird die langsame BLS fortgeführt.
- Weitere Sets langsamer BLS durchführen, bei denen der Klient am Ende der BLS jeweils dreimal blinzelt (»Triplets«).
- Abfrage beim Klienten, ob sich nach dem Kontakt mit der belastenden Erinnerung etwas verändert hat.
- Bei positiver Veränderung den SUD abfragen.
- Weitere Sets durchführen, wobei der Wechsel zwischen Ressource, BLS und Triplets beibehalten wird, bis keine weiteren Veränderungen eintreten.
- Sollte sich nach den ersten fünf Sets keine Veränderung zeigen, wird geprüft, ob die Ressource ausreichend ist, und bei Bedarf eine neue gesucht. Wenn der SUD nicht auf null sinkt, wird auf das Standardprotokoll gewechselt oder negative Kognitionen bearbeitet, die die Verarbeitung blockieren (Liebermann & Lansch 2022).

6.9 Patienten mit schwer gestörtem Bindungssystem

Laut Liotti (2004) können Kinder in unerträglicher Ohnmacht ihr Bindungssystem bereits ab einem Alter von drei Jahren in den Hintergrund drängen und andere Aktionssysteme nutzen, um in Beziehung zu wichtigen Personen zu treten. Diese Kinder entwickeln Kontrollstrategien, um ihre Bindungsbedürfnisse zu regulieren (Dellucci 2022).

Kontrollstrategien

Strafe-Kontrollstrategie Das Kind nutzt das Rangordnungssystem, um Macht in der Beziehung zu erlangen. Es fürchtet keinen Konflikt und kann selbstzerstörerisches Verhalten zeigen, um die höchste Position in der Beziehung zu erkämpfen.
Fürsorge-Kontrollstrategie Das Kind richtet sich nach den Bedürfnissen anderer und vernachlässigt dabei seine eigenen. Dies führt häufig zur Parentifizierung.

Liotti (2011) schlägt zwei weitere Kontrollstrategien vor: die Unterwerfungs-Kontrollstrategie und die Strategie der Aktivierung sexueller Erregung. Diese wurden jedoch bislang nicht bestätigt.

Bei präverbalen Traumata ist es wichtig, eine grundlegende Trost- und Einfühlsamkeitsressource zu installieren. Diese fehlt häufig bei desorganisierten Bindungstypen.

Schritte zur Ressourcenarbeit

Psychoedukation Vermittlung von Wissen über Bindung und Kontrollstrategien.

Traumata »einfrieren« Traumatische Erinnerungen symbolisch in einen Tresor legen.

Ressourcenarbeit Falls während der Ressourcenaktivierung Traumainhalte hochkommen, diese stoppen und wieder in den Tresor legen.

Aufbau einer Einfühlsamkeitsressource Der Patient soll an ein Alter zwischen 0 und 1 Jahr denken. Mit schneller BLS wird die Assoziation und Körperempfindung bearbeitet. Ziel ist es, dass der erwachsene Klient dem imaginären Baby empathisch begegnet, es auf den Arm nimmt und ihm Sicherheit vermittelt.

Blockaden bearbeiten Während der Arbeit werden dysfunktionale Informationen mit schneller BLS verarbeitet.

Fürsorgesystem aktivieren Der Patient wird ermutigt, empathisch auf das innere Kind zu reagieren. Falls der Patient hierbei Schwierigkeiten hat, können folgende Strategien hilfreich sein:

- Symbolische Figuren oder Tiere einbinden, die für das Kind sorgen.
- Falls notwendig, Bilder von angemessener Kind-Erwachsenen-Interaktion zeigen, um die Vorstellung zu erleichtern.
- Reaktionen körperlich verarbeiten, bis sich der Körper beruhigt.
- Die Therapeutin bleibt präsent, bis das innere Kind angemessen behandelt wird (Dellucci 2022).

6.10 LOUA-Technik (Level of Urge to Avoid)

Patienten zeigen häufig erhebliche Abwehrreaktionen bei der Verarbeitung von belastenden Erinnerungen, was auf dysfunktional gespeicherte Informationen (DSI) zurückzuführen ist. Eine interessante Technik zur Bearbeitung dieser Abwehr ist die sogenannte LOUA-Technik (Level of Urge to Avoid) (Rondez 2022). Sie fokussiert auf das Vermeidungsverhalten des Patienten und arbeitet schrittweise:

Zunächst wird ein repräsentatives Bild für die Vermeidung identifiziert. Der Patient wird gefragt: »Welches Bild steht für die Vermeidung von ...?« Danach wird die Intensität des Vermeidungsdrangs auf einer Skala von 0 bis 10 (Level of Urge to Avoid, LOUA) quantifiziert.

Der nächste Schritt ist, den Vermeidungsdrang im Körper zu lokalisieren. Der Patient beschreibt, wo im Körper er diesen Drang spürt.

Dann beginnt die Verarbeitung:

- Mit schnellen Augenbewegungen (ABW) wird gearbeitet, während der Fokus auf der Vermeidung bleibt.
- Nach einem Set von schnellen Augenbewegungen kehrt der Patient zurück zum Ausgangsereignis und bewertet erneut die Stärke des Vermeidungsdrangs (LOUA) auf der Skala.
- Dies wird wiederholt: Der Patient betrachtet das Ausgangsereignis, beschreibt, wie stark er es jetzt vermeiden möchte, und die Intensität des Vermeidungsdrangs wird neu skaliert.
- Dieser Prozess wird fortgeführt, bis der Vermeidungsdrang auf Null gefallen ist.
- Wenn der Drang neutralisiert ist, wird nach einer möglichen positiven Überzeugung gefragt, die jetzt an die Stelle der Vermeidung tritt. Diese Überzeugung wird mit einer Positiven Kognition (PK) erfasst und ebenfalls auf einer Skala von

1 bis 7 bewertet: »Wie stimmig fühlt sich dieser Satz jetzt für Sie an?«

Die Technik bietet eine strukturierte Möglichkeit, dysfunktionale Abwehrreaktionen zu reduzieren und positive Veränderungen im Erleben zu fördern (Rondez 2022).

6.11 Loving-Eyes-Technik

Die Loving-Eyes-Technik wird bei komplex traumatisierten Patienten angewendet, um die Kommunikation zwischen dem erwachsenen Anteil und den traumatisierten Anteilen zu fördern (Lansch & Rost 2022). Sie erfolgt in mehreren Schritten:

Verankerung im Hier und Jetzt

Zu Beginn wird die Wahrnehmung des Praxisraums und des eigenen Körpers gestärkt, um den Klienten in der Gegenwart zu verorten.

Kontaktaufnahme mit dem kindlichen Selbst

Der Patient wird angeleitet, sich vorzustellen, wie er als Kind war, insbesondere während der Zeit, in der die traumatischen Ereignisse stattfanden. Der Therapeut fragt: »Was sehen Sie, wenn Sie als Erwachsene/r von heute an das Kind von damals denken?« Der Patient schaut gedanklich auf das Kind, während schnelle bilaterale Stimulation (BLS) erfolgt.

Umgang mit überwältigenden Gefühlen

Falls starke, überwältigende Emotionen auftreten, wird die Übung unterbrochen, und eine Reorientierung im Hier und Jetzt wird durchgeführt (z. B. durch Aufstehen und Strecken). Wenn dies nicht ausreicht, wird CIPOS (Constant Installation of Present Orientation and Safety) angewendet. Hierbei wird der Kontakt zur Belastung auf wenige Sekunden begrenzt (1–10 Sekunden) und danach wieder auf Distanz gegangen. Dies wird dreimal wiederholt.

Beobachtung der Reaktionen gegenüber dem kindlichen Anteil

Es können unterschiedliche Reaktionen auftreten, wie Vermeidung oder Beschämung. Der Therapeut fragt: »Was ist gut an der Abwehr?« oder »Was ist gut daran zu wissen, dass Sie heute nicht mehr dieses Kind sind?«. Die Antworten werden durch BLS-Sets unterstützt. Dies kann helfen, die Ablehnung des kindlichen Anteils zu verringern und Verständnis für das Kind zu fördern.

Konfrontation mit den Gefühlen des Kindes

Der Patient wird ermutigt, die Gefühle des Kindes wahrzunehmen. Der Therapeut fragt: »Wenn Sie das Kind anschauen, können Sie seine Gefühle wahrnehmen?« Die Antworten werden durch BLS-Sets unterstützt, während der Patient angeleitet wird, die Gefühle einfach wahrzunehmen und vorbeiziehen zu lassen.

Förderung von Zuneigung

Wenn der Patient Zuneigung oder Liebe für das Kind empfindet, wird diese durch weitere BLS-Sets unterstützt.

Umgang mit Abwehr des kindlichen Anteils

Falls das innere Kind Angst vor Ablehnung zeigt, fragt der Therapeut: »Kann das Kind Sie hören?« oder »Gibt es etwas, das Sie als Erwachsene wissen, was für das Kind hilfreich wäre?« Die Antworten werden ebenfalls stimuliert.

Sollte das Kind Angst vor Ablehnung haben, wird gefragt: »Lehnen Sie das Kind tatsächlich ab, oder haben Sie kritische Gedanken?« Falls dies bestätigt wird, wird erneut auf die Abwehr fokussiert und diese bearbeitet.

Reflexion

Zum Abschluss wird gemeinsam reflektiert, was während der Sitzung wahrgenommen und erlebt wurde.

Die Loving-Eyes-Technik kann in unterschiedlichen Varianten angewendet werden, um den individuellen Bedürfnissen der Patienten gerecht zu werden (Lansch & Rost 2022).

6.11.1 Instant Resource Installation (IRI)

Weiter nützlich sind die Instant Ressource Installation und die Extensive Ressource Installation (Hase 2022). Es gibt mehrere Varianten, eine exemplarische wird hier dargestellt:

Der Therapeut beobachtet den Patienten aufmerksam, um Anzeichen für eine Ressource im Verhalten oder Bericht des Patienten zu erkennen, z. B. ein Lächeln, eine Geste oder eine Veränderung der Körperhaltung.

Der Therapeut lenkt die Aufmerksamkeit des Patienten darauf: »Bemerken Sie, dass Sie sich ein wenig besser fühlen?« Falls der Patient ein positives Empfinden wahrnimmt, wird der Level of Positive Experience (LOPE) abgefragt: »Wie intensiv ist das Gefühl im Moment auf einer Skala von 0 bis 10, wobei 10 das schönste Gefühl ist, das Sie sich vorstellen können?«

Danach wird die bilaterale Stimulation (BLS) eingeleitet: langsame Augenbewegungen (ca. 2–3 Sekunden pro Durchgang). Zu Beginn werden kurze Serien mit drei bis vier Stimuli durchgeführt. Nach jeder Serie wird erneut nachgefragt: »Was ist jetzt da?«

Wenn der Kontakt zur Ressource erhalten bleibt, werden weitere BLS-Serien durchgeführt. Die Anzahl der Stimuli kann schrittweise erhöht werden.

Sollte der Kontakt zur Ressource verloren gehen oder eine Belastung auftauchen, versucht der Therapeut, den Patienten erneut auf die Mikroressource zu fokussieren. Wenn dies gelingt, werden weniger Stimuli pro Serie eingesetzt und die Stimulation wird langsamer durchgeführt. Falls dennoch eine negative Reaktion auftritt, wird die Stimulation abgebrochen (Hase 2022).

6.11.2 Extensive Resource Installation (xtRI)

Diese Technik ist ausführlicher und intensiviert die Ressourcennutzung:

Der Patient wird gebeten, sich an eine positive Erfahrung zu erinnern, z. B. eine Bewältigungssituation, einen Erfolg, erfahrene Unterstützung oder Wertschätzung. Alternativ kann auch eine symbolisierte Ressource genutzt werden.

Der LOPE wird abgefragt: »Wie intensiv ist das positive Gefühl auf einer Skala von 0 bis 10?« Dann wird der Patient aufgefordert, sich in die Erinnerung zu vertiefen und den Kontakt dazu herzustellen. Danach wird nach der Körperresonanz gefragt: »Wo im Körper spüren Sie dieses positive Gefühl?«

Anschließend wird die Stimulation eingeleitet: langsame BLS (3–15 Stimuli) durch Augenbewegungen. Die Stimulation beginnt mit wenigen Stimuli und wird schrittweise gesteigert. Nach jeder Stimulationsserie wird erneut nachgefragt: »Was ist jetzt da?«

Solange der Kontakt zur Ressource besteht oder anderes positives Material auftaucht, wird die Stimulation fortgesetzt. Sollte der Kontakt zur Ressource verloren gehen oder eine Belastung auftreten, wird versucht, den Patienten auf die Mikroressource zu orientieren. In diesem Fall werden weniger Stimuli pro Serie eingesetzt und die Stimulation erfolgt langsamer.

Bei erneuter negativer Reaktion wird die Stimulation abgebrochen.

Falls sich am Ressourcenknoten kein neuer Aspekt zeigt, wird der Prozess beendet und der LOPE erneut erhoben. Sollte der LOPE ansteigen, kann der Patient gebeten werden, eine positive Kognition (PK) zu formulieren, die auf die Ressourcenstärkung bezogen ist. Diese Kognition kann durch weitere Stimulation verankert werden (Hase 2022).

6.12 Erste psychologische Hilfe mit EMDR

Für die Zeit nach den ersten Tagen nach einem Trauma stehen verschiedene therapeutische Verfahren zur Verfügung, darunter EMDR, EMDr, ER (P), R-TEP und Notfall-EMDR. In den ersten Wochen kann ein EMDR-Akutprotokoll angewendet werden, während in einem Zeitraum von 1–3 Monaten klassisches EMDR indiziert ist.

6.12.1 EMDR-Akut-Protokoll nach F. Shapiro

In Phase 2 des »Recent-Event-Protokolls« nach Shapiro sollte der Fokus weniger auf einer langwierigen Stabilisierung liegen, sondern vielmehr auf einer möglichst schnellen Bearbeitung der belastenden Situation, da dies oft die effektivste Form der Stabilisierung darstellt.

Bewährte Techniken wie der Sichere Ort, Atemtechniken,

Progressive Muskelrelaxation (PMR), die Tresorübung oder das Externalisieren mithilfe der 5-4-3-2-1-Übung können dabei ebenfalls eingesetzt werden.

In Phase 3 des EMDR-Protokolls ist es wichtig, gezielt Belastungsspitzen zu identifizieren. Oft gibt es mehrere solcher Hotspots, wie sie von Shapiro beschrieben wurden. Diese sollten systematisch erfasst und beachtet werden, um die gezielte Bearbeitung zu ermöglichen.

Phase 4 konzentriert sich auf das Durcharbeiten dieser Belastungsspitzen. Dabei geht es nicht nur um die Verarbeitung des ursprünglichen Ereignisses, sondern auch um die damit verbundenen Trigger, die weiterhin Belastung verursachen können.

Am Ende der Behandlung erfolgt eine Zukunftsprojektion, um mögliche Befürchtungen in Bezug auf zukünftige, potenziell gefährliche Situationen zu erkennen, die Ähnlichkeiten mit der Ursprungssituation aufweisen könnten. Dabei sollte der subjektive Belastungswert (SUD) nicht zwingend bei null liegen, jedoch unter einem Wert von drei, um eine ausreichende emotionale Distanzierung sicherzustellen (Rost & Münker-Kramer 2016).

6.12.2 Notfall-EMDR nach Hofmann

Für Patientinnen und Patienten, die unter quälenden Dauerintrusionen leiden, sollte der Fokus gezielt auf die belastende Intrusion gelenkt werden. Dabei wird der subjektive Belastungswert (SUD) erfragt, um die Intensität der Belastung einzuschätzen. Anschließend erfolgt eine schnelle bilaterale Stimulation (BLS), jedoch mit der Besonderheit, dass nur ein einzelner Wahrnehmungskanal prozessiert wird.

Ein Zurückgehen in frühere Erlebnisse, eine Verankerung oder ein Körpertest entfallen in diesem Vorgehen, um eine möglichst direkte und effiziente Verarbeitung der Intrusion zu ermöglichen (Rost & Münker-Kramer 2016).

6.12.3 ERP (Emergency Response Procedure) nach Quinn

Diese Technik eignet sich für Terroropfer, die direkt aus der Notaufnahme kommen und sich in einem Zustand der Verwirrung befinden.

Man beginnt die Behandlung mit einer kurzen Anamnese. Anschließend wird eine Aufklärung über EMDR gegeben, wobei betont wird, dass der Anschlag vorbei ist und sie sich nun in Sicherheit befinden. Die Botschaft »You are safe from that event now« (Sie sind jetzt sicher vor diesem Ereignis) soll suggestiv zur Stabilisierung beitragen.

Der Fokus liegt auf der gegenwärtigen Situation, begleitet von einer langen, schnellen bilateralen Stimulation (BLS), während wiederholt darauf hingewiesen wird, dass die Patienten jetzt in Sicherheit sind. Im weiteren Verlauf wird das Ereignis vom Patient genau erzählt und erfasst.

Die Phasen 1 und 2 des Recent-Event-Protokolls (ERP) werden nur kurz durchgeführt, gefolgt von einer bewussten Reorientierung in die Gegenwart. Danach beginnt das Prozessieren, wobei ausschließlich ein Wahrnehmungskanal genutzt wird. Zum Abschluss wird das Erlebte in Form eines Narrativs zusammengefasst, um eine integrierte Verarbeitung zu unterstützen (Rost & Münker-Kramer 2016).

6.12.4 EMD-Protokoll nach Shapiro

Diese Methode wird unmittelbar nach einem traumatischen Ereignis angewendet.

Dabei liegt der Fokus nicht auf einer intensiven Verfolgung der Assoziationen, sondern darauf, diese häufig zu unterbrechen und immer wieder zum Ausgangsbild zurückzukehren.

In Phase 2 ist es oft nicht möglich, dass die Patientinnen und Patienten eine positive Kognition (PK) formulieren. In solchen Fällen kann der Therapeut eine geeignete Option vorschlagen oder diesen Schritt gegebenenfalls ganz weglassen.

Phase 4 konzentriert sich auf den schlimmsten Moment des Erlebnisses, die negative Kognition (NK) und das damit verbundene Körperempfinden.

Anschließend erfolgt ein langes Set bilateraler Stimulation (BLS) von 45 Sekunden. Danach wird erfragt, was nun im Erleben präsent ist. Jedoch wird diesem neuen Inhalt nicht weiter assoziativ gefolgt, sondern erneut zum Ausgangspunkt zurückgekehrt und der subjektive Belastungswert (SUD) abgefragt.

Dieses Vorgehen wird wiederholt, bis der SUD-Wert bei null liegt (Rost & Münker-Kramer 2016).

6.12.5 Single Session Modified EMDR (Kutz)

Bei dieser Form, die ebenfalls nach Akutereignissen zur Anwendung kommt, darf assoziiert werden. Dies wird nicht unterbrochen, solange die Assoziationen zum Trauma gehören. Wenn aber Assoziationen zu früheren Ereignissen hochkommen, wird unterbrochen und zum Ausgangspunkt zurückgekehrt (Rost & Münker-Kramer 2016).

6.12.6 Recent Traumatic Episode Protocol (R-TEP) (Shapiro und Laub)

Diese Methode wird für Opfer von Terrorangriffen in den ersten Tagen und Wochen nach dem Ereignis angewendet. Der Zeitraum zwischen dem traumatischen Ereignis und dem Beginn der Behandlung wird als traumatische Episode bezeichnet, in der oft mehrmals Belastungsspitzen auftreten, die alle bearbeitet werden müssen.

Zu Beginn soll der Patient das Ereignis laut berichten, jedoch aus der Perspektive eines Beobachters, während gleichzeitig die schnelle bilaterale Stimulation (BLS) durchgeführt wird. Anschließend folgt die »Google Search Suchmaschine«. Dabei schließen die Patientinnen und Patienten ihre Augen und überprüfen die Episode, wobei sie besonders auf neue Belastungen, sogenannte »Points of Disturbance«, achten. Auch diese Überprüfung erfolgt unter BLS.

Falls neue Belastungen auftauchen, sollen die Patientinnen und Patienten ihre Augen öffnen und von den Belastungen berichten. Im nächsten Schritt folgt das »Teleskopische Prozessieren«, bei dem die neu entdeckten Belastungsspitzen erneut mit schneller BLS prozessiert werden.

Wie bei EMDR wird auch hier der Assoziationsfluss unterbrochen, um eine gezielte Verarbeitung zu ermöglichen (Rost & Münker-Kramer 2016).

6.13 EMDR bei depressiven Störungen

Depression wird nicht selten als Traumafolgestörung betrachtet, insbesondere im Zusammenhang mit Verlusten, Kränkungen und Beschämungen, die häufig als Auslöser depressiver Erkrankungen genannt werden (Kendler et al. 2003; Lehnung et al. 2016).

FALLBEISPIEL

In meiner Tätigkeit als Leitender Oberarzt in der Psychosomatik begegne ich sehr häufig Patienten, die vorgeblich unter »Burnout« leiden. Wenn man genau hinschaut, wurden sie oft vor allem erheblich gekränkt. Das kann eine private Kränkung sein (Partnerin hat sich getrennt) oder eine berufliche (geradezu klassisch: Der Patient hat 25 Jahre zuverlässig im Unternehmen gearbeitet, es kommt nun eine neue Geschäftsführung, die die Leistungen nicht würdigt, sondern beständig entwertet und zusätzliche Arbeit aufhalst).

In diesem Kontext haben Hofmann et al. (2014) in einer Studie zur Behandlung von Depressionen mit EMDR gezeigt, dass Patienten, die zusätzlich zur Kognitiven Verhaltenstherapie auch EMDR erhielten, signifikant höhere Remissionsraten verzeichnen konnten. Dies führte zu der Entwicklung eines eigenen Protokolls (DeprEnd), mit dem negative Überzeugungssysteme von Patienten durch EMDR behandelt werden können. Ein wesentlicher Bestandteil dieses Ansatzes ist die Bearbeitung des Episodenauslösers – das ist die Situation, nach der die Depression relativ akut ins Rollen kam. Dabei wird jedoch auch die darunterliegende Zukunftsprojektion, insbesondere die Angst vor einer erneuten depressiven Episode, berücksichtigt. Dies ist ein wichtiger Aspekt, der oft in der Behandlung zu kurz kommt, aber entscheidend für die langfristige Heilung ist.

Negative Glaubenssätze werden identifiziert und mit den zugehörigen »Beweiserinnerungen« durch EMDR bearbeitet. Der Fokus liegt zunächst auf dem gegenwärtigen Ereignis, das für die negative Überzeugung prägend ist. In der nächsten Phase wird eine Affektbrücke induziert, bei der das ursprüngliche Ereignis ausgeblendet wird. Das damit verbundene Gefühl und Körpergefühl sowie die negativen Überzeugungen werden als negative Kognitionen im Bewusstsein gehalten, um sie zu verarbeiten.

Ein weiterer Schritt führt in die Vergangenheit. Schlüsselerinnerungen, die eng mit der negativen Überzeugung verbunden sind, kommen wieder hoch. Diese Erinnerungen werden dann reprozessiert, was eine tiefgreifende und nachhaltige Veränderung der negativen Denkmuster ermöglicht (Lehnung et al. 2016).

FALLBEISPIEL

Tatsächlich habe ich bei der Behandlung von Depressionen mit EMDR sehr gute Erfolge erzielen können mit dem folgenden Vorgehen:

Ich erfasse eine Traumalandkarte, speziell mit den Ereignissen, die nicht notwendigerweise »traumatisch« im engeren Sinn waren, sondern mit solchen, die besonders kränkend waren oder mit Verlust im weiteren Sinne zusammenhängen. Wenn man hier die 4–5 wichtigsten durcharbeitet (im Schnitt brauche ich zwei Sitzungen für ein Thema), geht es den Patienten danach erheblich besser. Sie sind oft aus der Depression heraus, immer vorausgesetzt, es besteht eine Grundmotivation, dem Verfahren eine Chance zu bieten.

Literatur

Baek J, Lee S, Cho T, Kim S-W, Kim M, Yoon Y, Kim KK, Byun J, Kim SJ, Jeong J, Shin H-S (2019). Neural circuits underlying a psychotherapeutic regimen for fear disorders. Nature; 566(7744): 339–343.

Barrowcliff AL, Gray NS, Freeman TC, MacCulloch MJ (2004). Eye-movements reduce the vividness, emotional valence and electrodermal arousal associated with negative autobiographical memories. J Forensic Psychiatry Psychol; 15(2): 325–345.

Dellucci H (2022). Den Folgen von desorganisierter Bindung entgegenwirken durch das Installieren einer fundamentalen Trost- und Einfühlsamkeitsressource mit EMDR. In: Rost C (Hrsg). Ressourcenarbeit mit EMDR – neue Entwicklungen. Vom Aushalten zum Verändern. Paderborn: Junfermann; 79–96.

Hase M (2022). Instant Resource Installation und Extensive Resource Installation: zwei neue Techniken in der EMDR-Therapie. Theorie, Beschreibung und Fallbericht. In: Rost C (Hrsg). Ressourcenarbeit mit EMDR – neue Entwicklungen. Vom Aushalten zum Verändern. Paderborn: Junfermann; 130–148.

Hofmann A (Hrsg) (2014). EMDR. Praxishandbuch zur Behandlung traumatisierter Menschen. Stuttgart: Thieme.

Huber M (2003). Trauma und Traumabehandlung. Paderborn: Junfermann.

Kendler KS, Hettema JM, Butera F, Gardner CO, Prescott CA (2003). Life event dimensions of loss, humiliation, entrapment, and danger in the prediction of onsets of major depression and generalized anxiety. Arch Gen Psychiatry; 60(8): 789–796.

Lansch D, Rost C (2022). Die Loving-Eyes-Technik. In: Rost C (Hrsg). Ressourcenarbeit mit EMDR – neue Entwicklungen. Vom Aushalten zum Verändern. Paderborn: Junfermann; 118–122.

Lehnung M, Hofmann A, Hase M (2016). EMDR bei depressiven Erkrankungen. In: Rost C (Hrsg). EMDR zwischen Struktur und Kreativität. Bewährte Abläufe und neue Entwicklungen. Paderborn: Junfermann; 211–221.

Liebermann P, Lansch D (2022). Flash-Technik. In: Rost C (Hrsg). Ressourcenarbeit mit EMDR – neue Entwicklungen. Vom Aushalten zum Verändern. Paderborn: Junfermann; 72–78.

Liotti G (2004). Trauma, dissociation, and disorganized attachment: three

strands of a single braid. Psychotherapy: Theory, research, practice, training; 41(4): 472–486.
Liotti G (2011). Attachment disorganization and the controlling strategies: an illustration of the contributions of theory to developmental psychopathology and to psychotherapy integration attachment. J Psychother Integr; 21(3): 232–252.
Manfield P, Lovett J, Engel L, Manfield D (2017). Use of the Flash Technique in EMDR Therapy: Four Case Examples. Journal of EMDR Practice and Research; 11(4): 195.
Münker-Kramer E, Rost C (2016). Bewährte Techniken im EMDR. In: Rost C (Hrsg). EMDR zwischen Struktur und Kreativität. Bewährte Abläufe und neue Entwicklungen. Paderborn: Junfermann; 129–141.
Ogden P, Minton K, Pain C (2010). Trauma und Körper. Ein sensumotorisch orientierter psychotherapeutischer Ansatz. Paderborn: Junfermann.
Reddemann L (2007). Psychodynamisch-imaginative Traumatherapie. PITT – das Manual. Stuttgart: Klett-Cotta.
Rondez M (2022). Vorinterventionen mit EMDR bei Patientinnen mit starkem Vermeidungsverhalten. In: Rost C (Hrsg). Ressourcenarbeit mit EMDR – neue Entwicklungen. Vom Aushalten zum Verändern. Paderborn: Junfermann; 110–117.
Rost C (2016). Die acht Phasen der EMDR-Methode. In: Rost C (Hrsg). EMDR zwischen Struktur und Kreativität. Bewährte Abläufe und neue Entwicklungen. Paderborn: Junfermann; 62–87.
Rost C (Hrsg) (2022). Ressourcenarbeit mit EMDR – neue Entwicklungen. Vom Aushalten zum Verändern. Paderborn: Junfermann.
Rost C, Münker-Kramer E (2016). EMDR nach kurz zurückliegenden Traumatisierungen: EEI- Early EMDR Intervention. In: Rost C (Hrsg). EMDR zwischen Struktur und Kreativität. Bewährte Abläufe und neue Entwicklungen. Paderborn: Junfermann; 170–200.
Servan-Schreiber D (2002). Eye movement desensitization and reprocessing psychotherapy. A model for integrative medicine. Altern Ther Health Med; 8(4): 100–103.
Spitzer C, Bernstein-Carlson E, Freyberger HJ, Putnam FW, Stieglitz R-D (2005). Fragebogen zu dissoziativen Symptomen. FDS; ein Selbstbeurteilungsverfahren zur syndromalen Diagnostik dissoziativer Phänomene; deutsche Adaption der Dissociative experiences scale (DES) von E. Bernstein-Carlson und F. W. Putnam; Testmanual zur Kurz- und Langform (FDS-20 und FDS). Bern: Huber.

7 Komplex traumatisierte und dissoziative Patienten mit EMDR behandeln

EMDR bietet bei einfachen Fällen einen klaren Zugang, doch bei sehr dissoziativen und komplex traumatisierten Patienten gestaltet sich die Situation schwieriger. Wenn jemand nach harmlosem Anlass, z.B. einem minoren Unfall, plötzlich schwerste Symptome entwickelt, liegen die Probleme oft tiefer. Auch wenn die Familie maximal idealisiert wird, obwohl jedermann sieht, dass es in dieser massive Spannungen gibt, liegt die Störung oft tiefer.

Besonders problematisch ist es, wenn der Patient nicht erkennt oder verleugnet, dass traumatische Themen etwas mit seiner gegenwärtigen Situation zu tun haben. In solchen Fällen ist es wichtig, sich dem Tempo des Patienten anzupassen, besonders bei schwerer Traumatisierung. Stabilisierung ist ein wichtiger Schritt, aber sie sollte nicht zu lange andauern, laut Bohus stabilisiert Stabilisierung vor allem eins: die Posttraumatische Belastungsstörung (PTBS) (Bohus wendet sich damit gegen das manchmal endlose Stabilisieren einiger Therapeuten, ohne sich je ans eigentliche Trauma zu machen).

Schwer dissoziative Patienten können sich oft nicht mal einen »Sicheren Ort« imaginieren. Der Begriff »sicher« kann bereits ein Trigger sein, da der Patient in seiner Kindheit Schutz erwartet hatte, aber genau dieser »sichere Ort«, das Elternhaus, wurde zur Bedrohung, sodass sich heute keine Vorstellung von

Sicherheit mehr aufbauen lässt. In solchen Fällen erscheinen in der Vorstellung des Patienten um den sicheren Ort herum bedrohliche Tiere oder Monster.

Auch können schwer komplex Traumatisierte oft keine Ressourcen verankern wie üblich – diese sind oft in dissoziierten Fragmenten eingeschlossen, sind gar nicht erinnerlich oder zugänglich. Auch können dissoziierte Persönlichkeitsanteile den Therapeuten als Bedrohung wahrnehmen. Unter solchen Umständen kann man nicht so einfach in die Traumabearbeitung hineinstolpern.

Vor der Behandlung hochdissoziativer Patienten sollten mehrere Dinge sichergestellt sein, darunter eine gute Affekttoleranz, eine stabile Lebensumgebung, die Bereitschaft, sich vorübergehend schlecht zu fühlen, um langfristig Entlastung zu erfahren, eine gute Ich-Stärke, adäquate soziale Unterstützung und die Bereitschaft zur Behandlungscompliance.

Es ist ebenfalls wichtig zu erkennen, dass die chronologische Bearbeitung von Traumata nicht immer die beste Vorgehensweise ist. Ein progressiver Ansatz bearbeitet die Kernerinnerungen wie Zwiebelschalen, von außen nach innen. Mit der Haupttraumatisierung zu beginnen kann überwältigend und retraumatisierend sein. Oft kommt es zu paradoxen Entwicklungen, bei denen eine scheinbar schlechte Stunde für den Therapeuten wertvolle Einsichten für den Patienten bringt – und umgekehrt. Dies erfordert ein flexibles Vorgehen, da eine sture Durchführung der Therapie nicht immer zielführend ist.

Das Standard-EMDR-Protokoll eignet sich gut für einfache Traumata, ist jedoch nicht für komplexe Traumata geeignet. Das Verständnis der damit verbundenen Probleme lässt sich durch die Theorie der strukturellen Dissoziation der Persönlichkeit nach Van der Hart, Nijenhuis und Steele (2006) begreifen.

Insgesamt erfordert die Arbeit mit schwer traumatisierten

Patienten, dass grundlegende Fähigkeiten wie Orientierung in der Zeit, die Unterscheidung zwischen Vergangenheit, Gegenwart und Zukunft sowie die Unterscheidung zwischen innerer und äußerer Welt entwickelt werden. Auch die Förderung eines erwachsenen Selbst und gesunder Selbstfürsorgemuster ist ein wichtiger Schritt in der Therapie (Gonzalez et al. 2012a).

FALLBEISPIEL Der Therapeut wird mit dem Täter verwechselt

Eine Patientin hatte als Kind Schreckliches erlebt. Während wir mit EMDR arbeiteten, hielt sie sich plötzlich schützend die Hände vors Gesicht und wimmerte: »Ihre Hände, ihre Hände! Nehmen Sie ihre Hände weg!«

Sie konnte im Rahmen ihrer Übertragung innerlich nicht mehr zwischen mir und dem Täter differenzieren.

Ich entschuldigte mich, wich etwas zurück und regte an, kurz zu pausieren, damit sie sich herunterregulieren kann, und fragte, was der richtige Abstand von mir sei, damit sie sich sicher fühlen könne.

FALLBEISPIEL

Später einmal fragte mich die Patientin noch: »Und was ist, wenn ich mir das alles nur einbilde?«

Natürlich theoretisch möglich, aber nach meiner klinischen Erfahrung ist das zu 99 % nicht der Fall. Wenn ein Patient sich in stationäre Behandlung begibt, weil nichts geholfen hat, der Patient vorher relativ entspannt dasitzt und kurz nach Beginn der EMDR-Sitzung massive Körperreaktionen zeigt, schwitzt, rot im Gesicht ist, der ganze Körper Panik ausstrahlt,

- zahllose Schwierigkeiten im Alltag hat, insbesondere auch bei einer genussvollen Sexualität und noch viele weitere Auffälligkeiten in der Beziehungsgestaltung,
- gewisse selbstverletzende Verhaltensweisen zeigt,
- das oben Geschilderte passiert,

- massive Schwierigkeiten mit der Selbstwert- und Stimmungsregulation bestehen,
- im Rahmen der Traumabearbeitung in plausibler Reihenfolge eine Geschichte entwickelt, die sich schrittweise entfaltet, wobei auch neue Informationen plötzlich auftauchen, die vorher nicht bekannt waren, jeweils gekoppelt an dazu passende sichtbare Körperreaktionen,

... dann werden Sie meist eher einen komplex traumatisierte Patienten vor sich haben als jemanden, der sich etwas ausdenkt.

Gonzalez et al. (2012a) haben einen ausführlichen »Framework« für die Behandlung komplex Traumatisierter entworfen, der aber nach meiner Beobachtung von vielen Therapeuten nicht ausreichend beachtet wird. Stattdessen wird z. B. zu schnell mit den üblichen EMDR-Standardtechniken gearbeitet, was mitunter schlimm scheitert. Die wesentlichen Punkte aus ihren Erkenntnissen sollen daher in der Folge eingehend dargestellt und kommentiert werden.

7.1 Probleme mit EMDR bei komplex Traumatisierten

Die Bearbeitung dissoziativer Störungen kann eine besonders herausfordernde Aufgabe darstellen, da die eigentliche Prozessierung der traumatischen Erinnerungen nur nach einer gründlichen Stabilisierung erfolgen sollte (Brown et al. 1998).

Vor der Behandlung von Traumata müssen mehrere Voraussetzungen erfüllt sein, wenn eine dissoziative Störung vorliegt. Dazu gehören eine gute Affekttoleranz, eine stabile Lebensumgebung, die Bereitschaft, zeitweiliges Unwohlsein in Kauf zu nehmen für langfristige Verbesserungen, eine starke Ich-Stärke, adäquate soziale Unterstützung und Behandlungscompliance.

In der praktischen Anwendung ist es ratsam, sich vor der eigentlichen Traumabearbeitung zunächst mit jedem dissoziierten Anteil zu verbinden. Es gilt, den ANP (»Apparently Normal Part«, Anscheinend normaler Persönlichkeitsanteil) zu stärken, innere Konflikte zu lösen, die Hauptsymptome zu lindern und aktuelle Probleme des Patienten zu bearbeiten. Erst danach können die traumatischen Erinnerungen in die Bearbeitung einbezogen werden. Eine Herausforderung besteht darin, dass die mächtige Technik des EMDR erst zu einem späteren Zeitpunkt eingesetzt werden kann, wodurch es notwendig wird, spezielle Methoden zu entwickeln (Gonzalez & Mosquera 2012b).

Hofmanns umgedrehtes Protokoll (2004) und Leeds' alternative Therapieplanung (2009) bieten hilfreiche Ansätze für diese Fälle. Dabei ist es wichtig, die Kernerinnerungen von außen nach innen zu adressieren. Ein flexibles Vorgehen ist erforderlich, da Patienten sehr unterschiedliche Bedürfnisse und Herausforderungen mitbringen.

Ein weiteres Problem entsteht, wenn schwere Traumafälle, die ein funktionierendes ANP zeigen, fälschlicherweise als einfache Traumata diagnostiziert werden. Es gibt Patienten, die auf der Dissociative Experiences Scale (DES) bzw. im Fragebogen dissoziativer Störungen (FDS) niedrige Werte zeigen, was jedoch nur Fassade sein kann. Dies ist besonders häufig bei Komplextraumata zu finden.

Bei schwerer Dissoziation ist das innere Subsystem oft starr und in der traumatischen Erinnerung fixiert. Dieser »emotionale Teil der Persönlichkeit« (EP) ist im Alltag von einem ANP umgeben, das den Anschein einer normalen Funktionsweise wahrt. Diese Dynamik beschreibt die Theorie der strukturellen

Dissoziation, die zwischen primärer, sekundärer und tertiärer Dissoziation unterscheidet.

Bei der primären strukturellen Dissoziation gibt es nur ein EP, das im Trauma fixiert ist, sowie ein ANP – dies ist der Fall bei einer normalen Posttraumatischen Belastungsstörung (PTBS). Die sekundäre strukturelle Dissoziation umfasst ein ANP und mehrere EPs, was häufig bei der Borderline-Persönlichkeitsstörung (BPS) zu finden ist. Bei der tertiären strukturellen Dissoziation existieren mehrere EPs und auch mehr als ein ANP, was typischerweise bei der Dissoziativen Identitätsstörung (DIS) vorkommt (Gonzalez & Mosquera 2012b). Die Verhältnisse verdeutlicht Abb. 7-1.

Strukturelle Dissoziation nach Nijenhuis und Kollegen

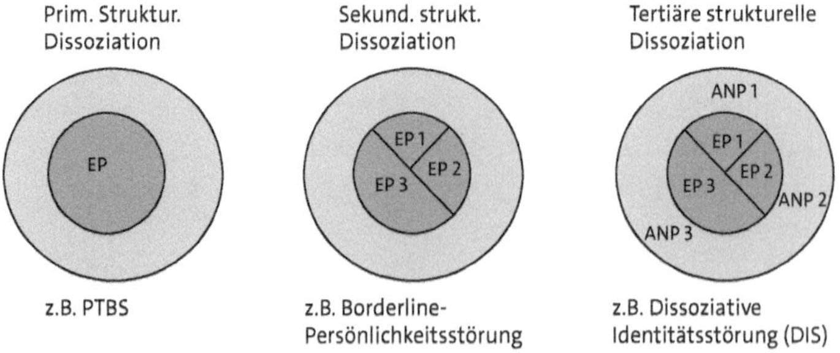

Abb. 7-1 Strukturelle Dissoziation (nach Nijenhuis et al.).

7.1.1 Dissoziative Phobien

Die strukturelle Dissoziation wird aufrechterhalten durch eine Anhäufung von Phobien, wobei Phobie hier als ein Mechanismus der innerlichen Vermeidung verstanden wird.

Das ANP entwickelt eine Phobie gegenüber den traumatischen Erinnerungen, was die Re-Integration der Persönlichkeit behindert. Dabei geht es nicht nur darum, traumatische Inhalte zu vermeiden, sondern auch allgemein um mentale Prozesse wie Gedanken, Bilder, Fantasien, Wünsche, Bedürfnisse und Körpersensationen.

Wenn die Therapie mit EMDR unvorbereitet und ohne ausreichende Reflexion begonnen wird, können dissoziierte Anteile und die Konflikte zwischen diesen aktiviert werden. In der Anfangsphase der Therapie können Phobien vor Nähe, Verlassenheit, Verlust und Zurückweisung gegenüber dem Therapeuten entstehen. Je tiefer man sich dem Trauma nähert, desto mehr können Phobien in Bezug auf Bindung und Intimität – einschließlich Sexualität und Körperbilder – zum Vorschein kommen (Gonzalez & Mosquera 2012).

Das Therapieziel in der strukturellen Dissoziation der Persönlichkeit ist die Re-Integration der durch das Trauma gespaltenen Persönlichkeit. Auf einer grundlegenden Ebene müssen zunächst Synthese und Differenzierung erfolgen. Danach wird es zur Herausforderung, die traumatische Erinnerung in eine narrative, autobiographische Form zu bringen, was als »Realisierung« bezeichnet wird (Van der Hart et al. 2006).

Die Synthese bedeutet, dass die bedrohlichsten Aspekte der traumatischen Erfahrung zwischen den verschiedenen dissoziativen Anteilen geteilt werden, einschließlich des ANPs. Gleichzeitig müssen andere Elemente differenziert werden, wie etwa das EP, das den Missbraucher repräsentiert – dieses muss klar von der Person des Missbrauchers unterschieden werden. Die Realisierung beinhaltet eine tiefgehende kognitive und affektive Arbeit, bei welcher der Patient über das Trauern und Akzeptieren reflektiert, wie es war und wie es nicht mehr sein kann. Der Patient bleibt im Präsens, während er sich das traumatisierende Ereignis ins Gedächtnis ruft, ohne es nachzuerleben oder sich depersonalisiert zu fühlen. Es gibt sowohl Personifikation (»Dies passierte mir, und es hat mich in dieser Weise beeinflusst«) als auch Präsentifikation (»Dies ist meine Vergangenheit, aber jetzt habe ich Optionen und kann mich verändern«).

Das »innere System« beschreibt die Gesamtheit aller dissoziativen Anteile, Erinnerungen und Gefühle sowie alle anderen Aspekte der dissoziierten Persönlichkeit. Es ist wichtig, einen umfassenden Terminus für dieses Gesamtsystem zu haben, anstatt nur einzelne dissoziierte Anteile zu benennen.

»Switching« beschreibt den Prozess des Wechsels von einer Persönlichkeit in eine andere. Dieser Wechsel kann durch äußere oder innere Trigger ausgelöst werden und lässt sich an Haltungen oder am Tonfall der Stimme erkennen (Gonzalez & Mosquera 2012b).

Die emotionale Regulation und das »Window of Tolerance« (Fenster der Toleranz) bezeichnen das Erregungsniveau, in dem produktive Informationsverarbeitung möglich ist (Ogden et al. 2010). Außerhalb dieses Fensters können verschiedene Probleme auftreten, etwa das Fehlen emotionaler Anerkennung, die Unfähigkeit, eigene Emotionen und Bedürfnisse als wichtig zu betrachten, sowie negative Interaktionen zwischen primären und sekundären Gefühlen (z. B. Angst, Wut zu fühlen). Es kann auch zu Schwierigkeiten kommen, stressige Emotionen zu regulieren oder Fähigkeiten wie den Wechsel des Aufmerksamkeitsfokus zu nutzen. Traumatisierte Patienten können von diesen Störungen betroffen sein, was sich in einem allgemeinen »Detachment« (Abgeschnittensein) äußern kann. Das Window of Tolerance demonstriert Abb. 7-2.

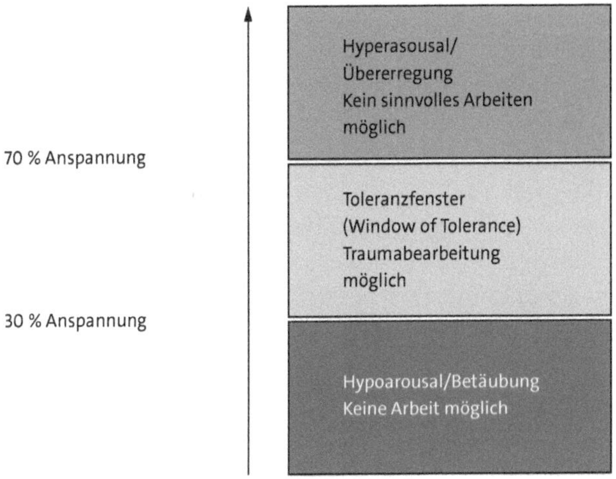

Abb. 7-2 Das Toleranzfenster.

7.1.2 Das AIP-Modell und strukturelle Dissoziation

Das AIP-Modell (AIP = Adaptives Informationsprozessierungssystem) von EMDR reicht nicht aus, um schwere dissoziative Phänomene zu erklären. Daher sollte es sinnvoll sein, Elemente der Theorie der strukturellen Dissoziation der Persönlichkeit (Van der Hart et al. 2006) sowie der Bindungstheorie (Bowlby 1980) zu integrieren.

Chronische Vernachlässigung und frühzeitiges Trauma können die neuronale Entwicklung sowohl auf neuroanatomischer als auch funktioneller Ebene erheblich schädigen. Nach Schore (2005) wird in den ersten zwei Lebensjahren eine hohe Ausschüttung von Dopamin und endogenen Opiaten beobachtet, was eine wachstumsfördernde Umgebung für den

Präfrontalkortex darstellt. Zunehmend entstehen komplexe selbstregulatorische Systeme. Es bilden sich Verbindungen zwischen dem limbischen Vorderhirn, den sensorischen Arealen, dem Hypothalamus und dem Belohnungszentrum. Der orbitofrontale Kortex (OFC) erweitert sich in die rechte Hemisphäre hinein und verbindet sich stärker mit limbischen und subkortikalen Regionen. Diese Entwicklung wird jedoch durch eine ungünstige Umwelt, insbesondere durch Vernachlässigung und Trauma, erheblich beeinträchtigt (Teicher et al. 2006; Abb. 7-3).

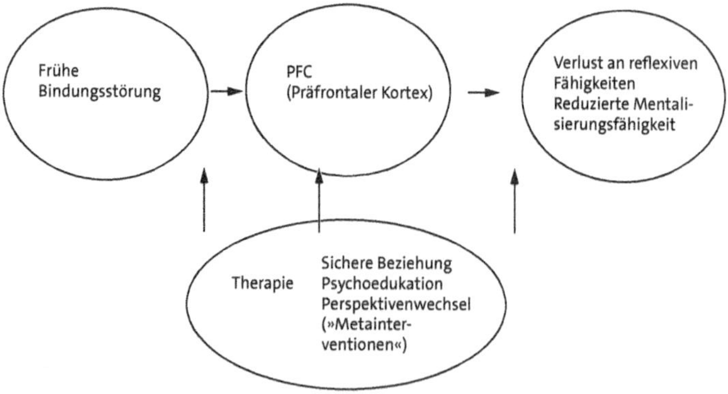

Abb. 7-3 Präfrontaler Kortex.

Beim Standard-EMDR sind Einwebtechniken (»Interweaves«) erforderlich, wenn das AIP-System vorübergehend Unterstützung benötigt. Bei sehr schwerer Vernachlässigung und einem Trauma muss die Entwicklung höherer mentaler Funktionen erst langsam entwickelt bzw. neu gelernt werden, was ein aktives Eingreifen des Therapeuten erfordert.

Es werden verschiedene Einwebtechniken eingesetzt:

Selbstreflexive Einwebtechniken Diese unterstützen die Fähigkeit des Patienten zur Selbstwahrnehmung und -reflexion.

Psychoedukative Einwebtechniken Diese vermitteln Wissen über Traumafolgen und Coping-Strategien.
Kern(Core)-Einwebtechniken Diese zielen darauf ab, grundlegende kognitive und emotionale Prozesse zu stabilisieren.
Metakognitive Interventionen Diese fördern die Fähigkeit des Patienten, eigene Gedanken und Prozesse zu beobachten und zu regulieren (Gonzalez et al. 2012b).

Unsichere Bindung, chronisches Entwicklungstrauma und besonders schreckliche traumatische Ereignisse haben unterschiedliche Auswirkungen auf das Bewusstsein und die Mentalisierungsfähigkeit. Diese sind miteinander verbunden, weisen jedoch auch spezifische Unterschiede auf.

7.1.3 Schäden am Bindungssystem

Wichtig ist es, auch das Bindungssystem zu berücksichtigen. Dieses System ist oft durch ein frühes Trauma und Vernachlässigung geschädigt worden. Das Bindungssystem kann sich jedoch durch das Erlernen neuer Muster in der therapeutischen Beziehung verbessern. Der Patient soll Erfahrungen von positiver Bindung und bedingungsloser Liebe machen, was durch fokussierte EMDR-Prozesse verankert werden kann. Allerdings gibt es bisher kein zusammenhängendes EMDR-Erklärungskonstrukt für diesen Aspekt (Gonzalez et al. 2012b).

7.1.4 Unsicher-vermeidende und unsicher-ängstliche Bindungen

Unsicher-vermeidende und unsicher-ängstliche Bindungsmuster sind relativ stabile Verhaltensweisen, die im Laufe eines fortlaufenden Lernprozesses des Kindes entstehen. Diese Bindungsmuster werden als die Norm wahrgenommen, die das innere Arbeitsmodell und die Persönlichkeit tiefgreifend prägen. Im Gegensatz zu klar abgegrenzten traumatischen Erlebnissen sind diese Muster durch frühe Erfahrungen geprägt, die noch vor der Bildung autobiographischer Erinnerungen liegen (Multhaup et al. 2005).

Wenn solche Muster mit EMDR bearbeitet werden, unterscheidet sich der Prozess signifikant von der Verarbeitung klassischer Traumata. Die Störung des Bindungssystems ist in der Regel weniger ausgeprägt, und spontane adaptive Veränderungen sind seltener. Daher erfordert die Arbeit mit diesen Mustern mehr Psychoedukation und gezielte therapeutische Interventionen. Die Verarbeitung dieser Muster erfolgt anders als bei echten posttraumatischen Erinnerungen, da sie als »inadäquate Informationen« gespeichert sind. Der Therapeut muss dem Patienten helfen zu verstehen, dass diese Erfahrungen dysfunktional waren und dass sie einen direkten Einfluss auf aktuelle Probleme haben (Gonzalez et al. 2012b).

Zentral ist die Erkenntnis: Beim normalen EMDR geht es vor allem um die Auflösung blockierter Verarbeitung, aber in diesem Fall müssen wir die dysfunktionale Bindungserfahrung vor allem bearbeiten und auflösen.

In der Arbeit mit unsicheren Bindungsmustern spielt die bilaterale Stimulation (BLS) eine unterstützende Rolle, indem sie hilft, neue Perspektiven zu entwickeln, die unbewusste Abwehrmechanismen zu erkennen oder neuronale Verbindungen zu verstärken. BLS kann mit anderen therapeutischen Ansätzen kombiniert werden, um adaptive Informationen in das bestehende Gedächtnisnetzwerk zu integrieren und neue Bindungsmuster zu schaffen. Dies ermöglicht, tief verwurzelte emotionale Muster zu bearbeiten, die oft schwer zugänglich sind, und durch die therapeutische Beziehung positive neue Bindungserfahrungen zu etablieren.

Es bleibt jedoch fraglich, ob die Verarbeitung früher Bindungserfahrungen genauso abläuft wie bei der Bearbeitung genuiner traumatischer Erinnerungen. Das Problem liegt darin, dass es sich nicht einfach um blockierte, nicht richtig verarbeitete Erinnerungen handelt, sondern um tief verankerte Muster interpersonaler und intrapsychischer Erfahrungen, die das Kernselbst prägen und immer wieder ablaufen.

Die Arbeit an unsicherer Bindung kann eine komplexe Herausforderung darstellen, da Patienten oft nicht in der Lage sind, ihre frühen Bindungserfahrungen als dysfunktional zu erkennen oder die Verbindung zu ihrem gegenwärtigen Leben und ihren Beziehungen zu sehen. In diesen Fällen muss der Therapeut aktiv eingreifen und wiederholt intervenieren, um einen Veränderungsprozess anzustoßen. Es gibt zwei häufige Szenarien:

Unsichere Bindung zu einer Person, aber angemessene Bindung zu anderen

In solchen Fällen kann der Patient eine unsichere Bindung zu einer primären Bezugsperson erfahren haben, aber in der Lage sein, gesunde Bindungen zu anderen Personen wie Kindern oder Partnern zu entwickeln. Hier kann der Therapeut adaptive Informationen anknüpfen, jedoch ist dies oft nur mit aktiver Intervention möglich. Insbesondere bei »parentifizierten« Patienten, die in ihrer Kindheit für andere sorgen mussten, kann das Bindungsverhalten auf die eigene Selbstfürsorge umgelenkt werden.

Keine positive Bindungserfahrung

Bei Patienten, die nie positive Bindungserfahrungen gemacht haben, weder in der Vergangenheit noch in der Gegenwart, gibt es kein adaptives Netzwerk, auf das man zurückgreifen kann. In diesem Fall ist eine intensivere therapeutische Arbeit erforderlich, wobei die therapeutische Beziehung eine zentrale Rolle spielt. Sie kann dazu beitragen, dass positive Informationen über die Möglichkeit sicherer Bindung erzeugt werden. Die Förderung von Selbstfürsorge wird hier besonders wichtig (Gonzalez et al. 2012b).

In beiden Fällen können Bindungsphobien bestehen, und frühe Entwicklungsdefizite wirken sich negativ auf die Informationsverarbeitung aus (Leeds 2009). Klinisch muss der Therapeut darauf fokussiert sein, die Bindungsphobie zu bearbeiten und gleichzeitig an der Förderung gesunder Selbstfürsorge zu arbeiten.

FALLBEISPIEL

Ich denke, im Kern geht es – wie bei jeder anderen Psychotherapie auch – darum, eine positive Beziehungserfahrung zu vermitteln, in deren Rahmen die Therapie abläuft.

Wenn ich merke, dass Patienten also auf der Beziehungsebene derart fundamental gestört sind, streue ich generell sehr oft Ermutigungen ein (»Das machen Sie sehr gut, bleiben Sie dran«, während ich die Finger beim EMDR bewege). Dies geschieht auch, wenn ein Hindernis auftritt und der Prozess droht zu stocken. Im Grunde bin ich permanent dabei zu ermutigen, so wie der Lauftrainer, der zuruft: »Nur noch 4 km! Du schaffst den Marathon!« Wenn der Patient in Richtung Dissoziation driftet, sage ich sofort: »Schauen Sie mal, ich glaube Sie fangen gerade an, sich innerlich ein Stück weit auszublenden. Ich werde Ihnen helfen. Lassen Sie uns kurz aufstehen, Sie klopfen sich von oben bis unten ab, um sich besser zu spüren, wir gehen mal kurz zum Fenster, gemeinsam Luft schnappen. Wenn es besser geht, dann gehen wir wieder zurück und setzen die Arbeit fort.« Usw.

7.1.5 Desorganisierte Bindung

Desorganisierte Bindung ist eine Form der Bindungsstörung, die häufig mit extrem belastenden traumatischen Erlebnissen verbunden ist. Diese Art der Bindung tritt oft in Umfeldern auf, die von schwerem emotionalen, physischen und sexuellen Missbrauch geprägt sind. Bei betroffenen Personen können Bindungsbeziehungen mit überwältigenden, intensiven Emotionen verknüpft sein, die in Verbindung mit traumatischen Erfahrungen stehen. Die Erinnerungen an diese Erlebnisse und die damit verbundenen Informationen über unsichere Bindungserfahrungen sind in einem spezifischen, stressigen Zustand gespeichert, der die psychische Erregung verstärkt.

Ein charakteristisches Merkmal der desorganisierten Bindung ist das Vorhandensein von widersprüchlichen Verhaltensmustern. Bei einer Bindungsfigur, die vernachlässigend oder missbräuchlich ist, kann das Bindungssystem der betroffenen Person in einen Zustand von Hyperarousal (übermäßiger Erregung) geraten. In diesem Zustand versucht der Patient oft, eine Reaktion der Bindungsperson zu provozieren, was jedoch in der Regel nicht gelingt. Dies kann zu einer Wechselwirkung führen, bei der die Person in eine Haltung der Unterwerfung und des Rückzugs fällt, wodurch die Energie aus dem Bindungssystem entzogen wird.

Wenn sich dann die vernachlässigende Bindungsfigur wieder dem Kind nähert, wird diese Nähe häufig mit der wiederholten Erfahrung von Alleingelassenwerden assoziiert. Dies kann dazu führen, dass das Bindungs- und das Unterwerfungssystem gleichzeitig aktiviert werden. Besonders in Fällen von Bedrohung durch einen Elternteil aktiviert das Kind oft beide Abwehrmechanismen – einerseits die Verteidigungsmechanismen, um sich vor der Bedrohung zu schützen, und andererseits das Bindungssystem, das das Bedürfnis nach Nähe und Überleben anzeigt. Solche paradoxen gleichzeitigen Aktivierungen waren in der Vergangenheit oft die besten Anpassungsstrategien, um mit den extrem widersprüchlichen Anforderungen an die Bindungsbeziehung zu überleben (Gonzalez et al. 2012b).

7.1.6 Dysfunktional gespeicherte Information

Dysfunktional gespeicherte Information (DSI) steht häufig im Zusammenhang mit fragmentiertem Erleben und umfasst sowohl äußere Ereignisse und autobiographische Erinnerungen als auch die intrapsychischen Elemente, die beim Patienten selbst entstehen (Gonzalez et al. 2012b). Es handelt sich um störende Affekte und Empfindungen, die ohne angemessene Assimilation und ohne Anknüpfung an größere adaptive Netzwerke dysfunktional gespeichert werden. Wenn traumatische Erinnerungen nicht vom AIP (Adaptives Informationsprozessierungssystem) verarbeitet werden können, bleibt die Information in der Zeit eingefroren und isoliert in einem eigenen neuronalen Netzwerk. Sie wird in verstärkender, zustandsspezifischer Form gespeichert und vom Rest der Information separiert. Die Intensität des Affekts ist oft der Hauptgrund für diese dysfunktionale Speicherung. Es können jedoch auch andere Faktoren eine Rolle spielen. So kann ein Ereignis etwa die Idealisierung einer frühen Bezugsperson bedrohen oder der Patient hat aus früheren traumatischen Erfahrungen gelernt, jedes bedrohliche Ereignis schnell zu dissoziieren.

Ein angstmachender Elternteil, der unvorhersehbar handelt oder auch trickst, um zu missbrauchen, kann eine hochintensive Erfahrung verursachen, die das angeborene Gehirnsystem nicht prozessieren kann. Diese Erfahrungen, etwa das Fehlen positiver Fürsorge oder das Ideal der wenigen guten Momente, werden dysfunktional gespeichert. Wiederholung und Chronizität dieser traumatischen Erfahrungen in der Kindheit können dazu führen, dass dissoziative Anteile der Persönlichkeit eine gewisse mentale Autonomie entwickeln (Gonzalez et al. 2012b).

Diese Anteile sind häufig phobisch miteinander verbunden, sodass der beschädigte Anteil den Teil ablehnt, der die Bindung zum Missbraucher aufrechterhalten möchte, da er diesen als Gefahr für das Überleben betrachtet (Van der Hart et al. 2006). Die Konfrontation dieser gegensätzlichen Realitäten führt zu einer unerträglichen emotionalen Belastung, die ebenfalls dysfunktional gespeichert wird und das andere System blockiert.

Normalerweise würde man in der therapeutischen Arbeit vor allem die Missbrauchssituationen selbst adressieren. Bei schwer traumatisierten Patienten reicht dies jedoch oft nicht aus. Es muss auch die Bindung zum z. B. missbräuchlichen Vater berücksichtigt werden, die oft idealisierende Elemente enthält, die ebenfalls prozessiert werden können. Die Herausforderung liegt darin, dass die Missbrauchserfahrung selbst nicht isoliert betrachtet werden kann, sondern immer auch durch die Interaktion von inneren Teilen des Systems, etwa im Rahmen dissoziativer Phobien, beeinflusst wird. Die Notwendigkeit der Verteidigung gegen den Vater steht im Widerspruch zur Notwendigkeit der Bindung an denselben, was zu einer eigenen DSI führt, die ebenfalls mit EMDR adressiert werden muss.

Das EMDR-Modell nimmt an, dass neuronale Netzwerke in Clustern (das sind Gruppen gleichartiger Traumata) organisiert sind, wobei verschiedene ähnliche Traumata durch gemeinsame emotionale Elemente, Glaubenssätze oder auch bestimmte sinnliche Wahrnehmungen miteinander verknüpft sind. Dies erklärt, warum Erinnerungen zu ähnlichen Handlungen oder Empfindungen gruppiert werden. Auch die Theorie der Aktionssysteme (Van der Hart et al. 2006) trägt zum Verständnis bei.

Aktionssysteme speichern Handlungstendenzen, die entweder adaptiv oder maladaptiv sein können. Bei traumatisierten Patienten kann es dazu kommen, dass dysfunktionale Aktionssysteme immer wieder bestimmte Handlungen begünstigen.

Bei dissoziativen Störungen entwickeln die dissoziativen Anteile eine gewisse Autonomie und Selbst-Personen-Perspektive. Diese Phänomene können ihren Ursprung nicht in später erinnerten traumatischen Erfahrungen haben, sondern in der Abwesenheit einer integrativen Bindungserfahrung im frühen Kindesalter. In solchen Fällen können dissoziative Anteile und deren Phobien eine zentrale Rolle spielen. Diese Phobien beziehen sich oft nicht auf traumatische Erinnerungen im engeren Sinne, sondern auf interne Prozesse zwischen den dissoziierten Teilen der Persönlichkeit.

Bei chronischen Traumatisierungen entstehen DSI durch überwältigende interozeptive Erfahrungen. Dies wird besonders problematisch, wenn es zu einem chronischen Versagen der Fürsorgepersonen kommt, was die Selbstregulationsfähigkeiten des Patienten weiter beeinträchtigt. Die Entwicklung von Dissoziation ist oft nicht die direkte Folge der traumatischen Erinnerungen, sondern vielmehr das Ergebnis des Fehlens des gewöhnlichen Mutter-Kind-Dialogs und Spiels, was gravierendere Folgen hat als das Trauma selbst.

Das Hauptproblem bei gravierenden Traumatisierungen liegt darin, dass das normale adaptive Informationsverarbeitungssystem (AIP) nicht vollständig entwickelt ist (Gonzalez et al. 2012a). Aktionssysteme, die für die Verarbeitung von Traumata notwendig sind, sind zerrissen oder unentwickelt, was das Informationsprozessierungssystem behindert. Essstörungen etwa können als eine Kombination von emotionaler Dysregulation und unvollständiger Entwicklung von Aktionssystemen betrachtet werden, was die Behandlung erschwert. DSI umfasst nicht nur Erinnerungen, sondern auch interozeptive Erfahrungen, die ebenfalls dysfunktionale Informationen erzeugen können. Es gibt verschiedene Therapie-Protokolle, die diese Aspekte berücksichtigen.

Schließlich wird zwischen exterozeptiv generierter DSI (E-DSI) und interozeptiv generierter DSI (I-DSI) unterschieden. Während E-DSI die Beziehung zwischen Selbst und der äußeren Umgebung betrifft, bezieht sich I-DSI auf die Beziehung zwischen verschiedenen Aspekten innerhalb des Selbst. Besonders bei schwer traumatisierten Patienten, die chronisch vernachlässigt wurden, sollte der Fokus weniger auf der Rekonstruktion traumatischer Erinnerungen liegen, sondern vielmehr auf den sekundären mentalen Prozessen, die durch intrapsychische Geschehnisse ausgelöst werden. Diese interozeptiven Erfahrungen beeinflussen die Fähigkeit zur Selbstregulation und tragen zur Entstehung von DSI bei (Mosquera et al. 2012). Die Unterschiede zwischen E-DSI und I-DSI zeigt Abb. 7-4.

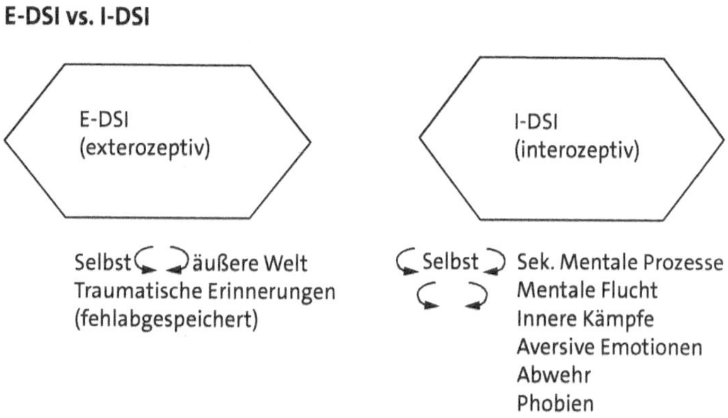

Abb. 7-4 E-DSI versus I-DSI.

7.1.7 AIP-Modell erweitern um Rahmen für Fälle schwerer Traumatisierung

Gonzalez et al. (2012a) schlagen vor, das AIP-Modell (Adaptive Information Processing/Adaptives Informationsprozessierungssystem) zu erweitern und einen umfassenderen Rahmen für Fälle schwerer Traumatisierung zu schaffen. Dabei wird betont, dass die Rolle von I-DSI (interozeptive dissoziative Informationsverarbeitung) von E-DSI (exterozeptive traumatische Erinnerungen) unterschieden werden muss. Viele Therapeuten sehen EMDR nur als eine Methode zur Bearbeitung von E-DSI, übersehen jedoch, wie das Gedächtnis funktioniert und wie DSI (Dissoziative Informationsverarbeitung) generell wirkt. Es gibt zahlreiche intrapsychische Phänomene, die überwältigend sein können und die adaptive Informationsverarbeitung behindern.

Die Verarbeitung von I-DSI ist in einigen Aspekten mit der

Bearbeitung von E-DSI vergleichbar, aber nicht in allen. Viele der alternativen EMDR-Techniken basieren auf diesem erweiterten Verständnis des AIP-Modells. In der Arbeit mit schwerer Traumatisierung benötigt es strukturierte Interventionen, die in der Lage sind, dysfunktionale dissoziative Persönlichkeitsstrukturen zu erkennen und Schutzschichten zu entlarven.

Ein entscheidender Unterschied besteht darin, dass viele psychische Abwehrstrukturen (I-DSI) häufig mit positivem Affekt und nicht mit der typischen negativen posttraumatischen Belastung verbunden sind. Daher muss in der Behandlung auch dieser positive Affekt bearbeitet werden. Die Auflösung von I-DSI führt in der Regel zu einer adaptiven Lösung und der Integration früher dissoziierter Persönlichkeitselemente. Der zentrale Aspekt dabei ist nicht die Qualität der Emotion (positiv oder negativ), sondern ihre dysfunktionale Natur.

Wenn wir interozeptive DSI (wie Phobien oder Abwehrmechanismen) bearbeiten, nutzen wir die gleichen Mechanismen wie bei der Bearbeitung von traumatischen Erinnerungen. Mit EMDR können sowohl der Drang zu trinken als auch ein Autounfall bearbeitet werden. Indem wir den Drang zu trinken aufarbeiten, bereiten wir den Patienten auf weitere Traumaarbeit vor, wobei jede Intervention aus dem gleichen theoretischen Modell entwickelt wird.

Ein besonderes Problem im erweiterten Modell betrifft vernachlässigende Bindungserfahrungen. Hier geht es nicht unbedingt um überwältigende Emotionen, sondern vielmehr um Deaktivierungsprozesse, die das AIP-System nicht in der gleichen Weise blockieren wie traumatische Erlebnisse. Es ist wichtig, diese Fälle zu unterscheiden, um ein kohärentes und passgenaues Gesamtbild der Therapie zu entwickeln.

7.1.8 Die dissoziative Sprache

Dissoziation ist ein komplexes Phänomen, und Mosquera, Gonzalez und Seijo betonen, dass wir Therapeuten »eine komplett neue Sprache lernen müssen« (Mosquera et al. 2012). Wenn wir diese Sprache nicht verstehen, ist es schwierig, eine effektive therapeutische Allianz aufzubauen. Ohne die Fähigkeit, diese Zeichen richtig zu deuten, wissen wir nicht, welche Interventionen wir wählen sollen, wann wir unterbrechen oder wie viel der Patient aushalten kann. Es erfordert ein hohes Maß an Empathie und die Fähigkeit, sich auf jemanden einzustimmen, der emotionale Regulation und Modulation nicht richtig erlernt hat. Schwierigkeiten beim Einschwingen oder fehlende Einsicht sind wichtige Hinweise auf die Vergangenheit des Patienten und auf die traumatischen Erlebnisse, die er erlebt hat.

Dissoziation tritt in vielen Formen auf, und die wichtigste Kommunikation geschieht oft durch indirekte Information, also das, was nicht gesagt wird. Beispiele für indirekte Zeichen struktureller Dissoziation sind:

- Inkonsistente oder widersprüchliche Informationen
- Reden über unwichtige Themen oder Verlassen des Themas, wenn wichtige Themen angesprochen werden
- Fehlende emotionale Resonanz, z. B. das Sprechen über ein Trauma ohne spürbare Störung oder Reaktion
- Schwierigkeiten, Emotionen, Wahrnehmungen oder Gefühle zu erkennen
- Eine Fassade scheinbarer Normalität, das »scheinbar normale Prozessieren«
- Somatische Symptome wie Veränderungen in Wahrnehmung, Körperhaltungen oder Bewegungen
- Fehlende Einsicht in Bezug auf das Trauma, z. B. über den Körper in der dritten Person sprechen: »Mein Kopf sagte ...«, »Der Körper fühlt das ...«

- Häufige »Nicht-ich«-Ausdrücke: »Ich kann nicht verstehen, warum ich das tat, dachte oder fühlte …«

Patienten mit dissoziativen Störungen haben eine Sprache entwickelt, die ihnen in der Vergangenheit geholfen hat zu überleben. Diese Sprache ist jedoch heute dysfunktional. Sie müssen daher eine neue Sprache lernen. Wenn der Therapeut die dissoziativen Zeichen nicht erkennt, kann der Patient sagen: »Ich will daran arbeiten«, während er gleichzeitig völlig abgeschnitten ist, den Körper nicht mehr wahrnimmt und dissoziative Reaktionen zeigt.

Viele Patienten sind aufgrund ihrer traumatischen Erfahrungen nicht in der Lage, zu erkennen, was ihnen guttut und was nicht. Sie können den Kontakt zu ihren Emotionen verlieren, das Ziel aus den Augen verlieren (»zwei Füße in der Gegenwart«), das Trauma erneut erleben, als ob es in der Gegenwart passiert (»zwei Füße in der Vergangenheit«), oder Blockaden während des Prozesses haben, die sich in körperlichen Symptomen, intrusiven Gedanken oder Halluzinationen äußern.

Um diese Schwierigkeiten zu vermeiden, ist es wichtig, subtile Manifestationen von Dissoziation bereits in der ersten Therapiephase zu erkennen und die dissoziative Kommunikation während des gesamten therapeutischen Prozesses zu verstehen (Mosquera et al. 2012). Die Besonderheiten zeigt Abb. 7-5.

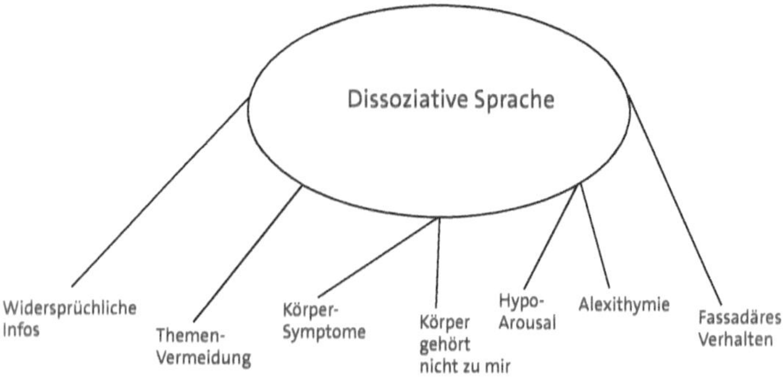

Abb. 7-5 Dissoziative Sprache.

Dissoziative Sprache und EMDR-Phase 1

Dissoziative Kommunikation ist ein komplexes Phänomen. Verschiedene dissoziative Teile eines Patienten können unterschiedliche Einstellungen gegenüber der Therapie haben. Einige Anteile möchten Auskunft geben und Hilfe empfangen, während andere das nicht tun wollen. Ein Teil könnte Angst haben, ein anderer möchte das »Geheimnis bewahren«. Schon während der Anamnese können also unterschiedliche Ego-state parts (EPs) aktiviert werden. Als Therapeut muss man äußerst vorsichtig sein, da Patienten nicht einmal ihre 10 schlimmsten Traumata benennen können – die Zahl, die man zu Beginn einer EMDR-Therapie üblicherweise erfragt, um eine Traumalandkarte zu erstellen. Dies liegt oft daran, dass die Patienten nicht in der Lage sind zu entscheiden, welche Ereignisse die schlimmsten sind. In vielen Fällen geht es eher um eine »Top-100«-Liste von traumatischen Erlebnissen.

Oft geschehen mehrere schlimme Dinge gleichzeitig (z. B. eingesperrt werden, wegen Kleinigkeiten verprügelt werden, vernachlässigt oder entwertet werden), und der Patient kann nicht differenzieren, was »das Schlimmste« ist. In solchen Fällen werden zu viele »Fenster« gleichzeitig geöffnet, was die Verarbeitung erschwert. Selbst wenn der Patient oder die Patientin bereits viel erzählt hat, kann es sein, dass es noch viele weitere, schlimmere Dinge gibt, die durch dissoziative Amnesie verborgen bleiben und daher nicht einmal berichtet werden können.

Traumafolgestörungen sind gewissermaßen Krankheiten des »Nicht-Realisierens«. Besonders die Aspekte, die der Patient herunterspielt oder verleugnet, sollten besonders genau untersucht werden. Diese »verleugneten« Erlebnisse und Emotionen können oft die schwerwiegenden, unbewussten Traumaaspekte darstellen, die der Patient noch nicht integrieren kann (Mosquera et al. 2012). Traumatisierte zeigen mitunter ein ungewöhliches Verhalten (Abb. 7-6).

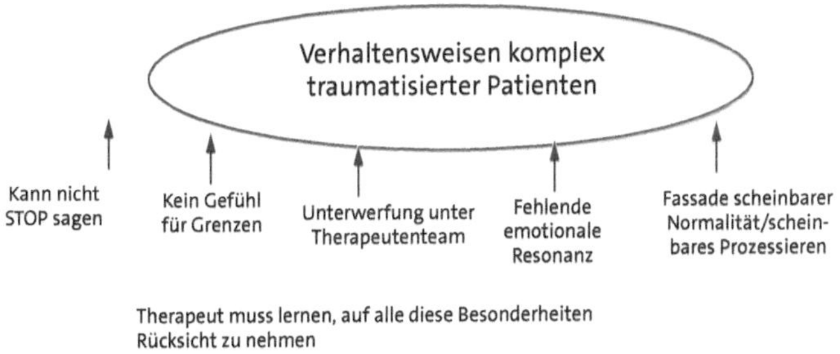

Abb. 7-6 Verhaltensweisen komplex Traumatisierter.

Dissoziative Sprache in Phase 2 der EMDR-Behandlung

1) Der Sichere Ort: Übersetzung von Stabilisierung und Sicherheit

Bei normalen Patienten kann man durch Installation eines Sicheren Ortes den Patient bereits helfen. Aber schon das Wort »Sicherer Ort« kann für viele der schweren traumatisierten Patienten gewaltigen Stress bedeuten (Mosquera et al. 2012).

2) Ressourcenverankerung

Normalerweise ist das eine schöne Technik, aber dies in die »dissoziative Sprache« zu übersetzen kann schwierig sein. Ressourcenaktivierung soll eigentlich eine Technik der Stärkung sein. Dies soll den Patient stärker machen und ist im Allgemeinen eine effektive Intervention. Aber auch dies kann bei dissoziativen Patient schwierig sein.

Bei frühem Trauma und früher Vernachlässigung kann das Word »positiv« bereits negativ besetzt sein. Viele Patient finden es schwer, gute Gefühle gegenüber positiven Emotionen zu entwickeln, und klassische Ressourcenaktivierung kann großen Stress bedeuten (Moquera et al. 2012).

Phasen 3–7 des EMDRs und strukturelle Dissoziation

Wann man nicht prozessieren sollte:

Es ist entscheidend, das Stoppsignal während der Bearbeitung zu beachten und zu respektieren. Schwer traumatisierte Patienten sind jedoch oft nicht in der Lage, dieses Signal zu geben. Sie können entweder keine Verbindung zu ihren Emotionen herstellen und somit ihr Missbehagen nicht wahrnehmen, oder sie sind von ihren intensiven Emotionen so überwältigt, dass sie das Stoppsignal nicht setzen können. Besonders bei Patienten, die häufig Gewalterfahrungen gemacht haben, fehlt es oft an einem gesunden Gefühl für ihre eigenen Grenzen. Sie haben vielleicht gelernt, dass sie in der Traumatisierung kein »Nein« sagen dürfen, und sind daher bereit, alles über sich ergehen zu lassen. Traumatisierung kann auch zu erlerntem unterwürfigen Verhalten führen, sodass der Patient das tut, was er glaubt, das der Therapeut von ihm erwartet. In solchen Fällen können schwer traumatisierte Patienten ihr Missbehagen häufig nicht direkt äußern, weshalb der Therapeut besonders auf indirekte Kommunikationssignale achten muss.

Wann man prozessieren sollte:

Das zögerliche Verhalten vieler Therapeuten kann dazu führen, dass potenziell hilfreiche EMDR-Therapien den Patienten vorenthalten werden. In einigen Fällen kann man sogar mit sehr schwer dissoziativen Patienten früh im Therapieprozess beginnen. Manchmal kann der Prozess schneller voranschreiten, als wenn man eine langwierige Vorbereitungsphase einführt. Es ist ein falsches Dilemma, wenn man eine »Alles-oder-nichts«-Perspektive bezüglich der EMDR-Behandlung einnimmt. Diese Perspektive sollte überwunden werden. Mit modifizierten Abläufen lässt sich das Reprozessieren schrittweise einführen. Zu Beginn ist das Ziel Stabilisierung, und im Verlauf wird das Reprozessieren traumatischer Erinnerungen langsam und sorgfältig angegangen. Dieses graduelle Vorgehen erfordert ein gutes Verständnis der »dissoziativen Sprache«, da der Prozess sorgfältig titriert und jeweils der richtige Moment für eine Intervention abgepasst werden muss (Mosquera et al. 2012).

1) Charakteristika der dissoziativen Sprache

Die dissoziative Sprache unterscheidet sich erheblich von der normalen Kommunikation. Sie ist eher indirekt, mehrdeutig und fokussiert sich auf das Innenleben. Ihre Ausdrucksweise ist extrem und wechselt oft zwischen offenen Widerstandstendenzen und subtileren, verborgenen Formen. Viele wichtige Botschaften verbergen sich im Schweigen und im Nicht-Erzählen.

2) Besonderheiten der dissoziativen Sprache

Indirekte Kommunikation In einer gesunden Familie können Wünsche und Bedürfnisse offen ausgesprochen werden. Man hört sich gegenseitig zu und versteht den anderen, wobei Bedürfnisse befriedigt werden. Die Eltern erkennen Bedürfnisse im Voraus, was zu Selbstvertrauen führt und den Ausdruck unterschiedlicher Meinungen sowie das Setzen von Grenzen ermöglicht. In einer traumatischen Umgebung, in der manipulative Tendenzen, »Double-bind«-Verhalten und unterdrückter emotionaler Ausdruck vorherrschen, ist diese Form der Kommunikation jedoch nicht möglich. Dissoziierte Patienten können oft nicht zwischen der traumatischen Vergangenheit und der Gegenwart unterscheiden und interpretieren aktuelle Beziehungen durch den »Traumacode«, der von den Gepflogenheiten der Vergangenheit geprägt ist. Das führt dazu, dass schwer traumatisierte Patienten häufig indirekt kommunizieren. Ihre Symptome spiegeln wider, was sie nicht offen aussprechen können, was manchmal als Manipulationsversuch missverstanden werden kann. Es handelt sich jedoch eher um eine andere Sprache, die die Patienten erlernen müssen, um in der Gegenwart funktional zu kommunizieren.

Die Bedeutung des »Unausgesprochenen« (Nicht-Realisierung) Nicht-Realisierung ist ein zentraler Aspekt schwerer Traumatisierung und beschreibt die Erfahrungen und Wahrnehmungen, die nicht bewusst erfasst oder in den Sprachgebrauch integriert werden können. Die Symptome und Verhaltensweisen eines Patienten können oft die nicht bewusst erkannten, aber tief verankerten emotionalen Zustände widerspiegeln. Diese »nicht gesprochenen« Teile der Kommunikation müssen vom Therapeuten verstanden und bearbeitet werden, um den Heilungsprozess zu fördern.

Eine Welt von Gegensätzen Die traumatische Umgebung eines Patienten ist oft ambivalent und widersprüchlich. Ein Hier und Jetzt existiert neben einem Dort und Damals, was zu inneren Konflikten führt. Diese Gegensätze sind in der dissoziativen Kommunikation oft sichtbar und müssen vom Therapeuten erkannt und verstanden werden.

Mehrdeutigkeit Die dissoziative Sprache ist mehrdeutig, weil verschiedene dissoziative Anteile des Patienten unterschiedliche Bedeutungen in einer Situation erfahren und ausdrücken können. Diese unterschiedlichen Ausdrucksformen stehen oft in Verbindung mit unterschiedlichen Aktionssystemen, was die Kommunikation noch komplexer macht.

Innere Kommunikation Ein großer Teil der Kommunikation bei dissoziativen Patienten findet innerhalb ihrer inneren Welt statt, was die äußere Kommunikation erschwert. Diese innere Kommunikation ist oft chaotisch und widersprüchlich und muss vom Therapeuten mit Sensibilität wahrgenommen werden.

Der Körper als Schlüssel Der Körper spielt eine entscheidende Rolle in der dissoziativen Sprache. Der Therapeut muss in der Lage sein, die Körpersprache zu lesen und als wichtigen Hinweis auf die inneren Zustände des Patienten zu verstehen. Körperliche Symptome, Haltungen oder Bewegungen können wichtige Informationen über den Zustand der dissoziativen Teile und die zugrundeliegenden emotionalen Blockaden liefern.

Indirekte Kommunikation und das »Nicht-Berichten« sind also zentrale Merkmale der dissoziativen Sprache, die vom Therapeuten aufmerksam wahrgenommen werden müssen, um eine effektive therapeutische Intervention zu ermöglichen (Mosquera et al. 2012).

3) Innere Kommunikation

Ein großer Teil der inneren Kommunikation von Menschen mit dissoziativen Störungen steht im Widerspruch zu ihren Schwierigkeiten, mit der äußeren Welt zu kommunizieren. Diese Patienten verbrauchen viel seelische Energie im Kampf mit ihrer Innenwelt, sei es durch Kämpfe zwischen dissoziativen Anteilen, Konflikte um Macht und Kontrolle oder innere mentale Auseinandersetzungen.

Wenn wir diese Innenwelt ignorieren, gehen wir an der eigentlichen Therapie vorbei. Es ist entscheidend, die Innenwelt der Patienten zu untersuchen und genau zu verstehen, was innerlich passiert, wenn ein Vorschlag oder eine Intervention des Therapeuten gemacht wird. Der Therapeut muss in der Lage sein zu erkennen, welche dissoziativen Anteile aktiviert werden, wenn ein äußeres Ereignis bevorsteht, und welche wichtige Funktion jeder Anteil in Bezug auf das Außen ausführt.

Die Auseinandersetzungen innerhalb der Innenwelt sind nicht nur Ausdruck der inneren Kämpfe, sondern auch eine Reaktion auf die Anforderungen der äußeren Welt. Um eine effektive Therapie zu gewährleisten, ist es notwendig, diese inneren Konflikte zu erkennen und zu verstehen, da sie eine wesentliche Rolle im Heilungsprozess spielen. Das bedeutet, dass der Therapeut nicht nur mit dem äußeren Verhalten und den Symptomen arbeitet, sondern auch mit der inneren Welt der Patienten, um einen ganzheitlichen und integrativen Therapieansatz zu verfolgen (Mosquera et al. 2012). Die inneren Kämpfe demonstriert Abb. 7-7.

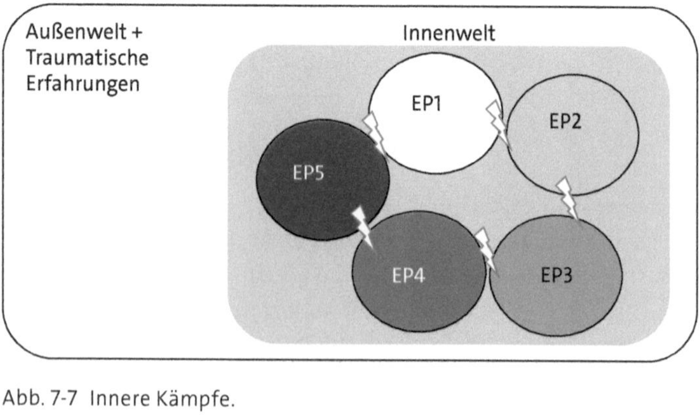

Abb. 7-7 Innere Kämpfe.

4) Der Körper ist ein Schlüsselelement bei der dissoziativen Sprache

Der Körper spricht eine eigene Sprache: Schmerz, körperliche Symptome, Gesten, Positionen, Mikrobewegungen oder auch Immobilität – all das erzählt uns viel über das Trauma und darüber, welcher Teil oder welches Aktionssystem zu einem bestimmten Zeitpunkt aktiviert wird. Oft bleiben viele Erfahrungen ohne eine verbale Ausdrucksmöglichkeit und existieren auf einem impliziten Level, besonders wenn keine unterstützende Bindungsfigur vorhanden ist.

Es ist wichtig, genau zu beobachten, was passiert, wann es passiert und was zuvor stattgefunden hat. Zum Beispiel kann plötzlich auftretende Müdigkeit während einer EMDR-Situation darauf hinweisen, dass der Patient innerlich sagt: »Ich kann nicht fortsetzen«, oder es könnte die Kontrolle eines schützenden Anteils anzeigen, der verhindern möchte, dass traumatische Erinnerungen hervorgeholt werden.

Die fortwährende Exploration der inneren Welt ist unerlässlich, um Schwierigkeiten im therapeutischen Prozess zu erkennen und zu umgehen. Indem der Therapeut auf diese Körpersprache achtet, kann er besser verstehen, welche Dynamiken gerade aktiv sind, und die Therapie gezielt darauf anpassen (Mosquera et al. 2012).

5) Interventionen bei dissoziativer Sprache

Es gibt kein spezifisches Protokoll, das uns direkt dabei hilft, die dissoziative Sprache zu verstehen und ein guter Übersetzer dieser Sprache zu werden. Stattdessen sollten wir uns auf den Patienten einstimmen und unserem klinischen Urteil vertrauen. Es ist wichtig, mit der Sprache des Patienten zu beginnen und Elemente der direkten Kommunikation einzuführen.

Metaphern können hierbei nützlich sein. Symbolische Elemente können die Kommunikation erleichtern, und wir können vermittelte Objekte wie Puppen, Zeichnungen oder Grafiken einsetzen, um den Austausch zu unterstützen.

Für den Therapeuten ist es hilfreich, Symptome in explizite Botschaften zu übersetzen und den Patienten zu ermutigen, persönliche Bedürfnisse und Wünsche zu akzeptieren. Das fördert eine effektivere Beziehung zur Umwelt.

EMDR-Techniken bei diesen Patienten sollten Flexibilität und Struktur kombinieren. Auf der einen Seite dürfen Patienten nicht zu etwas gedrängt werden, weil sie das in ihrer Kindheit häufig erlebt haben. Wir müssen respektvoll bleiben, nach Erlaubnis fragen und Techniken anpassen, die den Möglichkeiten des Patienten in jeder spezifischen Situation entsprechen. Was für den Patienten möglich ist, ist immer das Beste.

Auf der anderen Seite sollten Interventionen eine Struktur bieten, die das innere Chaos der Patienten nicht alleine bewältigen kann (Mosquera et al. 2012).

6) Menschen ohne Erinnerung an das Trauma und EMDR

Nicht-Realisieren des Traumas entspricht der Phobie vor traumatischer Erinnerung im ANP und vor den dissoziativen Amnesien, die sie enthält.

Nicht-Realisierung sollte immer als relevante Kommunikation begriffen werden. Indem wir das Nicht-Ausgesprochene übersetzen, verbessern wir die Realisierung im Hier und Jetzt. Wir können das Verhalten, das Schweigen, Themenwechsel, Symptome etc. in direkte Kommunikation umsetzen.

Wenn der Patient das Thema wechselt, kann man das ansprechen: »Offensichtlich macht Ihnen das Thema Angst. Wir werden Sie nicht zwingen, über Ihre Grenzen zu gehen. Wir haben hier neue Beziehungsnormen, die auf tiefem Respekt und Fürsorge basieren. Veränderung ist möglich.«

Man kann auch sagen: »Wir werden nicht über den Missbrauch reden. Aber wäre es okay, wenn wir darüber sprechen, warum es so schwer für Sie ist, sich damit auseinanderzusetzen?«

Man kann auch gesunde Informationen geben über ein nicht erzähltes Thema. Zum Beispiel: »Wir werden nicht gegen Ihre Amnesie ankämpfen. Aber ich bin sicher, dass es gute Gründe gibt, warum Sie das nicht erinnern. Was auch immer passierte, es war nicht Ihr Fehler. Erwachsene sind diejenigen, die sich um die Kinder kümmern sollten, und nicht umgekehrt.«

Wenn der Patient eine extreme Reaktion zeigt (paradoxerweise z.B. völliges Fehlen einer Reaktion), kann man über das andere Extrem reden. Zum Beispiel drückt ein Patient seine Unfähigkeit aus, selbstbewusst in vielen Situationen zu sein. Man kann mit ihm darüber sprechen, wie die Wut, eingeschlossen in einem feindseligen EP, nützlich sein könnte, um Nein zu sagen und für seine Bedürfnisse zu kämpfen (Mosquera et al. 2012).

Auch kann man mit dem Patienten reden, indem man durch »talk through« durch das Nicht-Berichtete »hindurchredet« (Kluft 1982), indem man eine »doppelte Botschaft« verwendet. Wir sprechen mit dem ANP, aber senden Botschaften an das ganze System.

Wir dürfen nicht außer Acht lassen, dass der Patient nicht nur das ANP ist, sondern auch ein ganzes System, und müssen beachten, wie unsere Botschaften und Verhaltensweisen durch die anderen Teile verstanden werden können.

Man muss eine direktere Kommunikation mit dissoziativen Anteilen erreichen. Trotz dieses Vorgehens können einige Anteile, die abgelehnten, für lange Zeit getrennt bleiben, und wir müssen eine Art direkte Kommunikation mit ihnen haben. Wenn der ANP und die bekannten EPs keine Tätermerkmale aufweisen, können wir die Existenz von Anteilen annehmen, die dieses Merkmal enthalten und manchmal Täter imitieren. Wir können über diese Merkmale sprechen und nach ihrer Funktion im Sinne der Anpassung an das Ereignis suchen. Die

Fähigkeit zu akzeptieren, dass man vielleicht Züge von den Eltern hat, aber das nicht bedeutet, dass man wie diese ist oder andere Menschen verletzen wird, ist ein notwendiger Schritt in der Therapie.

Für eine effektive therapeutische Beziehung brauchen wir Zugang zu dem inneren Kommunikationssystem. Wenn wir auf das System oder Teile dessen nicht zugreifen können, können wir den »Inneren Scan« nutzen. Das ist immer nützlich, um die Existenz unbenannter Elemente zu prüfen. Wir bitten die Patienten, auf die Innenwelt zu achten und selbst die verstecktesten Signale zu bemerken, seien es Emotionen, Bilder, Gedanken oder Körpergefühle. Besonders Letzteres ist wichtig. Der Patient soll sich dafür richtig Zeit nehmen. Jedes Feedback sollte in direkte Kommunikation übersetzt werden. Zum Beispiel kann ein »unkomfortables Gefühl« ein »Nein« bedeuten. Wir müssen diese Signale prüfen, sodass der Patient daraus lernen kann.

Wenn Patienten Schwierigkeiten haben, das somatische Element zeitlich einzuordnen, können wir sie bitten, vergangene Bilder von sich selbst in verschiedenen Lebensstadien von der Geburt bis zur Gegenwart zu visualisieren und zu notieren, wann ein Gefühl auftaucht oder sich verstärkt. Eine andere Möglichkeit ist, nach einem dissoziativen Teil zu suchen, der mit dem Gefühl verbunden ist.

Unsere Sprache ist also sehr wichtig. Die Kommunikationsform in der Therapie beinhaltet jedoch mehr als nur Worte. Patienten interpretieren häufig unser Verhalten (oder dessen Abwesenheit) vor dem Hintergrund ihrer traumatischen Erfahrungen. Aus diesem Grund kann die Therapeutenhaltung eine machtvolle Interventionsmethode sein. Was wir tun (die Technik), ist wichtig, aber das Timing (wann), und wie wir es einsetzen, ist noch wichtiger.

Unsere eigenen neuronalen Netzwerke können bei der Arbeit mit schwer traumatisierten Menschen aktiver werden als bei anderen Patienten. Supervision und persönliche Therapieerfahrung sind entscheidend, um mit diesen Patienten zu arbeiten, besonders wenn wir als Therapeuten über viele Jahre hinweg tätig sein wollen (Mosquera et al. 2012).

7) Mentale Funktionen höherer Ordnung
Höhere mentale Funktionen sind besonders bei Patienten beeinträchtigt, die Vernachlässigung und eine traumatisierende Umgebung erlebt haben, was oft zu Bindungsstörungen führt. Ein Beispiel dafür schildert eine Patientin, die anfangs durch unterschiedliche dissoziative Anteile in Gefühlszustände geriet, denen sie nicht entkommen konnte. Nach zwei Jahren Therapie erkannte sie jedoch, dass es sich dabei lediglich um Erinnerungen handelte und sie gleichzeitig im Hier und Jetzt anwesend sein konnte. Diese Fähigkeit entwickelte sich durch modifizierte EMDR-Protokolle, die das Prozessieren dysfunktionaler Informationen mithilfe von Einwebtechniken systematisch verbesserten und mit Psychoedukation sowie supportiven Interventionen kombinierten (Mosquera et al. 2012).

Bei den Standardtechniken des EMDR wird lediglich der natürliche Heilungsprozess angestoßen. Bei schwerer Traumatisierung hingegen ist es essenziell sicherzustellen, dass dieser Prozess gesund verläuft. Das Standard-Reprozessieren erfordert gezielte Interventionen, wenn der Prozess nicht wie erwartet verläuft. Dabei kommen kurze kognitive Einwebtechniken zum Einsatz, um den richtigen Pfad wiederherzustellen. Zudem werden Ressourcen, wie adaptive Coping-Strategien und gesunde Informationen, verstärkt, um eine Verbindung mit adaptiven Gedächtnisnetzwerken zu fördern.

Bei Patienten mit schwerer Vernachlässigung und Traumatisierung können positive Entwicklungen subtiler und komplexer ausfallen als bei einer einfachen Posttraumatischen Belastungsstörung. Zu diesen Veränderungen gehören eine gesteigerte seelische Effizienz, Differenzierung, Personifikation sowie die Realisierung der eigenen Lebensgeschichte. Durch vorsichtige Interventionen können Therapeuten auf die angeborene Heilungstendenz des Menschen vertrauen. Um höhere mentale Fähigkeiten zu fördern, müssen tiefere intrapsychische Prozesse unterstützt werden als es durch einfache Ressourcenaktivierung möglich wäre (Korn & Leeds 2002).

Reflexive und metakognitive Prozesse sowie die Fähigkeit zur Selbstreflexion sollten verstärkt werden. Mentale Handlungen höherer Ordnung können dabei primitivere Denkweisen ersetzen (Van der Hart et al. 2006). Die Mentalisierungsfähigkeit hinsichtlich eigener Verhaltensweisen und Prozesse sollte weiterentwickelt werden, um primitivere Denkmechanismen zu überwinden (Fonagy et al. 2002). Ebenso ist die Differenzierung zwischen Selbst und anderen von Bedeutung (Kernberg 1993).

Ein zentraler Aspekt ist die Wiederherstellung des Gefühls von Eigenbesitz in Bezug auf das Selbst, die eigenen mentalen Inhalte und die eigene Lebensgeschichte. Dies wird von Van der Hart et al. (2006) als Personifikation bezeichnet. Darüber hinaus müssen Patienten die Fähigkeit entwickeln, zwischen Vergangenheit, Gegenwart und Zukunft zu unterscheiden und im Hier und Jetzt zu bleiben (Präsentifikation), um das EMDR-Trauma-Reprozessieren effektiv fortsetzen zu können.

Bei der Anwendung von EMDR-Techniken auf komplex traumatisierte Patienten kann es zu Blockaden oder zum Stillstand des Prozesses kommen, wodurch eine therapeutische Intervention erforderlich wird. Als Teil eines progressiven Ansatzes empfehlen wir daher den Einsatz von Einwebtechniken, um mentale Handlungen höherer Ordnung zu fördern und bilaterale Stimulation (BLS) für das Reprozessieren sowie die Installation positiver Informationen zu nutzen.

8) Entwicklungsperspektive

Ein Kind, das in einer vernachlässigenden und missbräuchlichen Umgebung aufwächst, kann bestimmte Fähigkeiten nicht entwickeln, die normalerweise durch Interaktion mit einem kohärenten und balancierten Versorger entstehen (Siegel & Hartzell 2004). Der Versorger, der in der Lage ist, Form und Bedeutung zu den affektiven Zuständen des Kindes zu geben – durch Spiegelung (Gesicht und Stimme) und Spiel –, versorgt das Kind mit Repräsentationen, die den Kern eines sich entwickelnden Selbstgefühls bilden (Bateman & Fonagy 2004).

Ein Kind, das diese Spiegelung nicht erfährt, kann keine Repräsentationen seiner affektiven Zustände bilden und wird später Schwierigkeiten haben, Realität von Phantasie zu trennen. Das vernachlässigte Selbst bleibt in seiner Selbstreflexionsfähigkeit eingeschränkt. Die fehlenden Fähigkeiten, die in frühen Lebensphasen nicht entwickelt wurden, können jedoch durch den therapeutischen Prozess erlangt werden. Ein zentraler Aspekt der Therapie bei schwer traumatisierten Menschen besteht darin, die Nachwirkungen von Entwicklungsschäden zu reparieren und die Persönlichkeit zu rehabilitieren.

Was können wir daraus lernen? Bei einem Standardpatienten reicht es meist aus, das AIP-Modell durch die Standard-EMDR-Interventionen anzustoßen, sodass der natürliche Verarbeitungsprozess seinen Lauf nimmt. Bei Patienten, die ein weniger entwickeltes strukturelles Niveau haben, müssen unsere Interventionen jedoch explizite Elemente einer sicheren Bindung beinhalten. Wir müssen dem Patienten aktiv helfen, unterentwickelte Funktionen zu entwickeln, um dysfunktionale gespeicherte Informationen (DSI) zu reprozessieren, die das System blockieren. Wenn wir uns aus dem therapeutischen Prozess heraushalten, wie es das Standard-EMDR-Protokoll vorsieht, könnte der Patient dies als Reenactment einer frühen vernachlässigenden Beziehung erleben, was wiederum die Symptomatik verstärkt.

Wir sollten nicht nur das Minimum an Zuwendung geben, sondern genau die Menge, die der Patient benötigt. Gleichzeitig dürfen wir ihm nicht alle Herausforderungen abnehmen, da es essenziell ist, seine Autonomie und seine Fähigkeit, Entscheidungen zu treffen, zu bewahren.

Ein fortschrittlicher Ansatz im EMDR sieht die kontinuierliche Integration adaptiver Elemente vor, anstatt sich ausschließlich auf die Reprozessierung traumatischer Erinnerungen zu konzentrieren. EMDR kann bei schwer traumatisierten Patienten mehr leisten als nur Ressourcenaktivierung und Standardprozessieren. Am Beginn der Therapie sollte der Fokus auf die Einführung adaptiver funktionaler Elemente gelegt werden. Kleine Fragmente können reprozessiert werden, um Blockaden zu lösen, dysfunktionale Emotionen zu reduzieren und Phobien gegenüber inneren Persönlichkeitsanteilen zu mindern. Die Aktivierung des Parasympathikus im Rahmen der EMDR-Behandlung (Elofsson et al. 2008) kann helfen, dysfunktionale Muster aufzulösen, adaptive Prozesse zu fördern und gesunde neuronale Verbindungen zu stärken.

Im therapeutischen Prozess können wir gezielt Informationen einweben, die dem System fehlen oder mit denen es sich nicht verbinden kann. Psychoedukative Elemente und Einwebtechniken sind effektive Mittel zur Verstärkung therapeutischer Interventionen. Der Therapeut kann in jeder Sitzung flexibel entscheiden, welche Dosis von bilateraler Stimulation (BLS) eingesetzt wird. Dieses Konzept bezeichnen wir als »constant interweaving« – das konstante Einweben.

Zentrale höhere mentale Prozesse, die für therapeutische Interventionen genutzt werden können, sind Mentalisierung, Achtsamkeit, Metaprozesse, Differenzierung, Synthese und Realisation. Ein wesentliches therapeutisches Mittel ist die Arbeit mit dem »erwachsenen Selbst«, das den »Hier-und-Jetzt«-Aspekt sowie die intrinsische Autonomie des Patienten betont. Überlebende schwerer Vernachlässigung und Missbrauchs kämpfen häufig mit kindlichen emotionalen Anteilen ihrer Persönlichkeit und einer unterentwickelten Fähigkeit zur Mentalisierung.

In Phase 3 des Standard-EMDR-Protokolls werden negative und positive Kognitionen besprochen. Für Patienten mit desorganisiertem Bindungsstil und Kindheitstrauma gestaltet sich dies jedoch schwierig, da sie Gedanken nicht nur als mentale Handlung, sondern als absolute Realität wahrnehmen. Bateman und Fonagy (2004) definieren zwei primitive Modi des Bewusstseins im Umgang mit mentalen Zuständen:

Modus psychischer Äquivalenz Innenwelt und Außenwelt werden als identisch erlebt. Gedanken und Imaginationen haben für den Patienten den gleichen Realitätsgehalt wie äußere Gegebenheiten. Fühlt sich ein Patient beispielsweise während des EMDR-Prozesses schuldig und entwickelt Aggressionen gegenüber einem missbräuchlichen Versorger, kann eine hilfreiche Einwebtechnik sein: »Eine Phantasie ist nur eine Phantasie, Vorstellungen können niemandem schaden«. Dieser Satz überrascht viele Patienten, da sie diese Möglichkeit zuvor nie in Betracht gezogen haben.

Als-ob-Modus Hier sind eigene mentale Zustände von der äußeren Realität entkoppelt. Ein dissoziativer Patient kann in seiner inneren Welt gefangen sein, und der Therapeut läuft Gefahr, sich in dieser mitzuverfangen. Eine spezifische Einwebtechnik, um Verbindungen zwischen innerer und äußerer Realität zu fördern, könnte lauten: »Welcher Teil von dir wird aktiv, wenn du an die Situation mit deinem Partner denkst?«. Ebenso ist es hilfreich zu explorieren, welches intrapsychische oder externe Ereignis eine Veränderung im inneren System ausgelöst haben könnte.

Bei Patienten mit sehr niedriger Mentalisierungsfähigkeit

müssen wir oft zuerst an diesen Grundlagen arbeiten, bevor wir Standard-EMDR-Techniken einsetzen können. Eine weitere Möglichkeit ist die Arbeit mit Zeichnungen: Wenn wir Patienten bitten, verschiedene Anteile von sich selbst zu malen, zeichnen sie häufig nur zwei Figuren, die sie selbst und ihren Partner darstellen. Die Aussage »Er ist nicht in dir, er ist nicht Teil von dir« kann in solchen Fällen tiefe emotionale Reaktionen auslösen. Eine hilfreiche Übungsaufgabe wäre: »Male einen Kreis, der dich selbst repräsentiert. Platziere deinen Partner außerhalb dieses Kreises und beobachte, wie sich deine Wahrnehmung verändert.«

Diese Technik ermöglicht es, ein neues Bewusstsein für die Grenzen zwischen innerer und äußerer Welt zu entwickeln und damit dysfunktionale Emotionen zu bearbeiten. Wenn beispielsweise Erinnerungen an einen missbräuchlichen Vater durch den aktuellen Partner getriggert werden, kann dies gezielt reprozessiert werden (Mosquera et al. 2012).

9) Zwei-Komponenten-Modell der Achtsamkeit nach Bishop et al. (2004)

Die erste Komponente der Achtsamkeit umfasst die Selbstregulation der Aufmerksamkeit, sodass diese bewusst aufrechterhalten wird und sich auf die unmittelbare Erfahrung konzentriert. Dies fördert das bewusste Gewahrsein aktueller Gedanken und Gefühle und kann zur Entwicklung metakognitiver Fähigkeiten beitragen, die wiederum die Kontrolle der Konzentration ermöglichen.

Die zweite Komponente ist die Orientierung auf das Hier und Jetzt. Diese Erfahrung wird mit Neugier, Offenheit und Akzeptanz verbunden sowie mit dem Denken in alternativen Kategorien, was die Entscheidungsfähigkeit fördern kann (Mosquera et al. 2012).

Im EMDR (Shapiro 2001) spielen Achtsamkeitskomponenten eine zentrale Rolle, insbesondere bei schwerer Traumatisierung. Der »mindless emotion mode«, wie ihn Teasdale (1999) beschreibt, kennzeichnet einen Zustand, in dem Patienten sich vollständig mit ihrer affektiven Reaktion identifizieren und über geringes Selbstgewahrsein, wenig innere Exploration und Reflexion verfügen. Dies kann als Aktivierung eines dissoziativen emotionalen Anteils verstanden werden.

Corrigan (2002) schlug vor, dass EMDR-Techniken bilateral den anterioren cingulären Cortex (ACC) stimulieren, um dissoziative Zustände zu verringern und die Konzentrationsachtsamkeit zu fördern, in der Affekte gut reguliert sind. Dieser Prozess kann jedoch bei schwer traumatisierten Patienten beeinträchtigt sein.

Bei schwer belasteten Patienten kann es hilfreich sein, zunächst Achtsamkeitsübungen einzusetzen und bilaterale Stimulation (BLS) gezielt einzubinden. Dies dient sowohl der Entwicklung grundlegender Achtsamkeitsfähigkeiten als auch der Reprozessierung dysfunktionaler Elemente im Hier und Jetzt.

Ein zentraler Aspekt achtsamkeitsbasierter Interventionen ist die Reduktion wertenden Denkens. Dies zeigt sich auch häufig während des EMDR-Reprozessierens bei schwer traumatisierten Patienten. In komplexen Traumafällen kann der Reprozessierungsprozess ins Stocken geraten oder blockiert werden, sodass spezifische therapeutische Interventionen erforderlich sind (Mosquera et al. 2012a).

10) Meta-Interventionen

Viele Therapeuten erkennen die Bedeutung von Meta-Prozessen und verwenden unterschiedliche Begrifflichkeiten, um diese zu beschreiben. So betont beispielsweise der Mentalisierungsansatz die Notwendigkeit, sich bewusst zu machen, wie Erfahrungen wahrgenommen werden, was eine Meta-Perspektive miteinschließt (Bateman & Fonagy 2004). Ohne explizit auf frühere Erfahrungen Bezug zu nehmen, kommt auch die kognitive Theorie zu einem ähnlichen Ergebnis.

Die kognitive analytische Theorie zur Persönlichkeitsstörung (Ryle & Kerr 2002) geht davon aus, dass Metatechniken bei betroffenen Patienten häufig gestört oder unterentwickelt sind. Dadurch bleiben bestimmte Muster reziproker Rollen abgeschnitten, was zur Unterbrechung der selbstreflexiven Fähigkeiten führt und einen Wechsel zwischen dissoziierten Zuständen begünstigt. Van der Hart et al. (2006) unterscheiden hierbei zwischen mentalen Handlungen höherer Ordnung, also reflexiven, und solchen niedrigerer Ordnung, die eher reflexhaft ablaufen. Psychoedukationelle Interventionen ermöglichen es Patienten, impulsive Reaktionen besser zu verstehen, was wiederum reflexive Handlungen fördert.

Frühe Bindungsstörungen wurden mit einer geringeren Entwicklung frontaler Areale in Verbindung gebracht (Schore 2007). Zwar wäre es zu vereinfachend, Meta-Fähigkeiten ausschließlich mit dem präfrontalen Kortex zu verknüpfen, doch die Wiederherstellung der Funktion dieses Bereichs stellt ein wichtiges Ziel in der Arbeit mit früh traumatisierten Patienten dar.

Indem wir bereits zu Beginn einer Therapie jede Technik in einem »Meta«-Stil betrachten, fördern wir die Entwicklung mentaler Prozesse höherer Ordnung. Wenn Patienten aktiv an einem schrittweisen Entscheidungsprozess teilnehmen, wenn wir ihnen helfen, ihre eigenen mentalen Zustände zu beobachten, und wenn wir Interventionen unter Berücksichtigung möglicher Konsequenzen planen, verbessern wir ihre Meta-Techniken.

Ein klinisches Beispiel für Meta-Interventionen ist die Entwicklung der Fähigkeit, verschiedene emotionale Reaktionen in Bezug auf dieselbe Situation gleichzeitig zu erleben. Der Patient lernt, eine Gesamtperspektive zu entwickeln und aus einer erwachsenen Position heraus seine gesamte innere Erfahrung zu beobachten. Diese besteht oft aus widersprüchlichen, ambivalenten und zunehmend komplexen Phänomenen, die durch therapeutische Begleitung besser verstanden und integriert werden können (Mosquera et al. 2012).

11) Realisierung und Präsentifikation in der Therapie dissoziativer Störungen

Eine zentrale Thematik in der therapeutischen Arbeit mit dissoziativen Störungen ist die Realisierung – die Fähigkeit, sich seiner Erlebnisse bewusst zu sein und zu werden. Diese Konzepte wurden in die Theorie der strukturellen Dissoziation der Persönlichkeit integriert (Van der Hart et al. 2006).

Demgegenüber stehen »Nicht-ich«-Erfahrungen, die für die Dissoziation typisch sind. Diese können als Ich-dystone Symptome beschrieben werden, die von der scheinbar intakten Persönlichkeit (ANP – Apparently Normal Part/anscheinend normaler Persönlichkeitsanteil) als fremdartige Intrusionen wahrgenommen werden. Ein wichtiger therapeutischer Schritt besteht darin, dissoziative Anteile als Teil des Selbst anzuerkennen. Dies kann erleichtert werden, indem man sich mit dissoziativen Phobien auseinandersetzt. Die Bearbeitung dissoziativer Abwehr kann es dem Patienten ermöglichen, sich schrittweise mit bislang nicht wahrgenommenen oder vermiedenen Emotionen zu verbinden.

Eine wirksame Technik ist die sogenannte »Realisierungs-Einwebtechnik«. Hierbei stellt der Therapeut gezielte Fragen wie: »Was kannst du jetzt verstehen?« oder »Was realisierst du jetzt?«. Diese Fragen aktivieren höhere mentale Funktionen, stimulieren reflexives Denken und fördern die Bedeutungsfindung. Das Erleben von Realisierung ist dabei eine häufige spontane Folge des EMDR-Reprozessierens, wodurch dessen Effekt verstärkt wird.

Ein weiteres zentrales Konzept ist die Präsentifikation – der innere Vorgang, fest in der Gegenwart verankert zu sein und die persönliche Vergangenheit, Gegenwart und Zukunft zu integrieren. Sie äußert sich in einer achtsamen, adaptiven Handlungsweise im Hier und Jetzt. Gerade den emotionalen Anteilen der Persönlichkeit (EPs) fehlt oft diese Fähigkeit; stattdessen erleben sie sich weiterhin im Zeitrahmen der traumatischen Erfahrung gefangen. Daher sollte die Orientierung im Hier und Jetzt mit emotionalen Anteilen eines der primären Ziele in der frühen Phase der Therapie sein.

Eine bewährte Methode zur Förderung der Realitätsorientierung ist die CIPOS-Methode, sie stellt eine progressive Intervention dar, die darauf abzielt, den Kontakt mit traumatischen Erinnerungen schrittweise zu intensivieren – in einem Tempo, das der Patient bewältigen kann. Durch das gezielte Einweben von Realitätsbezügen wird dort die Fähigkeit zur Verarbeitung traumatischer Erlebnisse allmählich gestärkt und die Integration gefördert (Mosquera et al. 2012).

Das Hauptproblem bei den komplex traumatisierten Patienten ist also, dass sehr viel ausgeblendet, verheimlicht oder nicht wahrgenommen wird und gleichsam hinter einem dissoziativen Schleier verschwindet. Das heißt, wir müssen als Therapeuten lernen, genau hinzuspüren, um die ausgeblendeten Bereiche wahrzunehmen und dem Patienten genau dies zurückzuspiegeln. Dann müssen wir den Patienten fortwährend unterstützen und ermuntern, und zwar dauernd und dauerhaft, damit wir wirklich an den Themen (z. B. mit EMDR) arbeiten können. Wir sollten auch andererseits ein gewisses Grundmisstrauen gegenüber zu schnell erreichten, scheinbaren Fortschritten entwickeln – nicht selten hat sich der Patient einfach nur unterworfen, um den Therapeuten zufriedenzustellen. So hatte ich einmal eine Patientin, die auf grauenvolle Weise anal missbraucht worden war, sodass sie verletzt war und tagelang nicht richtig sitzen konnte. Die Patientin sagte am Ende der Stunde, dass es ihr viel besserging, sie strahlte und ging frohgemut aus der Stunde. Aber wer will das glauben angesichts dieses Schreckens? Ich vermutete, dass sie ein Stück weit bei der Bearbeitung den innerlichen Kontakt zum Trauma verlor und sich ausblendete.

7.1.9 Das erwachsene Selbst

Mosquera et al. (2012) schlagen vor, mit dissoziativen Patienten durch das erwachsene Selbst zu arbeiten. Der gesunde Erwachsenenanteil hilft dem Kind, seine emotionalen Bedürfnisse zu befriedigen, was ein zentraler Aspekt der emotionalen Heilung ist. Besonders bei schwerer gestörten Patienten ist der Erwachsenenmodus häufig schwächer ausgeprägt. Der Therapeut sollte in diesem Fall dabei unterstützen, diesen Modus zu stärken und zu aktivieren. Der Erwachsenenmodus fungiert als eine Art »guter Elternteil«, das die nötige Fürsorge und Unterstützung bietet.

Der ANP hingegen ist zwar ein scheinbar funktionaler Anteil, jedoch fehlen ihm die relevanten Persönlichkeitsmerkmale, die beim Patienten verstärkt werden sollen. Im Gegensatz zum ANP, der eher als funktional aber unvollständig beschrieben werden kann, ist das Erwachsenenselbst ein integriertes, gesundes und gut funktionierendes Selbst – ein »zukünftiges integriertes Erwachsenenselbst« (Korn & Leeds 2002). Es beinhaltet die Fähigkeiten zur Selbstregulation, die in keinem anderen Teil der Persönlichkeit, auch nicht im ANP, vollständig entwickelt sind.

In vielen Ansätzen, die sich mit dissoziativen Teilen befassen, wie in der Ego-States-Therapie oder der Theorie der Strukturellen Dissoziation der Persönlichkeit, wird das erwachsene Selbst nicht als zentraler Bestandteil der Arbeit betrachtet. Hier wird davon ausgegangen, dass das integrierte Selbst im Verlauf des therapeutischen Prozesses entsteht, es ist das Endziel und nicht der Ausgangspunkt der Arbeit. Anders beim Ansatz nach Mosquera und Gonzalez, der hier vorgestellt wird: In ihrem Ansatz bildet das erwachsene Selbst von Anfang an den Ausgangspunkt. Diese Perspektive sollte stets im Blick behalten werden, wenn man mit dissoziativen Anteilen arbeitet. Die Arbeit mit dem erwachsenen Selbst ermöglicht es, mit einem stabilen und handlungsfähigen Anteil zu beginnen, was die Integration und Heilung im Verlauf der Therapie fördert.

Das erwachsene Selbst und die Reparatur der Bindung

Indem man »durch das erwachsene Selbst hindurch« arbeitet, entwickelt sich die therapeutische Beziehung anders als üblich: Die therapeutische Beziehung wird dabei oft zu einer emotional korrektiven Erfahrung. Bindungsstörungen sind bei sekundärer und tertiärer struktureller Dissoziation weit verbreitet. Der »genügend gute Therapeut« (das ist eine Anspielung auf den in der Psychotherapie wohlbekannten Terminus »good enough mother«, der darauf anspielt, dass bindungstechnisch die Mutter nicht perfekt sein muss, es reicht, wenn sie »gut genug« ist) muss diese Probleme aufmerksam beobachten und lernen, mit Bindungsschwierigkeiten umzugehen. Gleichzeitig sollte er darauf achten, die notwendige Autonomie des Patienten nicht zu untergraben. Die Kunst besteht darin, eine sichere Bindung anzubieten, ohne die Selbstbestimmung des Patienten zu beeinträchtigen.

Der »genügend gute« Therapeut, der die Rolle des unterstützenden Elternteils übernimmt, kann nicht nur das gegenwärtige Kind sehen, sondern muss auch das zukünftige Erwachsenenbild des Patienten vor Augen haben. Dieser Therapeut projiziert nicht seine eigenen frustrierten Wünsche oder unerfüllten Bedürfnisse auf den Patienten. Vielmehr erkennt er das authentische Potenzial, die Fähigkeiten und besonderen Charakterzüge des Patienten und vertraut darauf, dass dieser in der Lage ist, sich weiterzuentwickeln.

Für Patienten, die keine »genügend guten« Eltern hatten, bedeutet dies, dass sie mit vielen erlernten Schwierigkeiten und Defiziten aufwachsen. In diesen Fällen kann die therapeutische Beziehung selbst als eine emotional korrektive Erfahrung wirken. Der Therapeut begegnet dem Patienten nicht nur in der Gegenwart, sondern auch mit einer vertrauensvollen Sicht auf dessen zukünftige Möglichkeiten (Mosquera et al. 2012).

Den Patient stärken und ermutigen (Empowerment)

Ein weiterer Aspekt, der die Wirkung des Arbeitens aus der Position des erwachsenen Selbst potenziert, besteht darin, dem Patienten die Kraft zurückzugeben. Die Grundidee ist, die Macht zurückzugeben, die andere ihm genommen haben – ein Schlüsselaspekt in der Therapie von Überlebenden eines Traumas (Herman 1992). Patienten, die häufig traumatisiert wurden, haben das Gefühl der Machtlosigkeit entwickelt. Viele haben erfahren, dass Kämpfen die Situation oft nur verschlimmert, und haben selten die Erfahrung gemacht, wirklich die Macht zu haben, selbst zu bestimmen. Diese Erfahrung des Kontrollverlustes prägt sie und ist oft ein Hindernis auf ihrem Weg zur Heilung.

Der Patient soll lernen, sein Leben wieder selbst in die Hand zu nehmen. Der Therapeut ist eher katalytisch tätig. Das erwachsene Selbst des Patienten übernimmt die Verantwortung für die eigenen Bedürfnisse. Er lernt, mit verschiedenen inneren Anteilen klarzukommen und diese zu integrieren. Der Therapeut erklärt dem erwachsenen Selbst, wie es mit den inneren Anteilen in Kontakt gelangt. Der Therapeut tritt im Verlauf in den Hintergrund, um Abhängigkeit zu vermeiden.

Zusammenfassend ist zu sagen, dass eine wesentliche Aufgabe ist, den Patienten »durch das erwachsene Selbst« anzusprechen, ihn also nicht in einer nicht-autonomen, unterworfenen Opferhaltung zu verfestigen. Wo immer es geht, sollte die Autonomie des Patienten gefördert werden.

Arbeit an gesunden Selbstfürsorgemustern

Patienten, die in vernachlässigenden oder übergriffigen Umfeldern aufgewachsen sind, haben oft keine gesunden Selbstfürsorgemuster internalisiert (Ryle 2002). Sehr traumatisierte Personen haben häufig nie gelernt, wie man sich um sich selbst kümmert, da sie als Kinder niemanden hatten, der ihnen dies beibrachte. In vielen Fällen behandelten die Erwachsenen, die für ihre Fürsorge verantwortlich waren, sie schlecht oder sorgten sich nur unzureichend um sie.

Ein therapeutischer Ansatz, der sich als wirksam erwiesen hat, ist – wie beschrieben – das Arbeiten aus der Perspektive des erwachsenen Selbst. Hierbei wird ein neuer Weg modelliert, auf sich selbst zu schauen und die inneren Bedürfnisse zu erkennen, die von früheren Bezugspersonen negiert oder bestraft wurden. Das Erlernen gesunder Selbstfürsorgemuster ist eine zentrale therapeutische Aufgabe.

Positive Selbstfürsorge kann als ein Zusammenspiel dreier wesentlicher Elemente beschrieben werden:

- eine Haltung der Selbstwertschätzung und liebevollen Einstellung gegenüber sich selbst
- das Fehlen selbstzerstörerischer Handlungen

- konkrete Aktivitäten, die das Wohlbefinden und die persönliche Entwicklung fördern

Bereits erwähnt wurde in diesem Zusammenhang die »Loving Eyes Procedure«, bei der ein Erwachsener das innere Kind des Patienten mit unvoreingenommener, bedingungsloser Liebe betrachtet. Diese Methode ist besonders hilfreich, da traumatisierte Patienten oft Schwierigkeiten haben, diese Haltung einzunehmen. In solchen Fällen hilft die bilaterale Stimulation (BLS), Hindernisse zu überwinden und eine neue therapeutische Perspektive zu eröffnen.

Die zentrale Idee der »Loving Eyes Procedure« ist, dass Kinder sich selbst durch die Augen der Bezugspersonen wahrnehmen und das Selbstkonzept der Kinder durch die Art und Weise geprägt wird, wie sie behandelt werden. Eine gesunde Entwicklung von Selbstfürsorge erfordert daher, dass das Kind durch die Augen eines liebevollen Erwachsenen betrachtet wird.

Die Loving-Eyes-Technik kann helfen, bislang fehlende Selbstfürsorgemuster zu entwickeln und zu stärken. Indem das erwachsene Selbst des Patienten das traumatisierte innere Kind mit bedingungsloser Liebe betrachtet, können Blockaden gelöst werden. Wenn der Patient Schwierigkeiten hat, das Kind auf diese Weise zu betrachten oder bei sich Ablehnung gegenüber dem inneren Kind fühlt, deutet dies oft auf frühe Bindungsprobleme hin. Wenn diese Schwierigkeiten überwunden werden, führt die Technik zu einem besseren Bewusstsein für den eigenen Wert und fördert das Interesse an Selbstfürsorge. In der Therapie arbeiten wir mit dem Teil des Selbst, der bereits positive Selbstfürsorge kennt, und stärken diesen Anteil, um eine gesunde Fürsorgehaltung zu entwickeln. Jeder Schritt in der Interaktion zwischen dem erwachsenen Selbst und den dissoziativen Anteilen des Patienten bietet die Gelegenheit, gesunde Selbstfürsorge zu modellieren.

Selbstfürsorge ist überhaupt ein zentraler Aspekt wirksamer Traumatherapie. Es ist entscheidend, in der Stabilisierungsphase an der Etablierung gesunder Selbstfürsorgemuster zu arbeiten, um einen fruchtbaren therapeutischen Prozess zu ermöglichen (Mosquera et al. 2012). Die Übersicht offenbart Elemente der Loving-Eyes-Technik.

Loving-Eyes-Technik nach Knipe

- Kind durch die Augen der Bezugsperson wahrnehmen
- Bedingungslose Akzeptanz und Liebe
- Mitgefühlsblick
- Positive Selbstfürsorge

Gleichgewicht zwischen eigenen Bedürfnissen und den Bedürfnissen anderer

Überlebende von Vernachlässigung haben oft mit Schwarz-Weiß-Denken oder Alles-oder-nichts-Denken zu kämpfen, weil gesunde Wege zur Balance von konfligierenden Bedürfnissen in ihrer Kindheit nicht vorgelebt wurden.

Die Patienten haben eine schlechte Selbstwahrnehmung und kennen entweder eigene Bedürfnisse nicht oder bewerten sie als unwichtig. Unterdrückte Bedürfnisse können schließlich zu impulsiven Verhaltensweisen führen. Wer Selbstfürsorge gelernt hat, kann reflektierter handeln. Es geht auch um Reziprozität, d.h. die Resonanz mit dem anderen, dass man lernt, sowohl eigene als auch fremde Bedürfnisse anzuerkennen (Mosquera et al. 2012).

Körperliche Gesundheit

Körperliche Gesundheit und grundlegende Selbstfürsorge wie regelmäßiger Schlaf, Essen, körperliche Bewegung und Hygiene sind oft beeinträchtigt bei schwer traumatisierten Personen. Es ist wichtig, gezielt nach diesen Problemen zu fragen, da diese Mängel oft nicht auf den ersten Blick erkennbar sind und die Patienten sie nicht selbst ansprechen. Ein sensibler Umgang beim Nachfragen ist notwendig (Shedler et al. 1993).

Die psychoedukative Arbeit mit schwer vernachlässigten und traumatisierten Personen beinhaltet oft die Vermittlung ganz grundlegender Informationen über tägliche Aktivitäten.

Erkennen und Reagieren auf die eigenen Bedürfnisse

Kleine Kinder wissen nichts über ihre Bedürfnisse, sie fühlen sie nur. Die primäre Fürsorgeperson benennt diese Bedürfnisse, und durch diese Benennung lernt das Kind, sie zu erkennen.

Wenn die primäre Fürsorgeperson jedoch nicht in der Lage ist, sich auf das Kind einzuschwingen, kann dieser Prozess gestört werden. Manchmal gibt es in bestimmten Bereichen Vernachlässigungen, während andere Bereiche möglicherweise befriedigt werden. Zum Beispiel kann sich die Fürsorgeperson auf materielle Bedürfnisse konzentrieren und diese befriedigen, jedoch emotionale Bedürfnisse ignorieren. Oder Bedürfnisse werden einfach negiert, z. B. wenn die Mutter sagt: »Du bist nicht wirklich traurig, du solltest wegen eines so kleinen Problems nicht traurig sein.« (Invalidierung) Die Mutter könnte so ihre eigene Traurigkeit abwehren oder nicht in der Lage sein, die Emotion des Kindes zu regulieren, weil sie sie bei sich selbst nicht identifizieren oder regulieren kann.

In einigen Fällen wird die Befriedigung eines Bedürfnisses schlichtweg behindert. Das Kind ist daran gewöhnt, die Bedürfnisse der Erwachsenen zu befriedigen, hat jedoch das Gefühl, selbst nichts zu verdienen. Beispielsweise musste ein missbrauchtes Mädchen immer die Bedürfnisse des Vaters befriedigen und ihre eigenen Bedürfnisse negieren. Ihre Mutter war unterwürfig und depressiv, ebenfalls ein Opfer von Missbrauch. Das Mädchen musste sich nun auch noch um die Mutter kümmern, die ständig verletzlich und verletzt wirkte.

Besonders problematisch wird es, wenn die Mutter eine narzisstische Persönlichkeitsstörung hat. In solchen Familien sieht das Kind die Mutter als auf ihre eigenen Bedürfnisse fokussiert, während die eigenen Bedürfnisse des Kindes ständig invalidiert werden. Diese Nebeneinanderstellung der Ich-Zentrierung der Mutter und der Verneinung der kindlichen Bedürfnisse schafft eine komplexe Szenerie der Abspaltung von sich selbst, einer verzerrten und negativen Selbstwahrnehmung sowie einer zwanghaften und defensiven Ersetzung von exzessiver Fürsorge statt Fürsorge für sich selbst (Mosquera et al. 2012).

Selbstverletzende Verhaltensweisen

Selbstverletzende Verhaltensweisen sind bei 82 % der Menschen mit dissoziativen Störungen präsent (Ebrinc et al. 2008). Patienten, die sich selbst verletzen, haben höhere Dissoziationswerte und erlebten häufig ein frühes Trauma.

Selbstverletzende Verhaltensweisen und Suizidversuche können als extreme Inversionen von gesunden Selbstfürsorgemustern betrachtet werden.

Manchmal wird der Teufelskreis durch die Therapeutin verschärft, indem dieses Verhalten als aufmerksamkeitssuchend dargestellt wird. Weil die Wut auf den Täter bei Missbrauch nicht ausagiert werden kann, wenden manche Patient sie gegen sich selbst.

Dieses invertierte Selbstfürsorgemuster kann auch den Versuch darstellen, einen gehassten Anteil des Selbst auszulöschen. Sowohl suizidales als auch nicht-suizidales Selbstverletzungsverhalten ist ein gutes Beispiel für Ersatzhandlungen (Van der Hart et al. 2006), bei denen ineffektive Handlungen ergriffen werden, um das gewünschte Ziel zu erreichen.

Tolerieren positiver Rückmeldungen

Überlebende früher Vernachlässigung und Missbrauchs erlebten als Kinder oft zu wenig mütterliches Spiel, zu wenig Dialog zwischen Mutter und Kind sowie zu wenig Anerkennung von ihren Fürsorgepersonen. Normale positive Anerkennung sozialer Art wirkt dann angstauslösend. Diese Kinder haben Schwierigkeiten, solche Interaktionen überhaupt wahrzunehmen (verdeckter Fehler der Wahrnehmung). Wenn sie sie bemerken, zeigen sie oft eine Vielzahl offener (Verhaltens-) oder verdeckter (mentale Handlungen) Verteidigungen gegen die Assimilierung dieser Erfahrungen.

Generell kann man sagen, dass viele der vernachlässigten und missbrauchten Patienten einfach ein absolut hundsmiserables Selbstbild haben. Wenn sie dann plötzlich gelobt werden, passt das nicht zu ihrem Selbstbild. Das ist einfach nicht zu integrieren, daher wehren sie es auf mannigfaltige Weise ab (Mosquera et al. 2012).

Teilnahme an positiven Aktivitäten oder Beziehungen

Selbst wenn Individuen gute Gefühle von Anerkennung und Wertschätzung erlebten, kann es sein, dass schwerer gestörte Personen es nicht gewohnt sind, positive Aktivitäten durchzuführen oder Aktivitäten, die auf ihr Wohlbefinden gerichtet sind. Oft denken sie, sie hätten es nicht verdient, ein positives Leben zu führen. Viele sind gefangen in Scham und Schuld und denken, sie hätten nur schlechte Dinge verdient. In ihrer frühen Umgebung war es nicht gewöhnlich, positive Dinge zu erleben, sodass sie nicht diesen basalen Aspekt des Lebens erlernten. In vielen Fällen wurde Lebensfreude bestraft oder kritisiert. Einfache Dinge wie Spielen wurde von den Eltern als selbstverliebtes Verhalten abgestraft.

Oft können sie nicht abschalten und einfach mal nichts tun. Sie tendieren dazu, ihre Zeit mit nie enden wollenden Aktivitäten zu füllen, die nicht notwendigerweise angenehm sind. Sie haben Schwierigkeiten, mit sich selbst zu sein, und denken, das wäre vertane Zeit (Mosquera et al. 2012).

Übertriebene Fürsorge

In vielen Familien kommt es vor, dass ein Elternteil das Kind verletzt oder ignoriert, während gleichzeitig auch der andere Elternteil vernachlässigt oder geschädigt wird. Das Kind tendiert dann dazu, sich stark an den Elternteil zu klammern, der es nicht missbraucht, und beginnt, sich um den verletzten, depressiven Elternteil zu kümmern (Ryle & Kerr 2002). In Haushalten, in denen kein Erwachsener sich richtig um das Kind kümmert, müssen sich die Kinder gegenseitig unterstützen oder sich um andere Familienmitglieder kümmern. Das gibt den Kindern ein Gefühl von Kontrolle, was es zu ihrem bevorzugten Verhaltensmuster macht. Diese Menschen kümmern sich dann sehr um andere, vergessen aber ihre eigenen Bedürfnisse und Wünsche. Es kann auch sein, dass das Kind durch dieses Verhalten versucht, sich selbst vor weiterem Schaden zu schützen. Im Kindesalter wird dieses Verhalten jedoch schnell zu einem problematischen Muster.

Die Grenzen eines missbrauchten Kindes werden systematisch und häufig verletzt, sowohl körperlich als auch emotional. Niemand schützt das Kind, und es lernt auch nicht, sich selbst zu verteidigen. In der frühen Umgebung des Kindes war es nicht nur schwer, »Nein« zu sagen, sondern auch gefährlich. Eine unterwürfige Haltung war oft der einzige Weg, um zu überleben, was sich im Laufe der Zeit zu einem chronischen Zustand entwickeln konnte (»erlernte Hilflosigkeit«).

Diese Menschen nehmen sich oft als besonders verletzlich und schwach wahr. Das natürliche Reaktionsmuster des Körpers, das auf Gefahr reagieren würde, wird blockiert, um zu überleben. Angst und Wut werden bei Überlebenden von Missbrauch oft nicht vollständig verarbeitet, und bei dissoziativen Patienten sind diese Gefühle häufig nur mit bestimmten inneren Anteilen verbunden. Die nicht-integrative Persönlichkeit (ANP) (Van der Hart et al. 2006) zeigt sich in einem Mangel an Selbstvertrauen, was jedoch gleichzeitig auch extreme Wut in sich tragen kann, die entweder im Inneren bleibt oder auf dem Weg unkontrollierter Ausbrüche nach außen gerichtet wird.

Diese Patienten haben oft Schwierigkeiten, sich ihrer eigenen Grenzen bewusst zu werden. Sie haben so schwere Erfahrungen gemacht, dass sie nicht erkennen können, dass es in Ordnung ist, sich nicht ständig um alles zu kümmern. Sie neigen dazu, sich um die Probleme anderer Menschen zu kümmern und viel zu ertragen, bis sie irgendwann an ihre Grenzen stoßen. Der Glaube, stark zu sein, dient als eine Art Schutzmechanismus, der ihnen hilft, sich vor weiterem Schaden zu bewahren und sich von dem schwachen, verletzten Elternteil zu distanzieren. Doch dieser Glaube ist starr und lässt keine flexiblen Strategien zu, wenn das Gefühl, alles bewältigen zu können, einmal nicht mehr ausreicht.

Zusammenfassend ist also zu sagen: Neben den Themen »Erkennen der dissoziativen Sprache« und »Arbeiten durch das erwachsene Selbst« ist auch an gesunden Selbstfürsorgemustern zu arbeiten, d. h., die auf verschiedenen Ebenen selbstschädigenden Verhaltensweisen des Patienten sind zu hinterfragen und zu bearbeiten.

Immerzu ist zu beachten, dass das AIP (Adaptive Informationsprozessierungssystem) des Patienten oftmals unreif ist und vielfältige Unterstützung seitens des Therapeuten erfordert, damit z. B. EMDR funktionieren kann. Zudem ist auf die Schäden am Bindungssystem Rücksicht zu nehmen und darauf, die häufig damit verbundenen inneren Kämpfe, die mehr im Vordergrund stehen als die eigentlichen traumatischen Erlebnisse, nicht einfach gedankenlos durchprozessiert werden können (mit den üblichen Standardtechniken).

Literatur

Bateman AW, Fonagy P (2004). Mentalization-based treatment of BPD. J Pers Disord; 18(1): 36–51.

Bishop SR, Lau M, Shapiro S, Carlson L, Anderson ND, Carmody J et al. (2004). Mindfulness: A proposed operational definition. Clinical Psychology: Science and practice; 11(3): 230.

Bowlby J (1980). Bindung. Eine Analyse der Mutter-Kind-Beziehung. München: Kindler.

Brown DP, Scheflin AW, Hammond DC (1998). Memory, trauma treatment, and the law. New York: W. W. Norton.

Corrigan PW (2002). Empowerment and Serious Mental Illness. Treatment Partnerships and Community Opportunities. Psychiatric Quarterly; 73: 217–228.

Ebrinc S, Semiz UB, Basoglu C, Cetin M, Agargun MY, Algul A, Ates A (2008). Self-mutilating behavior in patients with dissociative disorders. The role of innate hypnotic capacity. J Traum Dissoc; 45(1): 39–48.

Elofsson UOE, Schèele B von, Theorell T, Söndergaard HP (2008). Physiological correlates of eye movement desensitization and reprocessing. J Anx Disord; 22(4): 622–634.

Fonagy P, Target M (2002). Neubewertung der Entwicklung der Affektregulation vor dem Hintergrund von Winnicotts Konzept des »falschen Selbst«. Psyche; 9–10: 839–862.

Fonagy P, Gergely G, Jurist EL, Target M (2002). Affect regulation, mentalization, and the development of the self. New York: Other Press.
Gonzalez A, Mosquera D (2012a). The A-B-C of Severe Traumatization. In: Gonzalez A, Mosquera D (Hrsg). EMDR and Dissociation: The Progressive Approach. A. I.; 11–20.
Gonzalez A, Mosquera D (eds) (2012b). EMDR and Dissociation: The Progressive Approach. A. I.
Gonzalez A, Mosquera D, Leeds A, Knipe J, Solomon R (2012a). AIP Model and Structural Dissociation: A Proposal to Extend the Framework. In: Gonzalez A, Mosquera D (eds). EMDR and Dissociation: The Progressive Approach. A. I.; 21–42.
Gonzalez A, Mosquera D, Leeds A (2012b). Enhancing High Order Mental Fuctions: Beyond Resource Installation. In: Gonzalez A, Mosquera D (eds). EMDR and Dissociation: The Progressive Approach. A. I.; 59–86.
Herman JL (1992). Trauma and recovery. New York, N. Y.: Basic Books.
Hofmann A (2004). EMDR bei schweren dissoziativen Störungen. Stuttgart: Thieme.
Kernberg OF (1993). Psychodynamische Therapie bei Borderline-Patienten. Bern: Huber.
Kluft RP (1982). Varieties of hypnotic interventions in the treatment of multiple personality. Am J Clin Hypnosis; 24(4): 230–240.
Korn DL (2002). Preliminary evidence of efficacy for EMDR resource development and installation in the stabilization phase of treatment of complex posttraumatic stress disorder. J Clin Psychol; 58: 1465–1487.
Korn DL, Leeds AM (2002). Preliminary evidence of efficacy for EMDR resource development and installation in the stabilization phase of treatment of complex posttraumatic stress disorder. J Clin Psychol; 58(12): 1465–1487.
Leeds AM (2009). A guide to the standard EMDR protocols for clinicians, supervisors, and consultants. New York: Springer.
Mosquera D, Gonzalez A, Seijo N (2012). The Dissociative Language. In: Gonzalez A, Mosquera D (eds). EMDR and Dissociation: The Progressive Approach. A. I.; 43–58.
Multhaup KS, Johnson MD, Tetirick JC (2005). The wane of childhood amnesia for autobiographical and public event memories. Appl Cogn Psychol; 13(2): 161–173.
Ogden P, Minton K, Pain C (2010). Trauma und Körper. Ein sensumotorisch orientierter psychotherapeutischer Ansatz. Paderborn: Junfermann.

Ryle A (2002). Personality disorder. Br J Psychiatry; 181: 76–77; author reply 77–78.
Ryle A, Kerr IB (2002). Introducing cognitive analytic therapy. Principles and practice. Chichester, New York: John Wiley & Sons.
Schore AN (2005). A neuropsychoanalytic viewpoint: Commentary on paper by Steven H. Knoblauch. Psychoanalytic Dialogues; 15(6): 829–854.
Schore AN (2007). Affektregulation und die Reorganisation des Selbst. Stuttgart: Klett-Cotta.
Shapiro S (2001). Enhancing self-belief with EMDR. Developing a sense of mastery in the early phase of treatment. J EMDR Pract Res; 55(4): 531–542.
Shedler J, Mayman M, Manis M (1993). The illusion of mental health. American Psychologist; 48(11): 1117.
Siegel DJ, Hartzell M (2004). Gemeinsam leben, gemeinsam wachsen. Wie wir uns selbst besser verstehen und unsere Kinder einfühlsam ins Leben begleiten können. Freiamt: Arbor-Verlag.
Teasdale JD (1999). Metacognition, mindfulness and the modification of mood disorders. Clinical Psychology & Psychotherapy: An International Journal of Theory & Practice; 6(2): 146–155.
Teicher MH, Tomoda A, Andersen SL (2006). Neurobiological consequences of early stress and childhood maltreatment. Are results from human and animal studies comparable? Ann New York Acad Sci; 1071: 313–323.
Van der Hart O, Steele K, Nijenhuis ER, Matthess H (2006). Strukturelle Dissoziation der Persönlichkeit und die Behandlung traumatischer Erinnerungen. Paderborn: Junfermann.

8 Spezielle Interventionen bei komplex traumatisierten und dissoziativen Patienten

Im Folgenden werden gängige Techniken zusammengetragen, die sich bei der Behandlung schwerer »Traumafälle« in der Alltagsarbeit als nützlich erwiesen haben, aber teils weniger bekannt sind.

8.1 Psychoedukative Interventionen

Überlebende von frühkindlicher Vernachlässigung und traumatischen Erfahrungen haben oft keinen Zugang zu positiven Erinnerungsnetzwerken, die gesunde, adaptive Informationen enthalten. Wenn solche Netzwerke zwar vorhanden sind, fällt es den Betroffenen dennoch schwer, sie zu aktivieren, wenn dysfunktionale Netzwerke getriggert werden. In solchen Fällen muss der Therapeut häufig mit geeigneten Informationen eingreifen, um den Patienten dabei zu helfen, zu verstehen, was Kinder für eine gesunde Entwicklung benötigen und wie sie emotionales Selbstmanagement erlernen können. Es geht darum, den Betroffenen klarzumachen, dass sie gute Selbstfürsorge verdienen, und ihnen zu zeigen, wie sie positive Modelle für das Empfangen von Hilfe durch andere entwickeln können, während sie gleichzeitig klare Grenzen setzen und eine Balance in ihren zwischenmenschlichen Beziehungen finden.

In der therapeutischen Beziehung sollte der Therapeut diese Aspekte ebenfalls vorleben und somit ein gesundes Modell für den Patienten bereitstellen. Dies hilft dem Patienten zu erkennen, dass das Entwickeln gesunder Beziehungen und das Setzen von Grenzen nicht nur möglich, sondern auch notwendig für das eigene Wohlbefinden sind.

Viele Patienten haben Schwierigkeiten zu erkennen, was in Bezug auf ihre primären Fürsorgepersonen unangemessen war. Der Therapeut muss dem Patienten beibringen, dass es nichts Schlimmes ist, über die eigenen Verletzungen zu sprechen, und dass dies keine negative Beurteilung der primären Bezugspersonen bedeutet. Vielmehr geht es darum, sich selbst zu heilen und den eigenen Zustand zu verbessern, ohne dass dadurch Schaden angerichtet wird (Gonzalez et al. 2012a).

8.2 Die Arbeit mit dem Inneren Kind

Kommen wir noch einmal zur Loving-eyes-Technik zurück. Diese Instruktion, den Patienten aufzufordern, einfach nur auf das Kind mit liebenden Augen zu sehen, wird oft mit bilateraler Stimulation kombiniert und führt normalerweise zu einer Reduktion der Phobie des Erwachsenen-Ichs (ANP) in Bezug auf das Kind-Ich (EP). Der Patient erlebt die Situation aus der Sicht des Erwachsenen und wird sich bewusst, was das Kind in einer traumatisierenden und überwältigenden Erfahrung fühlte. Dabei werden die dysfunktionalen Erinnerungen des Kindes anerkannt, validiert und aufgelöst, indem sie ins narrative Gedächtnis überführt werden. Dies reduziert oder beseitigt die dissoziative Trennung zwischen ANP und EP.

In der Interaktion zwischen dem Erwachsenen und dem Inneren Kind können verschiedene Schritte und Prozesse stattfinden, die sowohl emotionale als auch kognitive Ebenen ansprechen. Zu Beginn kann der Erwachsene das Kind einfach nur ansehen und dabei versuchen, die Gefühle des Kindes zu verstehen.

Ein weiterer wichtiger Schritt ist die Reflexion: Das Kind könnte den Erwachsenen auffordern, sich vorzustellen, was es ihm sagen würde, wenn es jetzt sprechen könnte. Diese Fragen eröffnen dem Erwachsenen die Möglichkeit, die wahren Bedürfnisse des Kindes zu erkennen und sie ernst zu nehmen. Der Erwachsene reagiert darauf, indem er versucht, diese Bedürfnisse zu erfüllen und sich auf die negativen Gedanken und Kognitionen des Kindes einlässt, insbesondere jene, die das Kind in Bezug auf sich selbst entwickelt hat.

Wenn das EP beginnt, mit dem Erwachsenen zu kommunizieren, sollte der Therapeut diese Kommunikation behutsam steuern. Phobische Reaktionen des Erwachsenen können mit bilateraler Stimulation bearbeitet werden. Wenn das ANP phobisch gegenüber dem EP ist, wird der dominante Affekt wahrscheinlich der Drang des Erwachsenen sein, nicht über das Kind nachzudenken. Diese Vermeidung kann mit BLS bearbeitet werden. Dabei geht es nicht nur darum, die Vermeidung zu verarbeiten, sondern auch relevante Informationen über Selbstfürsorge zu integrieren. Der Erwachsene sollte verstehen, was das Kind zum Zeitpunkt des Traumas benötigt hätte. Diese Frage selbst stellt einen Perspektivenwechsel dar, der besonders wichtig ist, wenn niemand während dieser Jahre auf die Bedürfnisse des Kindes geachtet hat (Gonzalez et al. 2012a).

Viele Patienten können sich gut um andere kümmern, aber schlecht um sich selbst. Diese Patienten haben oft eine ausgeprägte Selbstverachtung oder zeigen wenig Interesse an ihrem eigenen Wohlbefinden, was für Außenstehende als seltsam oder irrational erscheint. Therapeuten geraten dann häufig in schwierige Diskussionen, in denen sie den Patienten zu überzeugen versuchen, dass er »okay« ist, während der Patient dagegen argumentiert und die vielen Mängel und Fehler in seinem Leben aufzählt.

Kognitionen und Affekte von Scham haben häufig eine defensive Funktion. Ein Kind, das in einer missbräuchlichen oder vernachlässigenden Umgebung aufwächst, neigt dazu, zu denken: »Ich bin ein schlechtes Kind, aber meine Eltern sind gut«, was zwar objektiv falsch sein mag, aber für das Kind leichter zu ertragen ist als der Gedanke »Ich bin ein gutes und unschuldiges Kind, das von den Menschen vernachlässigt oder missbraucht wird, die sich um mich kümmern sollten«. Diese Vorstellung macht Angst, auch wenn sie nur kurzzeitig gedacht wird (Gonzalez et al. 2012a).

In Tomkins' affektiver Theorie (1962) wird primäre Scham immer dann ausgelöst, wenn ein Missverhältnis zwischen den Reaktionen einer Fürsorgeperson und den tatsächlichen Bedürfnissen des Kindes besteht. Kinder richten ihre Augen, Stimmen und Arme auf ihre Fürsorgeperson, um ihre Bindungsbedürfnisse zu artikulieren. Wenn diese Bedürfnisse in einem missbräuchlichen oder vernachlässigenden Umfeld wiederholt nicht erkannt werden, erfahren sie primäre Scham. Dies führt zu mentaler Verwirrung. Wenn die Sprache und das Selbstkonzept des Kindes sich entwickeln, wird dieses Konzept häufig mit den wiederholten Erfahrungen von Scham verbunden, was zu einem Selbstbild der Wertlosigkeit führt und zu der Vermeidung, grundlegende Bindungsbedürfnisse zu äußern. Die Selbstwahrnehmungen, die aus diesen wiederholten Erfahrungen von Scham entstehen, dienen als eine defensive Funktion.

Tragischerweise werden Kinder oft von ihren Eltern für Situationen verantwortlich gemacht und bloßgestellt, die sie selbst verursacht haben. Aus diesem Grund wird Scham – sowohl als Kernidentität als auch als dominanter Affekt – oft bei Menschen beobachtet, die schweren Missbrauch und Vernachlässigung in ihrer Kindheit erlebten.

Erwachsene Patienten, die mit dieser Dynamik in die Therapie kommen, profitieren von einem doppelten Ansatz: Erstens kann es hilfreich sein, ein kognitives Verständnis der defensiven Funktionen ihrer Schamgefühle zu entwickeln – nämlich dass diese Schamgefühle dazu dienten, das positive Bild von Fürsorgepersonen aufrechtzuerhalten. Zweitens ist es sinnvoll, mit EMDR Schlüsselbilder von Vernachlässigung oder Missbrauch zu bearbeiten, wobei der Fokus auf den körperlichen Empfindungen von Scham liegt – dem Gefühl des Ausgeschlossenseins und dem Gefühl, intrinsisch schlecht zu sein.

Der Patient hat oft Fürsorgequalitäten, die er in Bezug auf andere ausdrücken kann, aber nicht auf sich selbst richtet. Wenn die Technik BLS (bilaterale Stimulation) verwendet wird, entwickelt sich das System oft spontan in Richtung eines gesunden Selbstfürsorgemusters und verbindet die Fürsorgenetzwerke mit den vernachlässigten Selbstfürsorgenetzwerken. Häufiger muss der Therapeut jedoch die Intervention so steuern, dass eine Synthese der beiden Anteile erreicht wird.

Es ist nicht ungewöhnlich, dass Patienten eine negative Sichtweise auf sich selbst entwickeln, wenn sie sich selbst auf die gleiche Weise betrachten, wie es ihre eigenen Fürsorgepersonen taten. In solchen Fällen kann es hilfreich sein, den Patienten zu fragen, ob er sich selbst durch seine eigenen Augen sieht – durch dieselben Augen, mit denen er andere Menschen betrachtet. Wenn eine pathologische Idealisierung des Fürsorgers vorliegt, können vorsichtige psychoedukative Interventionen in die Technik integriert werden. Wir fragen den Patienten, wie er die gleiche Situation sehen würde, wenn er die Person betrachten würde, die er am meisten in der Welt liebt. Wir helfen dem Patienten, sich mit seiner Fürsorgerrolle zu verbinden, indem wir Fragen stellen und anregen, darüber zu sprechen. Wenn dies gelingt, bitten wir den Patienten, das Bild zu verändern und mit denselben Augen auf das eigene innere Kind zu schauen. Sobald der Patient dies tut, starten wir mit der BLS-Technik.

Das Ziel dieser Technik ist, dass der Erwachsene das Kind mit bedingungsloser Liebe und Akzeptanz – mit »liebenden Augen« – anschauen kann. Der Erwachsene sollte in der Lage sein, dem Kind zu sagen: »Ich möchte mich um dich kümmern, in einer anderen Weise als sie es getan haben.« Eine hilfreiche Intervention des Therapeuten könnte dann lauten: »Würdest du wissen, wie man sich um dieses Kind kümmert?« oder »Würdest du es besser machen als sie es getan haben?«

Die Übung kann beendet werden, wenn beide Teile eine Art körperlicher Verbindung spüren, wie eine Umarmung oder Händchenhalten. Manchmal können störende Elemente auftreten, die wir mit BLS reprozessieren. Wenn Kind und Erwachsener eine körperliche Verbindung erleben, verstärken wir diese mit BLS. Es kann auch hilfreich sein, dem Patienten vorzuschlagen, sich selbst zu helfen, indem er sich vorstellt, er halte ein Baby. Oder er kann versuchen zu spüren, wo im Körper er Wärme und Mitgefühl für das Kind empfinden würde (Gonzalez et al. 2012b).

Meine Erfahrung ist: Es gibt Patienten, die man mit dem üblichen EMDR-Vorgehen nicht erreichen kann, die emotional noch sehr kindlich wirken (kognitiv können sie durchaus sehr stark sein, z. B. erfolgreich in schwierigen Berufen). Wenn man sich dann mit dem üblichen EMDR-Vorgehen an ihnen die Zähne ausbeißt, kann es hilfreich sein, durch einen Schritt in eher imaginative Techniken, Einführung von imaginativen Helferwesen etc., das Eis zu brechen. Besonders die »Innere-Kind-Arbeit« hilft hier häufig sehr.

8.3 Arbeiten mit Teilen und Selbstfürsorge

Dissoziative Anteile sollten lernen, füreinander zu sorgen. Ziel ist es, die Kooperation innerhalb des dissoziativen Systems zu stärken. Jedes Mal, wenn wir mit einem dissoziierten Anteil in Kontakt treten, bietet sich die Gelegenheit, dass das erwachsene Selbst ein gesundes Muster der Selbstfürsorge modelliert und verstärkt. Es geht darum, dass der erwachsene Anteil die zugrundeliegenden Bedürfnisse versteht und erkennt, dass diese auf adaptive Weise ausgedrückt werden können. Wir arbeiten darauf hin, eine integrativere Kapazität zu entwickeln, die es ermöglicht, zwischen all diesen inneren Elementen ein neues Gleichgewicht zu finden (Gonzalez et al. 2012b).

Das Problem ist ja, dass die Anteile sich gegenseitig nicht kennen oder wechselseitig ausgrenzen und einander eher behindern. Es geht darum, dass die Grenzen diesbezüglich durchlässiger werden und daran gearbeitet wird, dass ein positiver Kontakt entstehen kann zwischen dissoziierten Anteilen.

Der Therapeut sollte achtsam sein für die Interaktionen zwischen den verschiedenen Anteilen und dazu ermutigen, konkurrierende, ängstliche oder feindselige Haltungen in ein gegenseitiges Verständnis der Bedürfnisse umzuwandeln. Statt die anderen Anteile als Bedrohung wahrzunehmen, sollten sie als wertvolle Ressourcen erkannt werden. Ein Teil kann sich um einen anderen kümmern – und genau das kann eine starke, stabilisierende Kraft sein.

Psychoedukative Elemente lassen sich gezielt in diesen Prozess einweben. Schwer traumatisierte Menschen verfügen oft nicht über das notwendige Wissen darüber, was in zwischenmenschlichen Beziehungen angemessen ist und was nicht. Beispielsweise kann das erwachsene Selbst, wenn es mit einem kindlichen Anteil in Kontakt kommt, überprüfen, welche Bedürfnisse dieser Teil hat. Die frühere Erfahrung könnte gewesen sein, dass das Kind vor allem darauf bedacht war, die Bedürfnisse der Erwachsenen zu erfüllen, indem es seine eigenen Bedürfnisse unterdrückte. Durch das Modellieren einer neuen, gesünderen Beziehung zwischen dem Erwachsenen- und dem Kind-Anteil wird wichtige und heilsame Information in das System eingeführt.

Vergangene Erfahrungen lassen sich so mit inneren Beziehungsmustern verknüpfen. Durch bilaterale Stimulation (BLS) können wir neue Muster verstärken, Momente der Erkenntnis stabilisieren oder Elemente verarbeiten, die einen grundlegenden Wandel in Richtung einer besseren Selbstfürsorge blockieren.

Ein gesteigertes Mitgefühl zwischen den inneren Anteilen wirkt sich häufig auch auf äußere Beziehungen aus. Dieser Effekt kann zusätzlich gefördert werden, indem der Patient versteht, wie die Veränderung seines Selbstfürsorgemusters seine Interaktionen mit anderen Menschen im gegenwärtigen Leben beeinflussen wird.

8.4 Selbstfürsorge als Hilfsmittel zur emotionalen Selbstregulation

Oft haben Patienten Schwierigkeiten dabei, unterschiedliche Emotionen zu tolerieren. Manchmal werden sie durch intensive Emotionen überwältigt, ein anderes Mal weisen sie jedwede spezifische Emotion zurück. Zum Beispiel können sie keine Scham tolerieren, und das kann das globale Emotionsmanagement verändern.

8.5 Die »Für-das-Kind-sorgen«-Technik

Aus der Perspektive der Selbstfürsorge kann der Patient seine Emotionen als Ausdruck seiner Bedürfnisse betrachten, die verstanden und erfüllt werden sollten – anstatt sie als Feinde zu sehen. Ein hilfreicher Ansatz dazu ist die »Für-das-Kind-sorgen«-Technik, die ein adäquates Fürsorgeverhalten trainiert (Gonzalez et al. 2012b).

Diese Methode wird angewendet, wenn der Patient ein störendes Gefühl wahrnimmt:

Förderung des Fürsorgeverhaltens Zunächst prüfen wir, ob die Vorstellung eines kleinen Kindes beim Patienten Fürsorge auslöst. Falls die Patientin negative Erfahrungen mit Babys gemacht hat (z. B. durch eine Abtreibung oder den Verlust eines eigenen Kindes), kann das Babybild durch ein Haustier oder eine symbolische Repräsentation der Emotion ersetzt werden.

Symbolisierung der Emotion Manche Patienten profitieren davon, die Emotion zu symbolisieren, um eine distanzierte Perspektive zu entwickeln. Die Vorstellung der Emotion als ein beobachtbares Objekt hilft sowohl Patienten, die dazu neigen, zu tief in Emotionen einzutauchen, als auch jenen, die Schwierigkeiten haben, sich damit zu verbinden. Man kann z. B. nach der Farbe der Emotion fragen.

Verkörperung der Emotion (Embodiment) Der Patient wird dazu angeleitet, die Emotion in seinem Körper zu lokalisieren: »Beobachte, wo du die Emotion im Körper spürst.«

Übertragung auf eine Babyfigur Anschließend erfolgt der Wechsel von der Emotion zur Babyvorstellung: »Stell dir vor, dass sich an dieser Stelle ein kleines Baby befindet.«

Förderung der Fürsorgegeste »Lege eine Hand auf diese Stelle und kümmere dich um das Baby, das sich schlecht fühlt.«

Oft legen Patienten ihre Hände zwar auf die betroffene Region, doch ihre Geste wirkt eher so, als würden sie versuchen, die Emotion zu entfernen. In solchen Momenten ist es hilfreich zu verdeutlichen, dass der Versuch, gegen Emotionen anzukämpfen, sie meist nur verstärkt. Stattdessen ist es sinnvoll, die Emotion dort zu belassen und ihr mit Fürsorge zu begegnen, anstatt gegen sich selbst zu kämpfen.

Da viele Patienten Schwierigkeiten mit der Emotionsregulation haben, wird diese Art der Interaktion bewusst modelliert. Dabei helfen einfache Vergleiche: Ein kleines Baby zu beruhigen erfordert Geduld – manchmal genügt es, in sanftem Ton zu sprechen, manchmal reicht allein die Präsenz einer vertrauten Person. Die Wärme, der Atem und die ruhige Ausstrahlung einer Bezugsperson tragen dazu bei, dass sich das Baby allmählich regulieren kann. Es ist verständlich, dass Ungeduld oder Sorge aufkommt, wenn sich nicht sofort eine Veränderung zeigt. Doch mit der Zeit stellt sich eine Beruhigung ein, weil das Kind spürt, dass jemand da ist, und allmählich lernt, sich selbst zu regulieren.

Ähnlich kann es bei intensiven Emotionen dauern, bis sie nachlassen, insbesondere wenn sie mit Schmerz oder Leid verbunden sind. Der entscheidende Punkt ist, dass niemand mit diesen Gefühlen allein bleiben muss. Auch wenn sich die Emotion nicht sofort verändert, ist es wichtig, sich nicht entmutigen zu lassen. Die Bemühung, geduldig und unterstützend mit sich selbst umzugehen, ist bereits ein zentraler Schritt.

Der wichtigste Aspekt dieser Intervention liegt nicht allein in den Worten, sondern vor allem in der nonverbalen Kommunikation. Eine unterstützende Geste, wie das sanfte Auflegen der Hand auf die betroffene Stelle, sowie ein ruhiger, einfühlsamer Tonfall verdeutlichen, wie mit herausfordernden Emotionen umgegangen werden kann. Falls Frustration, Verzweiflung oder Ungeduld auftreten, wird gezeigt, wie Ruhe, Geduld und Vertrauen in die eigenen Fähigkeiten dazu beitragen, einen besseren Umgang mit der Situation zu finden.

Je nach Patient kann die bilaterale Stimulation (BLS) unterstützend in den Prozess integriert werden. Während einige durch BLS eine direkte Entspannungsreaktion erleben, empfinden andere die Stimulation als zu intensiv, was kontraproduktiv sein kann. Die Entscheidung, ob BLS genutzt wird, hängt daher von früheren klinischen Erfahrungen mit dem jeweiligen Patienten ab. Eine mögliche Herangehensweise ist es, zunächst ohne BLS zu arbeiten und sie dann schrittweise einzuführen, um die Regulationsfähigkeit zu fördern. Schließlich kann sie während des gesamten Prozesses genutzt werden, um die Wirkung der Intervention weiter zu verstärken – wobei immer eine individuelle Anpassung erforderlich ist (Gonzalez et al. 2012b).

8.6 Affekttoleranz und Integration mit dem EMDR-PAT-Protokoll

Leeds (2023) entwickelte ein modifiziertes EMDR-Protokoll zur Förderung der positiven Affekttoleranz und Integration (PAT, Positive Affekttoleranz-Protokoll). Dieser Ansatz beginnt mit einer Psychoedukation zur Bedeutung von geteiltem interpersonellen positiven Affekt. Anschließend erlernen und üben die Patienten eine dreistufige Verhaltensübung. Nach der Rückkehr berichten sie über ihre Beobachtungen und Erfahrungen bei der Anwendung im Alltag. Danach werden Momente von interpersonellem positiven Affekt und Verbundenheit identifiziert, die oft eine Mischung aus positiven Emotionen und Verteidigungsreaktionen auslösen. Diese werden mit den technischen Schritten des PAT-Protokolls verarbeitet. Der Prozess wird wiederholt, bis die Patienten eine zunehmende Fähigkeit entwickeln, positive Affekte im interpersonellen Kontakt zu tolerieren und in ihr jeweiliges Selbstbild zu integrieren (Gonzalez et al. 2012b).

Überlebende emotionaler Vernachlässigung mit wenig oder keiner Erfahrung von geteiltem positiven Affekt und Einfühlung durch Bezugspersonen können von der Arbeit mit dem PAT-Protokoll profitieren. Es hilft ihnen, allmählich geteilte positive Emotionen in ihr Selbstkonzept und ihre interpersonellen Muster zu assimilieren. Alternativ können Überlebende früher Missbrauchserfahrungen sich an Kindheitssituationen erinnern, in denen sie für den Ausdruck positiver Emotionen wie Stolz oder Freude bestraft wurden. Ihre Abwehr gegen das Erleben und Zeigen positiver Affekte sollte durch Standard-EMDR auf diese frühen Erinnerungen hin bearbeitet werden.

Manchmal ist nicht eine einzelne Emotion das Hauptproblem, sondern der Wechsel zwischen verschiedenen emotionalen Zuständen und die Schwierigkeit, widersprüchliche Gefühle gleichzeitig zu tolerieren. Patienten, die in einem widersprüchlichen und chaotischen Umfeld aufgewachsen sind, haben oft gelernt, extreme emotionale Reaktionen voneinander zu trennen – beispielsweise Wut auf den Täter von Ohnmacht und dem Bedürfnis nach Nähe. Diese Trennung war damals eine notwendige Bewältigungsstrategie, doch im Hier und Jetzt ist sie nicht mehr funktional.

Das Gefühl der Ablehnung gegenüber bestimmten emotionalen Aspekten oder Reaktionen kann einzeln verarbeitet werden. Wenn alle diese getrennten Reaktionen weniger defensiv gehalten werden, kann eine übergreifende Integration erfolgen. Dies kann zu einem Gefühl des Gleichgewichts und der Fähigkeit führen, eine Mischung von Emotionen bewusst wahrzunehmen und zu reflektieren.

8.7 Erinnerungen an dysfunktionale Selbstfürsorgemuster

Erinnerungen an frühere dysfunktionale Muster der Selbstfürsorge aus der Kindheit sollten mit EMDR so früh wie möglich reprozessiert werden – sobald die Stabilität und die Bereitschaft des Patienten dies zulassen.

Einige Patienten, selbst bei bestehender struktureller Dissoziation, tolerieren das Reprozessieren von Erinnerungen mit Standardtechniken oder mit geringfügigen Modifikationen. Für andere kann es jedoch überwältigend sein. Wenn Patienten erkennen, wie diese Erinnerungen mit aktuellen dysfunktionalen Selbstfürsorgemustern zusammenhängen, sind sie oft bereit, sich auf das Reprozessieren einzulassen (Gonzalez et al. 2012b).

In der Medizin gibt es ja zunehmend das SDM (shared decision making), wobei der Arzt den Patienten informiert und dann gemeinsam eine Entscheidung getroffen wird. Sobald möglich, sollte reprozessiert werden, aber wenn Vermeidungstendenzen seitens des Patienten da sind, muss man das durch Vorübungen bahnen.

Es können aber – psychoanalytisch gesehen – auch eine Reihe von Übertragungsphänomenen auftreten, so kann der Patient beginnen, dem Therapeuten die Schuld für sein Leid zuzuschieben. Zwar muss der Therapeut unterstützen, aber der Patient hat zuallererst selbst die Verantwortung für die Verbesserung der Selbstfürsorge zu übernehmen.

Die Arbeit an Selbstfürsorgemustern kann als vorbereitende Maßnahme betrachtet werden, ist aber zugleich ein Weg, um Bindungsbrüche zu reparieren, Abwehrmechanismen zu überwinden und dissoziative Phobien zu bearbeiten. Sie stärkt zudem höhere mentale Funktionen und fördert die Fähigkeit zur Integration.

Interventionen zur Arbeit mit dem Inneren Kind, wie die »Loving Eyes Procedure«, sind hierbei von zentraler Bedeutung. Viele dieser Interventionen können die Emotionsregulation verbessern, beispielsweise die »Für-das-Kind-sorgen«-Technik oder das »Positive Affektoleranz-Protokoll« (PAT, siehe oben). Die Perspektive der Selbstfürsorge kann auch in der Arbeit mit dissoziativen Anteilen hilfreich sein. Wenn der Patient bereit ist, an spezifischen Erinnerungen zu arbeiten, kann die Förderung der Selbstfürsorge weiter vertieft werden, indem spezifische Erfahrungen im Zusammenhang mit der Entstehung dysfunktionaler Selbstfürsorgemuster reprozessiert werden.

8.8 Integration als ein Haupttherapieziel

Viele therapeutische Ansätze zur Dissoziation betrachten Integration als zentrales Ziel. Im Folgenden werden Techniken vorgestellt, die die Integration bereits in frühen Phasen der Therapie unterstützen. Der Fokus liegt auf der Entwicklung von Ko-Bewusstsein und Strategien zur Förderung des Austauschs zwischen dissoziativen Anteilen.

Ko-Bewusstsein bezeichnet die gleichzeitige oder wechselnde bewusste Wahrnehmung verschiedener dissoziativer Anteile innerhalb einer Person. Es beschreibt einen Zustand, in dem unterschiedliche Persönlichkeitsanteile oder Ich-Zustände voneinander wissen, ohne zwangsläufig integriert zu sein. Dabei können sich die Anteile gegenseitig wahrnehmen, Gedanken und Gefühle austauschen oder sogar innere Dialoge führen. Durch die Entwicklung von Ko-Bewusstsein wird es für Betroffene möglich, sich besser im Alltag zu orientieren und bewusster zwischen verschiedenen Zuständen zu wechseln, ohne sich völlig voneinander abgespalten zu fühlen. Dieser Prozess ist ein wichtiger Schritt in der Therapie, da er die Grundlage für eine spätere Integration der Anteile schafft. Methoden wie achtsame Selbstbeobachtung, Imaginationsübungen oder strukturierte innere Dialoge können helfen, das Ko-Bewusstsein gezielt zu fördern und so eine stabilere innere Verbindung herzustellen.

Dabei ist zu beachten, dass die Arbeit mit schwer traumatisierten Patienten keine streng sequenzielle Methode darstellt, bei der die Integration erst nach der Traumaverarbeitung erfolgt. Vielmehr sollten integrative Techniken in jeden Abschnitt des therapeutischen Prozesses eingebunden und flexibel angepasst werden. Dies steht im Einklang mit der Theorie der strukturellen Dissoziation, die Integration als einen dynamischen Prozess beschreibt – von der grundlegenden Synthese bis zur bewussten Realisierung –, der bereits in den frühen Therapiephasen beginnt (Gonzalez et al. 2012a).

8.9 Ko-Bewusstsein

Ko-Bewusstsein ist einer der ersten Schritte im integrativen Prozess. Ko-Bewusstsein entwickelt sich im Laufe der Therapie, wenn einige Ego-States beginnen, bewusste Inhalte mit anderen Ego-States zu teilen. Diese gemeinsamen Bewusstseinsanteile werden als Ko-Bewusstsein bezeichnet.

Aus der Perspektive der Ego-State-Theorie betonen Phillips und Frederick (1995), dass Ego-States innerhalb eines Kontinuums existieren, wobei sie normalerweise durch eine Art semipermeabler Membran voneinander getrennt sind. Am einen Ende des Kontinuums steht eine extreme Abspaltung, während sich am anderen Ende verschiedene Formen einer integrierten Persönlichkeit befinden. Das zentrale Merkmal von Ego-State-Pathologie ist das Ausmaß der Abspaltung.

Phillips und Frederick definierten mehrere Schritte auf dem Weg zur Integration.

- Anerkennung der (verschiedenen, dissoziierten) Anteile
- Entwicklung von Kommunikation zwischen ihnen
- Förderung von Empathie
- Kooperative Unternehmungen
- Teilen innerer Erfahrungen
- Ko-Bewusstsein
- Stabilisierung und Aufrechterhaltung des Ko-Bewusstseins

Dieser Prozess ist eng mit der Überwindung dissoziativer Phobien verknüpft.

Da Integration das zentrale Ziel der Therapie ist, sollte sie von Beginn an gefördert werden. Die Zusammenhänge zeigt Abb. 8-1. Dabei ist jedoch Vorsicht geboten, da ein zu früher Kontakt zwischen dissoziativen Netzwerken destabilisierend wirken kann. Im Folgenden werden Techniken vorgestellt, die diesen Prozess behutsam unterstützen.

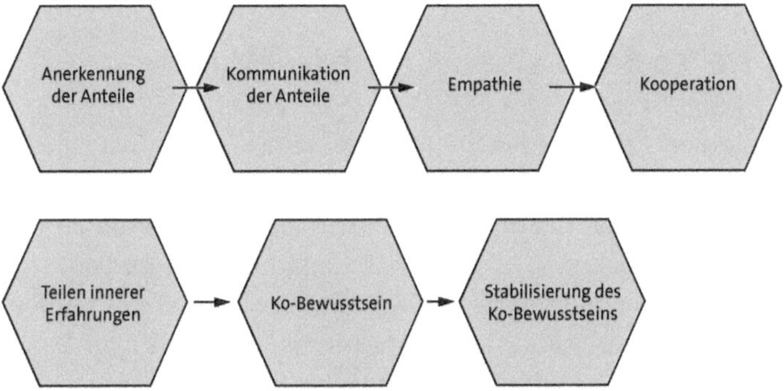

Abb. 8-1 Integration innerer Anteile nach Phillips und Frederick (1995).

8.9.1 Ko-Bewusstsein beim EMDR

Patienten mit struktureller Dissoziation haben häufig Schwierigkeiten, die duale Aufmerksamkeit aufrechtzuerhalten. Sie geraten entweder vollständig in die Vergangenheit und erleben das Trauma reaktiviert, wobei sie als emotionaler Persönlichkeitsanteil (EP) agieren, oder sie sind vollständig von den Erinnerungen abgetrennt und nur im Hier und Jetzt präsent, handeln als anscheinend normaler Persönlichkeitsanteil (ANP).

Für diese Patienten kann die CIPOS-Methode, auf die wir noch zurückkommen werden, hilfreich sein. Durch eine gezielte Steuerung und Dosierung der Exposition, kombiniert mit einer bewussten Rückkehr ins Hier und Jetzt, wird die duale Aufmerksamkeit stabilisiert. Dadurch kann EMDR effektiver wirken. Während EMDR grundsätzlich auch ohne duale Aufmerksamkeit funktioniert, zeigen sich mit ihr deutlich bessere Therapieergebnisse (Gonzalez et al. 2012a).

8.9.2 Ko-Bewusstsein fördernde Techniken

Bei einer strukturellen Dissoziation sind dissoziative Anteile teilweise voneinander abgetrennt. Das Konzept des Ko-Bewusstseins zielt darauf ab, die Barrieren zwischen diesen Anteilen durchlässiger zu machen, indem die Verbindungen zwischen den getrennten neuronalen Netzwerken gestärkt werden. Dabei sind zwei wesentliche Aspekte zu berücksichtigen:

Die neuronalen Netzwerke sind nicht klar voneinander abgegrenzt, sondern interagieren miteinander. Die Trennung manifestiert sich vor allem unter Druck, wenn der Patient getriggert wird durch traumatische Inhalte oder in bestimmten belasteten Situationen in puncto Beziehung. Dann nimmt auch die dissoziative Abwehr massiv zu.

Man darf nun nicht den Fehler machen, die separierten Anteile auf Gedeih und Verderb miteinander verbinden zu wollen. Das führt vor allem zu Spannungen innerhalb des inneren Systems. Zunächst müssen Erfahrungen von Verbundenheit in Erinnerung gerufen oder langsam aufgebaut und konstruiert werden – ohne direkte Traumareaktivierung. Erst dann kann man, in einem zweiten Schritt, Traumakonfrontation betreiben.

Bei einer strukturellen Dissoziation ist es herausfordernd, eine traumatische Erinnerung zu aktivieren und dabei zugleich im Hier und Jetzt verankert zu bleiben. Das bedeutet, dass sowohl die emotionalen (EP) als auch die ans Alltagsbewusstsein gebundenen Anteile (ANP) simultan aktiviert werden müssen. Um das Ko-Bewusstsein auf sichere Weise zu fördern, kann man sich eine Eigenart der dissoziativen Fragmentierung zunutze machen: Der Austausch von Gedächtnisinhalten unterscheidet sich zwischen traumatischen und neutralen Inhalten. Während neutrale Reize von verschiedenen Anteilen geteilt werden können, bleiben traumatische Inhalte oft isoliert. Eine bewährte Übung besteht darin, zunächst den Austausch neutraler Stimuli zu fördern und, darauf aufbauend, schrittweise die Komplexität zu steigern. Die ko-bewusste Verarbeitung traumatischer Elemente stellt die größte Herausforderung dar, weshalb sie einer behutsamen und schrittweisen Exposition bedarf. Ziel ist es, die Toleranz gegenüber zuvor vermiedenen, abgelehnten oder gefürchteten Inhalten allmählich zu erhöhen (Gonzalez et al. 2012a). Dies verdeutlicht Abb. 8-2.

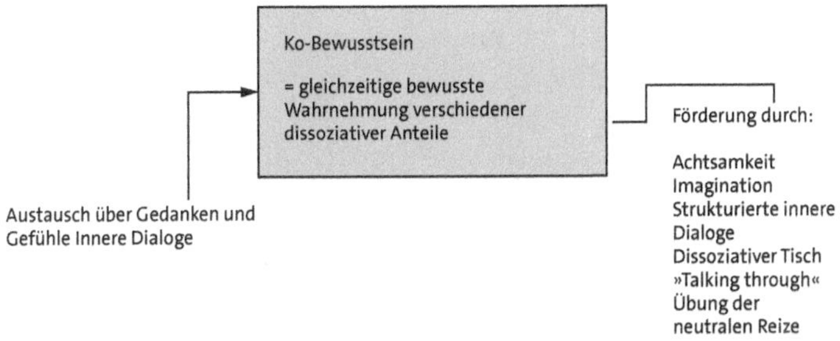

Abb. 8-2 Ko-Bewusstsein.

8.10 Neutrale Stimuli zusammen erfahren

Eine nützliche Übung ist die Übung mit neutralen Reizen. Dabei geht es darum, dass im Rahmen des Ko-Bewusstseins neutrale Reize untereinander geteilt werden. Man kann das mit Musik, Geschmack oder anderen sensorischen Wahrnehmungen ausprobieren. Man muss systematisch prüfen, was vom Patienten als harmlos eingestuft wird und was ggf. triggern könnte. Manchmal gibt es einen dissoziierten Anteil, der den Reiz nicht aushält. Durch diese Übung werden dissoziative Anteile von Beginn an stärker auf die äußere Realität ausgerichtet. Da die Übung auf Kooperation zwischen den Anteilen basiert, reduziert sie in der Regel die Angst der dissoziierten Anteile voreinander.

Einige Anteile hatten bisher keinen Kontakt zum alltäglichen Leben und sind hauptsächlich auf innere Konflikte fokussiert. Die Verbindung dieser Anteile mit der äußeren Realität kann für Patienten sehr angstauslösend sein, da sie befürchten, dass durch ihre Aktivierung unkontrollierbare oder bedrohliche Verhaltensweisen auftreten könnten. Daher kann es vorkommen, dass sie sich der Übung verweigern. Auch einige Therapeuten haben Bedenken, da sie befürchten, der Patient könne durch die unkontrollierte Aktivierung feindseliger Anteile in einen Zustand von übermäßiger Erregung geraten. Diese Sorge ist jedoch meist unbegründet, wenn die Übung mit neutralen Reizen beginnt.

Ziel der Methode ist es, dass die emotionalen Anteile (EPs) bewusst mit der realen Welt in Kontakt kommen und Dinge wahrnehmen, die ihnen zuvor entgangen sind – beispielsweise die Wärme der Sonne auf der Haut. Die Übung wird zunächst im Therapieraum durchgeführt, wo sich der Patient sicher fühlt und im Bedarfsfall stabilisiert werden kann. Später soll er sie eigenständig zu Hause fortsetzen, anfangs mit neutralen und später mit angenehmen Reizen.

Die Grundidee ist, dass die emotionalen Anteile den positiven Aspekten des gegenwärtigen Lebens begegnen. Dabei geht es um ein passives Gewahrsein, wodurch die Wahrscheinlichkeit einer dysfunktionalen Überaktivierung gering bleibt. Zeigt die Übung sowohl in der Sitzung als auch in den folgenden Tagen positive Effekte für das gesamte System, kann sie dem Patienten als Hausaufgabe empfohlen werden. Diese Technik wird im Allgemeinen gut vertragen, selbst wenn höhere kognitive Funktionen nur schwach ausgeprägt sind (Gonzalez et al. 2012a).

Feindselige oder aggressive Anteile müssen überzeugt werden, dass sie ein Recht auf Glück und Lebensfreude haben und in der Lage sind, die positiven Seiten des Lebens wahrzunehmen. Diese Anteile wurden oft mit der Aufgabe »betraut«, das Trauma zu tragen, sodass ihre gesamte Existenz über Jahre hinweg auf Bedrohung und Gefahrenquellen ausgerichtet war. Es kann daher ungewohnt für sie sein, vom Therapeuten zu hören, dass sie Freude an einem Lied oder einem angenehmen Geschmack empfinden dürfen.

Zu Beginn wird nicht von den ans Alltagsleben angepassten Anteilen (ANPs) verlangt, sich mit traumatischen Inhalten auseinanderzusetzen. Stattdessen gehen wir den umgekehrten Weg: Wir ermöglichen es den traumatisierten Anteilen, neue positive Erfahrungen zu machen. Oft glauben diese verletzten oder ängstlichen Anteile, dass sie es nicht verdienen, Freude zu empfinden oder das Leben zu genießen. Diese Überzeugung beruht auf traumabedingten Grundannahmen, Schuld- oder Schamgefühlen, die durch Missbrauch oder Vernachlässigung entstanden sind. Häufig besteht auch eine Angst davor, durch positive Erfahrungen in einen Zustand von übersteigerter Erregung zu geraten, oder die tief verwurzelte Überzeugung, dass auf Gutes unweigerlich Schlechtes folgt.

Wenn mehrere Anteile diese Überzeugung teilen, kann es

hilfreich sein, die Übung zunächst als Experiment im geschützten Rahmen der Therapie durchzuführen. Der Patient kann so akzeptieren, dass das Experiment möglicherweise nicht den erwarteten Erfolg bringt – ohne dies als persönliches Scheitern zu interpretieren. Anderenfalls könnte er in die dysfunktionale Schlussfolgerung geraten (»Ich bin ein Fehler«).

Ein entscheidender Schritt ist es, die Verbindung zwischen den verschiedenen Anteilen und dem neutralen Reiz durch BLS zu stärken. Der Therapeut sollte jedoch individuell entscheiden, ob dies in der jeweiligen Sitzung notwendig ist.

Nach einer erfolgreichen Arbeit mit einem neutralen Reiz kann dem Patienten eine Hausaufgabe gestellt werden: Das erwachsene Selbst oder ein anderer ANP soll die übrigen Anteile darüber informieren, wann neutrale oder angenehme Reize auftreten, und es ihnen ermöglichen, diese gemeinsam wahrzunehmen.

Die Komplexität der Übung kann schrittweise erhöht werden – von völlig neutralen Reizen über angenehme Empfindungen bis hin zu positiven zwischenmenschlichen Erfahrungen.

Manchmal erleben Anteile nur kurze, fragmentarische Momente des Ko-Bewusstseins. Diese Erfahrungen können durch BLS verstärkt werden (Gonzalez et al. 2012a).

8.11 Effektive Nutzung von Ressourcen

Die Installation von Ressourcen in einem System, das durch strukturelle Dissoziation gekennzeichnet ist, kann nur dann effektiv sein, wenn sie im Einverständnis mit dem gesamten System erfolgt. Wird eine Ressource eingeführt, ohne dass eine vorherige Abstimmung mit dem gesamten System stattgefunden hat, kann der Prozess begrenzt sein, da er möglicherweise nur auf das ANP (Anscheinend normaler Persönlichkeitsanteil) abzielt oder sogar negative Effekte erzeugt. Ressourcen können viel produktiver eingesetzt werden, wenn wir in der Lage sind, sie auf mehrere Anteile auszudehnen, und zwar nicht, um nur das ANP oder einen spezifischen Anteil zu stärken, sondern vielmehr, um das Ko-Bewusstsein und die Zusammenarbeit innerhalb des Systems zu fördern.

Es ist daher wichtig, sorgfältig zu entscheiden, welche Anteile an diesem Prozess beteiligt werden sollen. Eine Ressource kann in einem bestimmten Anteil steckenbleiben, und es ist wichtig, dass dieser Anteil bereit ist, sich mit der Ressource zu vereinen. Diese Einigung kann auf verschiedene Weisen erreicht werden, etwa durch Visualisierungen, Zeichnungen oder andere Imaginationstechniken.

Ein praktisches Beispiel hierfür könnte wie folgt aussehen: Ein vulnerables EP (ein Anteil, der emotionale Belastungen trägt) hat ein Bedürfnis, und das stärkere ANP stellt die Ressource dar. Mit dem Einverständnis beider Teile können wir sowohl das Bedürfnis als auch die Ressource visualisieren und abwechselnd zwischen den beiden Zeichnungen Augenbewegungen ausführen. Sollte ein Störfaktor auftreten, unterbrechen wir den Prozess und konzentrieren uns auf diesen Störfaktor, wobei wir ihn mit BLS (bilaterale Stimulation) verarbeiten. Sobald der Störfaktor beseitigt ist, kehren wir zur Übung mit den Zeichnungen zurück, bis der vulnerable Teil in der Lage ist, die Verbindung zur Ressource zu spüren. Es ist dabei nicht entscheidend, den gesamten Prozess in einer einzigen Sitzung abzuschließen. Vielmehr ist es wichtiger, den Prozess schrittweise und in einem angemessenen Tempo voranzutreiben.

Dieser methodische Ansatz stellt sicher, dass die Ressource nicht nur auf einen Teil des Systems angewendet wird, sondern dass alle relevanten Anteile auf eine Weise einbezogen werden, die ihre Kooperation und Integration fördert (Gonzalez et al. 2012a).

8.12 Das EMDR-Zeichenprotokoll zur Förderung der Zusammenarbeit im inneren System

Das EMDR-Zeichenprotokoll kann verwendet werden, um die oben beschriebenen Ziele zu erreichen. Die Technik umfasst mehrere Schritte, die das therapeutische Vorgehen strukturieren:

Zu Beginn erklärt der Therapeut dem Patienten die Übung und holt das Einverständnis beider Anteile ein, dabei wird sichergestellt, dass das gesamte System keine Gegenwehr zeigt. Danach bittet der Therapeut den Patienten, eine Zeichnung anzufertigen, die den EP (emotionalen Anteil) darstellt, welcher eine extrem belastende Emotion repräsentiert, die er verändern möchte. In einem nächsten Schritt wird der Patient aufgefordert, eine Ressource zu zeichnen, die ihm dabei hilft, mit dieser Emotion umzugehen und auf die Bedürfnisse des EP einzugehen. Wie bereits erläutert, kann diese Ressource auch in einem stärkeren Anteil des ANPs (Anscheinend normaler Persönlichkeitsanteil) verankert sein.

Der Patient beginnt dann, abwechselnd Augenbewegungen durchzuführen, während er sich jeweils für eine Weile auf eine der beiden Zeichnungen konzentriert, um eine Verbindung mit den Wahrnehmungen in jedem Anteil herzustellen. Wenn während des Prozesses eine Störung auftritt, stoppt der Therapeut die Technik und fokussiert sich auf diese Störung sowie auf die damit verbundene körperliche Empfindung. Diese wird dann mit BLS verarbeitet. Tritt traumatischer Inhalt auf, wird dieser verbal oder mit einer anderen Technik bearbeitet. Der Therapeut arbeitet dabei mit beiden beteiligten Teilen oder auch mit anderen Teilen des inneren Systems, die möglicherweise hilfreich sein können. Die Technik wird gestoppt und der Patient stabilisiert. Sobald der Patient stabilisiert ist, fragt der Therapeut, ob das EP sich nun mehr mit der Ressource in Verbindung fühlt. Abhängig von den Reaktionen kann die Technik fortgesetzt oder an dieser Stelle beendet werden. Dabei gilt: Weniger ist oft mehr, insbesondere in den ersten Sitzungen, in denen jede Intervention vorsichtig geprüft werden sollte.

Diese Technik fördert nicht nur das Teilen von Ressourcen, sondern auch gesunde Kognitionen, Fähigkeiten oder andere adaptive Informationen. Ein weiteres Element kann in jede Intervention eingeführt werden, wie beispielsweise das Teilen von »Verbesserungen«. Wenn ein Anteil irgendeine Art von Verbesserung erfährt – sei es die Erkenntnis eines Traumas, der Wechsel zu einem weniger dysfunktionalen Glaubenssatz oder die Entwicklung einer neuen Fähigkeit –, kann der Therapeut vorschlagen, dass »alle Teile des inneren Systems diese neue Ressource für das gesamte System teilen«. Die indirekte Botschaft hierbei lautet: Was für einen Teil gut ist, ist auch gut für das ganze System.

Wenn Verbesserungen auftreten, ist es wichtig, vorsichtig zu sein, um nicht die Phobie vor Veränderungen zu triggern. Indem eine kollektive Erfahrung eingebracht wird, wird das Ko-Bewusstsein gestärkt. Durch das Reframing, bei dem die Ressource als für alle Teile des Systems vorteilhaft dargestellt wird, wird die Zusammenarbeit innerhalb des Systems gefördert und der Konflikt zwischen den Anteilen reduziert. Mit BLS lässt sich der Effekt noch verstärken. Diese globale Intervention wird so zu einer viel kraftvolleren Maßnahme.

Diese Übung kann schon in den frühen Therapiephasen angewendet werden. Die Hinzufügung von BLS verstärkt die Resonanz der Information in jedem einzelnen Teil des Systems und intensiviert die Verbindungen zwischen den Anteilen, die nun auf adaptiver Information basieren, anstatt auf traumatischen Annahmen. Der Therapeut muss jedoch vorsichtig sein und sich des Risikos bewusst bleiben, dass BLS das Auftreten von traumatischen Inhalten fördern kann. Daher sollten sehr kurze BLS-Sets verwendet werden, wobei der Therapeut stets die Auswirkungen der Intervention im inneren System testet, bevor die Technik wiederholt oder fortgesetzt wird. Sowohl positive als auch negative Ergebnisse jeder Intervention können sich oft erst Tage nach der Sitzung zeigen (Gonzalez et al. 2012a).

8.12.1 Zusammenarbeit in der äußeren Welt

Um an einer äußeren Aufgabe zu arbeiten, sind komplexere mentale Prozesse erforderlich. Der Patient, als ein internes System, sollte lernen nachzudenken, bevor er handelt, anstatt impulsiv zu reagieren. Traumatisierte Personen erfahren oft Blockaden und Schwierigkeiten beim Ausführen adaptiver Handlungen, insbesondere wenn diese Handlungen mehrere unterschiedliche Aktionssysteme erfordern. Häufig sind sie in ihrer inneren Welt gefangen, was dazu führt, dass viel Energie in die Auseinandersetzung mit inneren Konflikten investiert wird (Gonzalez et al. 2012a).

Es ist notwendig, dass durch Übungen zur Zusammenarbeit das innere System beginnt zusammenzuwachsen. Ehemals quasi verfeindete dissoziative Anteile sollen sich zu einem Team entwickeln, das die Alltagsprobleme löst. Insbesondere soll verhindert werden, dass sich Anteile gegenseitig blockieren.

So wie die systemische Therapie z. B. immer betont, dass eine Zielorientierung wichtig ist, muss auch hier versucht werden, ein gemeinsames Ziel anzustreben, das im Interesse aller Anteile ist. Man braucht also eine klare Zielorientierung und einen Plan, um das System zum gemeinsamen Handeln zu bewegen.

Wenn eine Situation gelöst werden muss und es möglich ist, dass sich verschiedene Teile des Systems auf eine gemeinsame Linie einigen (der erste Schritt), sollten wir entscheiden, welche Teile zusammenarbeiten können (der zweite Schritt). Anschließend wird das Problem in einer externen Repräsentation dargestellt (der dritte Schritt). Um diesen Prozess zu erleichtern, nutzen wir die Bildschirmtechnik, um die äußere Situation zu veranschaulichen, und beobachten, welche Teile des Systems aktiviert werden, wenn sie mit dieser Situation konfrontiert werden. Diese Strategie hilft dabei, eine klare Unterscheidung zwischen der äußeren und der inneren Welt zu treffen, was besonders für viele Traumatisierte eine Herausforderung darstellt.

Für einige Patienten kann es hilfreich sein, eine konkrete Repräsentation zu verwenden, wie z. B. Objekte oder Zeichnungen. Dies reduziert die Wahrscheinlichkeit, dass der Patient durch das bloße Visualisieren der Situation innerlich getriggert wird (Ostacoli & Bertino 2010). Eine andere Möglichkeit besteht darin, eine äußere Situation zu identifizieren und sie zusammen mit den inneren Anteilen des Systems darzustellen, beispielsweise durch Zeichnungen, Puppen oder Objekte. Dies vermittelt dem Patienten ein Gefühl von Kontrolle, und wenn wir mit Kind-EPs (emotionalen Teilen) arbeiten, die eine geringere Handlungstendenz aufweisen, ist der Einsatz dieser Techniken angemessener für das Funktionsniveau dieses Anteils.

8.12.2 EMDR-Arbeit mit Puppen

Die EMDR-Arbeit mit Puppen fördert die Zusammenarbeit innerhalb des inneren Systems und unterstützt den Patienten bei der Ausführung äußerer Aufgaben. Wenn alle Anteile bereit sind, an dieser Übung zu arbeiten, wird der Patient zunächst gebeten, eine Puppe auszuwählen, die jeweils einen Anteil des inneren Systems repräsentiert. Zwei dieser Anteile arbeiten dann zusammen, um eine alltägliche Situation zu lösen. Der Patient platziert die Puppen in den Händen und stellt sich die Situation vor oder betrachtet eine Zeichnung dieser Situation (Gonzalez et al. 2012a).

Mithilfe eines bilateralen taktilen EMDR-Stimulators oder abwechselnder Augenbewegungen zwischen den Puppen wird die Übung fortgesetzt. Während der gesamten Übung schaut der Patient auf die Puppen und verbindet sich mit jedem Anteil, während er den Stimulator verwendet oder die Puppen ansieht.

Falls während des Prozesses Störungen auftreten, werden diese durch bilaterale Stimulation (BLS) bearbeitet. Jede Verbesserung, Erkenntnis oder positive Emotion, die während der Übung auftritt, kann durch BLS weiter verstärkt werden.

In komplexeren Fällen, etwa bei dissoziativen Phobien oder Blockaden, oder wenn der Patient Gefahr läuft, zu früh mit traumatischem Material in Kontakt zu kommen, kann es hilfreich sein, sich zunächst auf das Element zu konzentrieren, ohne BLS anzuwenden, um die Aktivierung störender Informationen zu vermeiden.

Die Arbeit mit diesen Techniken wird nicht zwangsläufig in einer einzigen Sitzung abgeschlossen, hat jedoch positive Auswirkungen auf das adaptive Funktionieren des Patienten und legt den Grundstein für eine erfolgreiche Traumabehandlung. Sobald der Patient ein gewisses Ko-Bewusstsein erreicht hat, können Standard-EMDR-Techniken zur Bearbeitung traumatischer Erinnerungen verwendet werden. Dabei werden die inneren Anteile berücksichtigt, und das System wird integriert (Van der Hart et al. 2006).

8.12.3 Förderung der inneren Integration

Bei hochfunktionalen Patienten, oder wenn die Therapie fortschreitet, können wir die Verbindung zwischen allen inneren Anteilen herstellen oder nur zwischen denjenigen, die dazu bereit sind. Diese Verbindung kann sich auf Selbstfürsorge-Techniken oder die Übertragung von adaptiver Information beziehen.

Eine häufig verwandte, nützliche Technik ist, dass das erwachsene Selbst wahrnehmen soll, wo man einen bestimmten EP genau im Körper fühlt. Dann soll man diesen Teil berühren, und der Therapeut könnte suggestiv intervenieren mit Sätzen wie »Fühle die Verbindung zu den anderen Anteilen, die Stärke und Energie, die die Verbindung dem System gibt« – und jeweils mit BLS stimulieren.

Natürlich kann das stärkere Verbinden der Anteile immer das Risiko bergen, dass traumatische Inhalte angestoßen werden, die noch nicht integrierbar sind. In einigen Fällen erlaubt das Bewusstsein für traumatische Erinnerungen dennoch das Bearbeiten eines Teils dieser Elemente, was zu einer tiefen Realisierung und einer weiteren Bearbeitung der Erinnerungen führt.

Vollständige Integration passiert manchmal spontan, wenn die Therapie fortschreitet. Teile werden oft weniger differenziert und beginnen, Charakteristika, Inhalte und Funktionen zu teilen, sodass der Patient Schwierigkeiten hat, sie voneinander zu unterscheiden. Während dieses Prozesses können manchmal dysfunktionale Teile, wie solche, die Täter imitierten, auftauchen, während andere sich in der Zusammenarbeit oder Integration verbessern. Dies ist keine Verschlechterung des Problems, sondern ein Hinweis darauf, dass der integrative Prozess voranschreitet. Mit der Zeit, wenn die traumatischen Themen größtenteils bearbeitet sind, erfolgt die Integration als natürliche Konsequenz (Gonzalez et al. 2012a).

8.12.4 Die Integrative-Film-Technik

Die Integrative-Film-Technik ist eine therapeutische Methode, die dabei hilft, eine ganzheitliche Perspektive auf das Leben eines Patienten zu entwickeln. Dabei wird der »Film des Lebens« des Patienten aufgerufen, um eine neue Sichtweise auf die eigene Geschichte zu entwickeln, die Narrative zu stärken und ein vollständiges Bewusstsein für Vergangenheit, Gegenwart und Zukunft zu fördern. Diese Technik hat das Ziel, die verschiedenen inneren Teile des Patienten zu integrieren und ihm zu ermöglichen, traumatische Erfahrungen besser zu verarbeiten. Sie basiert auf der Annahme, dass das Leben als eine Art Film erzählt und in seiner Gesamtheit betrachtet werden kann, wobei traumatische Erinnerungen, die das narrative Gedächtnis blockieren, gelöst werden können.

Fusion der inneren Teile und bilaterale Stimulation (BLS)

Die Technik setzt mit der Fusion von inneren Anteilen des Systems an. Dies bedeutet, dass Anteile des Selbst, die durch ein Trauma fragmentiert wurden, wieder zusammengeführt werden. Nachdem diese traumatischen Themen bearbeitet und integriert wurden, wird die Verbindung zwischen den Anteilen verstärkt, um die Kohärenz des gesamten inneren Systems zu fördern. Der Einsatz von bilateraler Stimulation (BLS) – typischerweise durch Augenbewegungen oder taktile Reize – unterstützt diesen Prozess und hilft dabei, die Fragmentierung aufzulösen und das System als Ganzes zu stabilisieren.

Der »Film des Lebens«

Der Patient wird eingeladen, den »Film seines Lebens« vor seinem inneren Auge abzuspielen. Dieser »Film« beginnt mit der Geburt des Patienten und geht bis in die Gegenwart und imaginierte Zukunft. Der Patient wird angeleitet, verschiedene Stationen seines Lebens zu durchlaufen und sich sowohl positive als auch negative Ereignisse vor Augen zu führen. Dabei kann der Film metaphorisch für das gesamte Leben des Patienten stehen. Dieser Ansatz hilft, das Leben als kontinuierlichen Prozess zu begreifen, in dem sowohl die traumatischen Ereignisse als auch die Heilung und Integration einen Platz haben.

Fortlaufendes »Tappen«

Während der Film abgespielt wird, führt der Therapeut (oder der Patient selbst) fortlaufend bilaterale Stimulation (BLS) durch, um den Film voranzutreiben und die Integration zu unterstützen. Das »Tappen« – also das Klopfen auf beide Seiten des Körpers, etwa auf die Knie oder Hände – hilft dem Patienten, die Eindrücke zu verarbeiten und dabei die verschiedenen Teile seines Systems in Einklang zu bringen. Diese Technik sorgt dafür, dass der Patient mit dem gesamten Prozess des Lebensfilms in Verbindung bleibt, während er gleichzeitig die emotionale Belastung verarbeiten kann.

Stopp bei Störungen

Wenn der Patient während des Ablaufs des Films eine Störung wahrnimmt – sei es eine starke emotionale Reaktion, eine Erinnerung an ein Trauma oder eine Blockade –, stoppt der Film. Dies erlaubt es dem Patienten, sich auf die aufgetretene Störung zu konzentrieren und sie zu bearbeiten. Die Störung wird dann entweder direkt in der Sitzung bearbeitet oder, wenn notwendig, mit einem vollständigen Standardprotokoll (wie der Standard-EMDR-Technik) verarbeitet. Das Ziel ist es, jede Störung aufzulösen, bevor der »Film« fortgesetzt wird, damit der Patient eine kontinuierliche und kohärente Sicht auf sein Leben entwickeln kann.

Anwendung im Alltag

Die Integrative-Film-Technik wird in mehreren Sitzungen wiederholt. Mit jeder Wiederholung wird der Film des Lebens klarer und integrativer, da der Patient Stück für Stück weitere Anteile seines Selbst integriert und verarbeitet. Am Ende der Therapie, wenn alle inneren Teile stabilisiert sind und das System insgesamt integriert erscheint, kann der Patient diese Übung als Hausaufgabe durchführen. Dies ermöglicht es ihm, die Technik selbstständig anzuwenden und die Integration weiter zu fördern, selbst außerhalb der therapeutischen Sitzung (Gonzalez et al. 2012a).

8.12.5 Dissoziative Phobien

An dieser Stelle soll noch einmal das bereits kurz angesprochene Thema der dissoziativen Phobie angesprochen werden.

Chronisch oder komplex Traumatisierte können überängstlich reagieren auf innere mentale Inhalte oder gegenüber Traumaerinnerungen auslösenden Triggern. Solche dissoziative Phobien müssen bei der Traumatherapie berücksichtigt werden, weil die Behandlung oft gravierend scheitert.

Es ist entscheidend, diese Phobien allmählich zu überwinden, um eine erfolgreiche Behandlung zu gewährleisten, insbesondere wenn traumatische Erinnerungen in Phase 2 behandelt werden (Van der Hart et al. 2006). Dieser Aspekt ist besonders relevant für die EMDR-Behandlung. Gewöhnlich sind die ersten Phobien, die entstehen, die Phobien vor Bindung, die sich z.B. in den Schwierigkeiten zeigen, eine therapeutische Beziehung aufzubauen und dem Therapeuten zu vertrauen. Die Phobie vor dissoziativen Anteilen (Angst, Ablehnung, Misstrauen und andere negative Emotionen zwischen dissoziativen Anteilen) und die Phobie vor mentalen Handlungen und Inhalten, die mit traumatischen Erinnerungen in Verbindung stehen, treten ebenfalls auf. Zum Beispiel könnte ein Patient dem Therapeuten misstrauen und Probleme haben, eine therapeutische Arbeitsbeziehung aufzubauen (Bindungsphobie in Bezug auf den Therapeuten), oder ein dissoziierter Anteil könnte Angst vor anderen dissoziierten Anteilen haben, weil er diese als Feinde ansieht (Gonzalez & Mosquera 2012a).

Die therapeutische Beziehung ist bei schwer traumatisierten Menschen gewöhnlich brüchig. In der Vorbereitungsphase sollten Therapeuten eine Arbeitsbeziehung mit den verschiedenen dissoziativen Anteilen des Patienten entwickeln und Empathie unter diesen fördern. Um mit der traumatischen Vergangenheit zu arbeiten, müssen wir allmählich Bindungsprobleme mit dem Therapeuten und wichtigen aktuellen Beziehungspartnern angehen. Ohne die Reparatur dieser Beziehungen hat der Patient möglicherweise zu wenig Unterstützung aus seiner Umgebung, um mit traumatischen Themen wie chronischem Kindesmissbrauch umzugehen.

In der EMDR-Behandlung muss man sich schrittweise an das Kerntrauma herantasten.

Viele mentale Strukturen existieren, um den Patienten zu schützen und den Kontakt mit unerträglichen Erinnerungen zu vermeiden. Einige dieser Themen stehen im Zusammenhang mit dissoziativen Phobien und treten üblicherweise fortschreitend während des therapeutischen Prozesses auf.

Am Anfang steht die ausgeprägte Bindungsphobie im Vordergrund, der Patient hat oft Angst vor dem Therapeuten, da der Patient meist miserable Bindungsvorerfahrungen hat. Auch die Angst vor vielen therapeutischen Techniken kann vorkommen, weil all dies den Patienten mit traumatischem Material in Kontakt bringt – so vermeiden die Patient, zu denken, zu fühlen oder den eigenen Körper wahrzunehmen.

Bei Annäherung an das innere System der Anteile sind diese oft zueinander konflikthaft. Daher muss man erst einmal stabilisieren und versuchen, eine Haltung der Zusammenarbeit zwischen den Anteilen zu etablieren. Sonst kann man nicht an den traumatischen Inhalten arbeiten.

Wenn wir uns dem Kerntrauma annähern, erscheinen tiefere Phobien. Aspekte im Zusammenhang mit dem Verfolger und den Schwierigkeiten bei der Bindung an diese Figur sind für den Patienten schwieriger zu assimilieren (als ANP). Einige Teile, die den Missbraucher imitieren, können hervortreten, nachdem akzeptierte Teile offensichtlich werden. Da wir uns in der Nähe sehr sensibler, unerträglicher Erinnerungen bewegen, könnte ein emotionaler Anteil neue Schwierigkeiten in der therapeutischen Beziehung aufwerfen.

Der Prozess, Schichten aufzudecken, ist bei verschiedenen Patienten unterschiedlich ausgeprägt. Es gibt beim Patienten meist zwiebelartige Schichten, von außen nach innen können sich zeigen: Bindungsphobien in Bezug auf den Therapeuten, Phobie vor traumabedingten mentalen Handlungen, Phobie vor dissoziativen Anteilen, Bindungsphobien in Bezug auf den Missbraucher und Bindungsphobien in Bezug auf den Therapeuten in EPs sowie die Phobie vor traumatischen Erinnerungen (Gonzalez & Mosquera 2012a).

Man kann nicht einfach drauflos therapieren in Bezug auf das Kerntrauma. Denn der Patient hat meist ein paar schützende Schichten dazwischengeschaltet. Man kann nichts anderes tun, als jede dieser Schutzschichten Schritt für Schritt abzubauen, weil darunter ein unerträglicher Schmerz lauert, den der Patient natürlich erst einmal zu vermeiden versucht. Etwa wie ein Patient, der dem Zahnarzttermin jedesmal ausweicht, wenn er keine Lokalanästhetika verträgt.

Die Phobien beziehen sich auch auf das äußere Leben, wenn man massiv traumatisiert oder vernachlässigt wurde, kommt man oft im normalen Leben nicht zurecht, kann keine stabilen Beziehungen führen etc. und versucht dann oft, jeder Veränderung aus dem Weg zu gehen.

Im Rahmen des AIP-Modells können dissoziative Phobien als interozeptiv generierte, dysfunktional abgespeicherte Information (I-DSI) betrachtet werden. Es ist wichtig, diese Phobien während des gesamten Therapieprozesses zu überwinden, aber insbesondere in der Vorbereitungsphase. Die klassische Konditionierung interozeptiver Stimuli spielt eine Schlüsselrolle bei der Aufrechterhaltung struktureller Dissoziation (Van der Hart et al. 2006).

Dieser Zustand tritt insbesondere auf, wenn der Überlebende als ANP (anscheinend normaler Persönlichkeitsanteil) eine unerwartete Intrusion einer traumatischen Erinnerung erlebt. Diese Intrusion wird oft als verwirrend, überwältigend und Ich-dyston empfunden. Dieser Prozess kann in drei größere mentale Handlungen unterteilt werden:

- Der Überlebende als EP (emotionaler Persönlichkeitsanteil) erlebt eine traumatische Erfahrung.
- Der Überlebende als ANP kann die Erinnerung nicht vollständig aufrufen oder realisieren.
- Das ANP flieht mental vor der traumatischen Erinnerung und dem damit verbundenen EP, weil die Erinnerung selbst aversiv ist.

Es ist klar, dass diese mentale Flucht, die aus dem ANP kommt, die EMDR-Arbeit beeinträchtigen kann. Diese Elemente können als I-DSI betrachtet werden, und wir können diese als Ziel für EMDR-Reprozessieren fokussieren (z. B. aversive Emotionen im ANP in Bezug auf das EP oder ein intrusives Symptom) (Gonzalez & Mosquera 2012a).

Einige mentale Handlungen, die durch Traumata entstehen – beispielsweise die Interaktion zwischen zwei dissoziativen Teilen der inneren Welt –, können genug emotionale Aktivierung erzeugen, um das innere Informationsverarbeitungssystem zu blockieren. Dadurch entstehen dysfunktional abgespeicherte Elemente.

Empirische Forschung zeigt, dass bestimmte Effekte von BLS (bilaterale Stimulation) für die Arbeit mit dissoziativen Phobien relevant sind. Einer dieser Effekte ist der Anti-Übererregungseffekt von BLS, der mit der Aktivierung cholinerger Systeme und der Hemmung des Sympathikus in Verbindung steht. Doch in klinischen Situationen beobachten wir auch, dass BLS bei manchen Patienten störende Emotionen verstärken kann.

Wenn strukturelle Dissoziation vorliegt und wir uns auf das Ziel der traumatischen Erinnerung konzentrieren, wird oft ein neuronales Netzwerk aktiviert, das mit hochaufgeladenen Erinnerungen verbunden ist (EP). Wenn ein schützender Teil (EP) hervortritt, um sich nicht mit traumatischen Inhalten auseinanderzusetzen, könnte die Situation wiederum anders sein, wenn wir das neuronale Netzwerk des EP direkt adressieren. Dann führt das eher zur Hypoaktivierung.

Prozessieren erfolgt typischerweise durch schnelle Abfolgen von intrapsychischen Verbindungen während der Sitzung. Diese Wechsel von Emotionen, Einsichten, Wahrnehmungen und Erinnerungen stehen im Zusammenhang mit bilateraler Stimulation.

Nach erfolgreicher Behandlung wird angenommen, dass die Erinnerung nicht mehr isoliert ist, sondern angemessen in das größere Gedächtnisnetzwerk integriert wurde. Bei der Arbeit mit struktureller Dissoziation verstärken sich die Verbindungen zwischen dissoziativen Anteilen, die dysfunktional gespeicherte Information enthalten. Diese Verbindungen können genutzt werden, um die Verbindung zwischen dissoziativen Anteilen zu stärken, wenn dies für die Therapie erforderlich ist.

Manche Patienten haben sehr wenige Ressourcen. In diesem Fall sollte zunächst mit der Arbeit an Ressourcen begonnen werden, indem Fragen gestellt werden wie: »Wie hast du es geschafft, bis heute zu überleben? Welche Fähigkeiten haben dir geholfen?« Wenn Patienten kaum Zugang zu Ressourcen haben, können Techniken wie die »Position of Power« (POP) von Nutzen sein.

Wenn nach einer Reprozessierungssitzung der SUD-Wert (Subjective Units of Distress) nicht auf Null heruntergeht, bedeutet dies oft, dass noch nicht alles Wichtige erfasst wurde. In diesem Fall sollte die Blockierung der Verarbeitung untersucht werden.

Zusammenfassend kann man also sagen, dass komplex traumatisierte Patienten, insbesondere dissoziative Patienten, schonend auf EMDR vorbereitet werden müssen und man vor allem die inneren Kämpfe verstehen und berücksichtigen muss, damit EMDR etwas nutzt und man im »Window of Tolerance« bleibt.

Literatur

Gonzalez A, Mosquera D (2012). Overcoming Dissociative Phobias. In: Gonzalez A, Mosquera D (eds). EMDR and Dissociation: The Progressive Approach. A. I.; 139–159.

Gonzalez A, Baita S, Mosquera D (2012a). Working Toward Integration: Co-consciousness and Connection. In: Gonzalez A, Mosquera D (eds). EMDR and Dissociation: The Progressive Approach. A. I.; 119–139.

Gonzalez A, Mosquera D, Knipe J, Leeds A (2012b). Introducing Healthy Patterns of Self-Care. In: Gonzalez A, Mosquera D (eds). EMDR and Dissociation: The Progressive Approach. A. I.; 87–95.

Leeds A (2023). Foundations of the positive affect tolerance protocol: The central role of interpersonal positive affect in attachment and self-regulation. J EMDR Pract Res; 17(3): 139–158.

Phillips M, Frederick C (1995). Healing the divided self: Clinical and Ericksonian hypnotherapy for post-traumatic and dissociative conditions. New York: WW Norton & Co.

Tomkins SS (1962). Affect, imagery, consciousness. New York: Springer.

Van der Hart O, Steele K, Nijenhuis ER, Matthess H (2006). Strukturelle Dissoziation der Persönlichkeit und die Behandlung traumatischer Erinnerungen. Paderborn: Junfermann.

9 Sonstige nützliche EMDR-Interventionen

In der Folge sollen ein paar spezifischere EMDR-Techniken vorgestellt werden, die sich als nützlich erwiesen haben.

9.1 »Position of Power« bei Suchtpatienten

Die »Position of Power« hat sich insbesondere bei der Behandlung von Suchtpatienten als hilfreich erwiesen.

Es geht darum, positive Zustände zu wecken, ohne dass eine Substanzeinnahme notwendig ist. Der Patient soll eine Erfahrung finden, die ihm in der Gegenwart ein körperlich positiveres Gefühl vermittelt. Dabei stellt man die Frage, welcher Moment für den Patienten jetzt noch das beste Gefühl auslöst, nachdem er seine Schilderung abgeschlossen hat.

Ziel ist es, positive Gedanken zu würdigen, z.B. durch ein Erfolgserlebnis, eine gute Beziehungserfahrung oder eine entspannte Situation. Der Patient soll dann in Kontakt mit dem für ihn schönsten Moment und dem damit verbundenen positiven Empfinden gehen. Hierzu wird er aufgefordert, langsame bilaterale Stimulation (z.B. Schmetterlingsumarmung) durchzuführen. Auch Augenbewegungen sind eine Option.

Zunächst erfolgt eine geringe Stimulation (5–8) und wird

in weiteren Sets auf 8–12 gesteigert. Dabei wird darauf geachtet, dass die Bewegung langsam erfolgt, um zu vermeiden, dass der Patient durch Affektbrücken in Traumanetzwerken landet.

Die Stimulation wird so lange fortgesetzt, bis keine Veränderung mehr beobachtbar ist. Am Ende wird das positive Wort, das für das positive Empfinden steht (z. B. Stärke, Ruhe, Gelassenheit), mit der Erfahrung verbunden. Falls negative Empfindungen auftreten, wird abgebrochen und ein anderes positives Ereignis probiert.

Der Patient kann lernen, selbstständig bei Bedarf langsame Sets der BLS zu aktivieren, immer dann, wenn er Kontakt zu dieser Fähigkeit herstellen möchte (Münker-Kramer & Rost 2016).

9.2 Absorptionstechnik

Die Absorptionstechnik wird in zwei zentralen Indikationen angewendet. Zum einen ermöglicht sie die gezielte Aktivierung speziell benötigter Ressourcennetzwerke im Kontakt mit einer spezifischen Belastung, ohne dass diese direkt prozessiert werden muss. Zum anderen dient sie der gezielten Aktivierung von Ressourcennetzwerken.

Der Ablauf beginnt damit, dass die Patientin (oder der Patient) die belastende Situation anhand des subjektiven Belastungsmaßstabs (SUD) bewertet. Anschließend tritt sie in Kontakt mit drei Fähigkeiten, die sie bereits in der Vergangenheit real erlebt und erfolgreich zur Bewältigung von Herausforderungen eingesetzt hat. Sie bestimmt dann subjektiv, welche dieser Fähigkeiten ihr momentan am wichtigsten erscheint, um die Belastung gut zu bewältigen, und ordnet sie in einer persönlichen Rangfolge.

Für jede dieser Fähigkeiten wird daraufhin überprüft, ob es in den letzten beiden Jahren eine konkrete Situation gab, in der sie effektiv angewendet wurde. Die entsprechenden Erlebnisse werden auf verschiedenen Repräsentationsebenen aktiviert, etwa durch eine repräsentative Erinnerung oder ein Körperkorrelat. Dies geschieht mithilfe langsamer bilateraler Stimulation (BLS) in 2–3 kurzen Sets von 7–12 Wiederholungen. In dieser Phase kann zusätzlich ein Symbol für die Situation verankert werden, um die Ressource für die Patientin greifbarer zu machen.

Ähnlich wie bei der Arbeit mit Ereignissen aus einer individuellen Ressourcenliste bleibt der Zugang zu der aktivierten Fähigkeit auch nach der Sitzung erhalten und kann bei Bedarf jederzeit abgerufen werden. Abschließend bewertet die Patientin die Belastung erneut, nun im Kontakt mit der herausfordernden Situation. Erfahrungsgemäß sinkt der SUD-Wert dabei um 3–4 Punkte (Münker-Kramer & Rost 2016).

9.3 CIPOS

CIPOS (Constant Installation of Positive Orientation and Safety), entwickelt von Jim Knipe im Jahr 2001, richtet sich speziell an Patienten mit schweren Traumata, die große Schwierigkeiten haben, sich auf eine direkte Traumakonfrontation einzulassen. Oftmals ist es ihre überwältigende Angst vor der emotionalen Belastung, die sie daran hindert, sich tiefer mit ihren traumatischen Erinnerungen auseinanderzusetzen. Sie befürchten, von den aufkommenden Gefühlen überflutet zu werden und die Konfrontation nicht auszuhalten. Genau hier setzt die CIPOS-Technik an: Sie ermöglicht es den Patienten, in einem sicheren Rahmen einen positiven Kontakt zur belastenden Erinnerung herzustellen und anschließend bewusst wieder Abstand davon zu gewinnen. Ziel ist es, ihnen die Erfahrung zu vermitteln, dass sie ihre Erinnerungen kontrollieren können, anstatt von ihnen kontrolliert zu werden, und dass sie nach der Konfrontation in einen Zustand des Wohlbefindens zurückkehren können.

Ein entscheidender Vorteil dieser Methode ist, dass das traumatische Ereignis nicht in all seinen Details beschrieben werden muss. Häufig genügt es, es mit einer knappen Bezeichnung wie »Unfall«, »Überfall« oder »Missbrauch« zu benennen. Nachdem das Ereignis identifiziert wurde, bewertet der Patient seine momentane Belastung anhand der SUD-Skala (Subjective Units of Distress), die das empfundene Stressniveau erfasst. Anschließend fragt der Therapeut, wie lange der Patient bereits an das betreffende Ereignis denkt. Hier wird meist eine Zeitspanne zwischen 3 und 10 Sekunden vorgeschlagen, um sicherzustellen, dass der Kontakt zur Erinnerung gerade stark genug ist, um ihn anschließend bewusst wieder zu distanzieren.

Nachdem der Patient diesen ersten Kontakt mit der belastenden Erinnerung hergestellt hat, wird er gebeten, sein Einverständnis durch ein Nicken zu signalisieren. Der Therapeut zählt nun langsam rückwärts von 5 bis 0 und fordert den Patienten auf, tief durchzuatmen und den Kontakt zur belastenden Erinnerung bewusst auszublenden. Dieses strukturierte Zurückziehen von der Erinnerung unterstützt den Patienten dabei, sich aktiv von der Belastung zu distanzieren. Das laute Zählen dient dabei als Ankerpunkt, um die Aufmerksamkeit des Patienten gezielt im Hier und Jetzt zu halten. Dieser Prozess fördert eine sogenannte bifokale Aufmerksamkeit, bei welcher der Patient sowohl den Kontakt zur Erinnerung herstellen als auch gleichzeitig in der Gegenwart verankert bleiben kann. Diese Form der Stabilisierung ist essenziell, um ein Gefühl der Kontrolle über die Erinnerungen zu entwickeln und nicht erneut in eine traumatische Überwältigung zu geraten.

Nach dem bewussten Lösen von der Erinnerung wird die Reorientierung weiter verstärkt. Der Therapeut fordert den Patienten auf, sich in seinem Umfeld umzusehen und dabei bewusst Gegenstände, Farben oder andere sensorische Eindrücke wahrzunehmen. Dieser Schritt hilft, den Fokus auf die gegenwärtige Realität zu lenken und ein Gefühl von Sicherheit und Kontrolle zu etablieren. Danach folgt eine Reflexionsphase: Der Patient wird gefragt, wie er den Kontakt zur Erinnerung erlebt hat. Konnte er ihn bewusst aufrechterhalten, oder hat er ihn aktiv aufgegeben? Um dies genauer einzuschätzen, wird die »Back of the Head Scale« verwendet. Dabei wird gemessen, wie stark der verbleibende Kontakt zur Erinnerung noch ist. Eine Hand hinter dem Kopf signalisiert einen vollständigen Kontakt (100 %), während eine Hand vor der Stirn bedeutet, dass kein Kontakt mehr vorhanden ist (0 %).

Falls der Patient nach diesem Durchgang noch eine starke Verbindung zur belastenden Erinnerung spürt, können gezielte Reorientierungsübungen helfen, sich noch weiter zu stabilisieren. Dazu gehören kognitive Aufgaben oder körperliche Übungen wie Ballwerfen, auf einem Bein stehen oder kurz auf den Zehenspitzen balancieren. Diese Übungen dienen dazu, die bewusste Aufmerksamkeit weiter zu festigen und den Patienten vollständig in der Gegenwart zu verankern. Sie werden so lange durchgeführt, bis sich der Patient stabil und präsent fühlt. Diese wiederholten Abläufe helfen langfristig dabei, eine neue, stabilere Beziehung zur Erinnerung aufzubauen, sodass sie mit weniger emotionaler Belastung verbunden ist.

Wenn der Patient sich nach diesen Schritten wieder sicher fühlt und wohlfühlt, wird das positive Erleben durch eine langsame bilaterale Stimulation (BLS) weiter verankert. Diese Technik kann der Patient auch selbstständig anwenden, etwa durch eine sogenannte Schmetterlingsumarmung. Sobald der Patient sich stabil fühlt, gilt der erste Durchgang als erfolgreich abgeschlossen. In den darauffolgenden zwei Durchgängen wird das Verfahren erneut durchgeführt, wobei der Kontakt zur Erinnerung überprüft und gegebenenfalls weiter gestärkt oder reguliert wird.

Am Ende des dritten Durchgangs wird erneut der SUD-Wert ermittelt, um festzustellen, inwieweit die Belastung gesunken ist. Falls noch eine Restbelastung vorhanden ist, kann der Patient durch langsame BLS weiter in der Gegenwart stabilisiert werden. Eine weitere Möglichkeit besteht darin, gezielt eine Ressource zu aktivieren, die als Gegengewicht zur belastenden Erinnerung dient – beispielsweise das Gefühl von Handlungsfähigkeit anstelle von Hilflosigkeit oder das Erleben von Sicherheit anstelle von Bedrohung. Falls der Patient jedoch Schwierigkeiten hat, den Kontakt zur Erinnerung zu bewältigen, weil er sich in einem Zustand der Übererregung oder Dissoziation befindet, wurde sein »Window of Tolerance« überschritten. In diesem Fall sollte keine weitere Konfrontation mit der Erinnerung erfolgen, sondern der Fokus ausschließlich auf Reorientierung und Stabilisierung gelegt werden.

CIPOS eignet sich besonders für Patienten mit einem sehr hohen SUD-Wert (ab 8) oder für diejenigen, deren Affekttoleranz stark eingeschränkt ist. Die Technik ist zudem hilfreich, wenn Unsicherheit darüber besteht, ob im therapeutischen Setting ausreichend Zeit für eine vollständige Aufarbeitung des Traumas bleibt. Nach der erfolgreichen Anwendung von CIPOS kann in einem späteren Schritt die traumatische Erinnerung mit der Standard-EMDR-Technik weiterbearbeitet werden (Münker-Kramer & Rost 2016).

9.4 Einweben

Bei komplex traumatisierten Patienten funktioniert der AIP-Mechanismus (Adaptive Informationsprozessierung) nicht immer automatisch, wie es bei weniger stark belasteten Patienten der Fall ist. Die Verarbeitung stockt und erfordert Unterstützung von außen. In solchen Fällen muss der Therapeut gezielt Materialien und Ressourcen einbringen, die den Blockierungsprozess auflösen und den Fluss der Bearbeitung wiederherstellen. Dies kann durch das gezielte Einspeisen von entlastendem Material und durch Hinweise während der Pausen zwischen den Sets geschehen, um den therapeutischen Prozess voranzutreiben.

Man kann sich den stagnierenden Prozess wie einen Fluss vorstellen, der durch viele Äste blockiert ist und daher nicht weiterfließen kann. Es reicht oft, nur einen blockierenden Ast zu entfernen, damit das Wasser wieder ungehindert fließen kann. Ein einfaches, aber sehr effektives Beispiel hierfür ist das Einbringen von bereits bekannten Ressourcen, die aus der Vorarbeit mit dem Patienten stammen, wie etwa ein verankertes Symbol, das dem Patienten als Ressource zur Verfügung steht.

Zusätzlich kann die Repräsentationsebene gewechselt werden, um dem Patienten zu helfen, auf einer anderen Ebene Zugang zu seinen Gefühlen und Gedanken zu finden. Beispielsweise kann der Therapeut bei intensiven Körperempfindungen, die während des Kreiselns (einer Technik der Selbstbeobachtung) auftreten, fragen: »Gibt es dazu ein Gefühl?« Dies kann helfen, emotionale Blockaden zu überwinden und den Kontakt zur inneren Erfahrung des Patienten zu intensivieren.

Bei sehr starken Körpersensationen kann der Therapeut auch anregen, sich vorzustellen, was der Körper in diesem Moment gerne tun würde. Eine Frage wie »Stellen Sie sich vor, dies zu tun, und folgen Sie dem Finger« ermöglicht es dem Patienten, in die Vorstellung von Bewegung oder Veränderung einzutauchen, was die energetische Blockade lösen und den Heilungsprozess fördern kann.

Indem der Therapeut solche gezielten Interventionen einsetzt, kann er den Patienten dabei unterstützen, in den therapeutischen Prozess einzutauchen und die emotionalen Blockaden zu überwinden, die der normalen Informationsverarbeitung im Weg stehen. Dies ist besonders wichtig bei Patienten mit komplexen Traumata, bei denen die Selbstregulation und die natürliche Verarbeitung von Traumata durch die belastenden Erinnerungen stark gestört sein können (Münker-Kramer & Rost 2016).

9.5 Affektbrücke

Bei Patienten, die ein dysfunktionales Erleben haben, aber den zugrundeliegenden Hintergrund ihrer Gefühle nicht kennen, wird der Therapeut zunächst dazu anregen, dass der Patient aktiv das Bild, die negativen Kognitionen und die Körperempfindungen ins Bewusstsein ruft. Der Patient wird dann gebeten, das aktuelle Bild auszublenden und sich ausschließlich auf die negativen Kognitionen und Körperempfindungen zu konzentrieren. In diesem Moment soll der Patient in der Zeit zurückdriften, um nachzuspüren oder Gedanken, Worte oder Körperempfindungen aus der Vergangenheit zu erkennen. Dies ermöglicht, dass alte Bilder auftauchen und wieder bewusst erlebt werden. Die Intensität des Erlebens wird anschließend mit der SUD-Skala (Subjektive Belastungsskala) bewertet.

Sobald das Bild oder die Körperempfindung auftaucht, kann der Therapeut gemeinsam mit dem Patienten überlegen, womit sie primär arbeiten wollen. Es wird dann entschieden, auf welche Situation sich der Therapeut konzentrieren möchte, während die anderen Aspekte zunächst verpackt oder distanziert werden. Diese Fokussierung auf ein spezifisches Problem hilft, den Heilungsprozess zu strukturieren und zu fokussieren.

In der Arbeit mit Patienten, die unter starken emotionalen Belastungen leiden, wird häufig der »Affektscan« eingesetzt, der auf Francine Shapiro zurückgeht. Dabei werden die Probleme in der Gegenwart besprochen, wobei eine genaue Symptomerfragung erfolgt, um zu verstehen, in welchen Situationen die Symptomatik auftritt. Der Patient wird gebeten, an die jetzige belastende Situation zu denken und sich auf die damit verbundenen Gefühle und Körperempfindungen zu fokussieren. Der Therapeut fragt dann nach, woher der Patient diese Empfindungen aus der Vergangenheit kennt, um eine Verbindung zwischen der gegenwärtigen Belastung und vergangenen Traumata herzustellen.

Für Traumapatienten sind angenehme Gefühle oft extrem belastend, da sie Schwierigkeiten haben, mit deren Intensität umzugehen. Besonders dann, wenn sie gelobt oder anerkannt werden, kann dies zu maximalem Stress führen, da es nicht mit ihrem in der Regel schlechten Selbstbild übereinstimmt. Die Herausforderung in der Therapie liegt darin, den Patienten zu unterstützen, diese intensiven Emotionen zu erkennen, zu benennen und zu verarbeiten, ohne dass sie sich dadurch überfordert fühlen. Dies erfordert eine sehr behutsame Annäherung, die es dem Patienten ermöglicht, nach und nach mehr Affekttoleranz zu entwickeln und sich seinen Emotionen zu stellen (Münker-Kramer & Rost 2016).

9.6 Lobeübung

Die Lobeübung zielt darauf ab, dem Patienten zu helfen, Gefühle wahrzunehmen und auszuhalten, indem er sich mit den Reaktionen auf Lob auseinandersetzt. Der Ablauf dieser Übung erfolgt in mehreren Schritten:

- Zu Beginn lobt der Patient den Therapeuten. Der Therapeut lehnt das Lob jedoch ab und fragt den Patienten, welche Gefühle oder Reaktionen diese Ablehnung bei ihm ausgelöst hat.
- Im nächsten Schritt lobt der Patient den Therapeuten erneut, und dieses Mal nimmt der Therapeut das Lob an. Wieder wird der Patient gefragt, wie er sich dabei fühlt und was in ihm vorgeht.
- Dann wechselt die Perspektive: Der Therapeut lobt nun den Patienten, aber der Patient lehnt das Lob ab. Der Therapeut fragt den Patienten, wie es sich anfühlt, dieses Lob abzulehnen.
- Schließlich lobt der Therapeut den Patienten erneut, und diesmal nimmt der Patient das Lob an. Auch hier wird der Patient gebeten, seine Gefühle zu beschreiben.

Nach der Übung erfolgt eine Nachbesprechung, bei der häufig deutlich wird, dass das Ablehnen von Lob oft unangenehme Gefühle hervorruft. Diese Übung dient dazu, den Patienten zu sensibilisieren und ihm zu helfen, mit positiven Rückmeldungen besser umzugehen, indem er lernt, die damit verbundenen Emotionen zu erkennen und auszuhalten (Münker-Kramer & Rost 2016).

9.7 Vier-Elemente-Technik nach Elan Shapiro

Es werden vier Stabilisierungsübungen hintereinander durchgeführt, um den Patienten zu unterstützen, sich wieder in einen sicheren Zustand zu bringen und ihre Balance zu finden.

9.7.1 Element Erde

Diese Übung fördert das Gefühl von Sicherheit im Jetzt und wird entweder im Stehen oder Sitzen durchgeführt. Der Patient soll sich für etwa zwei Minuten mit der Erde verbinden, dabei bewusst wahrnehmen: »Ich werde gehalten, gestützt.« Diese Übung hilft, sich geerdet und sicher zu fühlen.

9.7.2 Element Luft

Im nächsten Schritt wird der Fokus auf die Atmung gelegt, um Zentrierung und Balance zu fördern. Der Therapeut fordert den Patienten auf, das Gefühl der Sicherheit im Jetzt wahrzunehmen und dann 3–4 tiefe, langsame Atemzüge zu nehmen. Dabei stellt sich der Patient vor, wie die Luft in die Lungen fließt und Raum für frische Luft entsteht, ähnlich wie ein Bach, der fließt.

9.7.3 Element Wasser

Wasser wird hier als Symbol für Ruhe und Kontrolle verwendet. Bei Stress wird der Mund oft trocken, daher soll der Patient tief ein- und ausatmen und dabei bewusst wahrnehmen, wie sich der Mund anfühlt. Um mehr Speichel zu produzieren, wird der Patient gebeten, mit der Zunge eine Bewegung auszuführen, als ob er die Zähne putzen möchte.

9.7.4 Element Feuer

In dieser Übung geht es darum, sich auf einen sicheren Ort, Wohlfühlort oder eine positive Erinnerung zu fokussieren. Der Patient soll dabei auf einzelne Sinneswahrnehmungen achten und spüren, wie sich der Körper und das Gefühl verändern. Nach der Übung gibt der Patient eine Rückmeldung über seine Erfahrungen, und der Therapeut fragt nach der SUD-Skala, um die Veränderung in der Belastung zu messen.

Die regelmäßige Durchführung dieser Übungen trägt dazu bei, das Gefühl der Sicherheit und des Wohlbefindens zu stärken (Rost 2016).

9.8 Lichtstromübung

Es wird der Patient gebeten, die Augen zu schließen und die Wahrnehmung durch den Körper zu lenken. Dabei soll er berichten, wo unangenehme Empfindungen auftreten, und diese in der Ich-Form beschreiben, indem er Farbe, Konsistenz und Bewegung der Empfindungen benennt. Der Therapeut unterstützt den Patienten dabei, die Missempfindungen wahrzunehmen. Im nächsten Schritt wird der Patient gefragt, welche Farbe mit Heilung verbunden ist. Daraufhin wird er aufgefordert, sich vorzustellen, dass Licht in dieser Farbe vom Himmel oder dem Kosmos kommt und durch den Kopf und Körper fließt.

Im Anschluss fragt der Therapeut nach Veränderungen, die der Patient in seinem Empfinden wahrnimmt. Dieser Prozess fördert eine aktivierende und heilende Wirkung auf die Wahrnehmung des Patienten (Rost 2016). Dies ist aber natürlich nicht für jeden Patient etwas, manchmal sind solche Übungen den Patienten etwas zu esoterisch.

Literatur

Münker-Kramer E, Rost C (2016). Bewährte Techniken im EMDR. In: Rost C (Hrsg). EMDR zwischen Struktur und Kreativität. Bewährte Abläufe und neue Entwicklungen. Junfermann: Paderborn; 129–141.

Rost C (2016). Stabilisierung in der Phase 2. In: Rost C (Hrsg). EMDR zwischen Struktur und Kreativität. Bewährte Abläufe und neue Entwicklungen. Junfermann: Paderborn; 142–147.

Fallbeispiele

Im Folgenden werden ein paar anonymisierte, verfremdete Beispiele aus der täglichen Arbeit aufgeführt.

Fall 1

Der Patient berichtet über Derealisationsgefühle/Gefühle von Unwirklichkeit, in der Kindheit hatte er wiederholt Gewalt- und auch sexuelle Übergriffe erlebt. Verschiedenste unspezifische körperliche Symptome zeigten sich. Oft bestand Unfähigkeit, sich an Gespräche zu erinnern. Auch regelmäßiges Hören destruktiver Stimmen war bekannt, aber dies trat nur flüchtig unter Druck auf. Selbstverletzungen waren bekannt, auch suizidale Ideen. Ein ambulanter Behandler hatte in jahrelanger Arbeit bereits unterschiedliche EPs und ANPs identifizieren können. Antidepressiva wurden eingenommen, ohne durchschlagenden Erfolg, auch stationäre Vorbehandlungen zeigten keine durchgreifende Besserung.

Gelegentlich Alkoholkonsum. Beruflich war der Patient grundsätzlich immer wieder arbeitsfähig, aber immer wieder gab es auch längere Krankschreibungen. Zu einigen in der Familie bestand kein Kontakt mehr. Der Patient hatte sich bereits traumakompensatorisch einiges einfallen lassen, bis hin zur Anwendung einiger im Laufe der Jahre erlernter »Skills«.

Er hatte Musik und Sport als Ressourcen. Im Gespräch zeigte er sich verlangsamt, grüblerisch, misstrauisch wirkend, auch emotional betäubt. Sehr starkes Insuffizienzerleben war festzustellen, auch bestand Rückzugsneigung. Im BDI (Beck Depressions-Inventar) Werte über 40, in der DES (Dissociative Experiences Scale) 40 %.

Wir haben dann nach sehr langem Vertrauensaufbau »Cluster« von Traumatisierungen herausarbeiten können, und zwar sowohl Situationen von physischer Gewalt und Wutausbrüchen der Mutter als auch Situationen, in denen die Mutter sich dem Patient gegenüber geradezu sadistisch verhielt. Auch waren Situationen öffentlicher Bloßstellung und Entwertung an der Tagesordnung.

Nach Psychoedukation über EMDR wurden Stärken verankert und Entspannungsübungen eingeübt. Anschließend wurden sukzessive traumatische Situationen mittels EMDR durchgearbeitet, wobei manches Mal Situationen unter Hinzuziehung von »Helferfiguren« bearbeitet wurden. Nachdem mein Eindruck war, dass EMDR in der ursprünglichen Form noch zu belastend sein könnte, habe ich einiges mit der schonenderen 4-Felder-Technik bearbeitet. In der Folge gelang es dem Patient, nachdem all dies gut lief, auch eine belastende Situation in angemessener Weise in eine tiefenpsychologische Gruppe einzubringen. In der Folge wurde der Patient immer sicherer in der EMDR-Bearbeitung, konnte sich mir anvertrauen und – sehr schamhaft besetzt – dann auch auch sexualisierte Gewaltsituationen durcharbeiten mittels EMDR. Schließlich wirkte der Patient im Alltag immer präsenter, depressive Symptome gingen zurück, der Patient konnte deutlich stabilisiert entlassen werden. Es wurde eine Intervallbehandlung vereinbart zur Auffrischung, in 1–1,5 Jahren.

Fall 2

Eine Patientin litt unter einer schwer depressiven Symptomatik. Ambulante Psychotherapie hatte wenig gebracht, die beim Regierungspräsidium arbeitende Beamtin war nicht mehr arbeitsfähig. Auch zeigten sich diffuse körperliche Beschwerden. Die Patientin war mit ihrer Familie in Neuseeland im Urlaub, als beim Baden an einem Gewässer die Tochter ins kalte Wasser sprang, dabei einen Herzstillstand erlitt und behindert blieb. Die Patientin gab sich die Schuld, nicht gut aufgepasst zu haben, da sie die Tochter eine Zeit lang unbeaufsichtigt gelassen hatte. Die ganze Familie allerdings machte sich Vorwürfe. In der Folge fühlte sie sich vom Ehemann oft im Stich gelassen, der Techniker bei Bosch war und oft Außentermine hatte.

Medikation hatte sie nur vorübergehend ausprobiert und wollte keine mehr.

Im Vordergrund stand bei ihr große Antriebslosigkeit. Die Traumalandkarte ergab im Wesentlichen »nur« den Neuseelandunfall. Die Traumabearbeitung gestaltete sich zäh über viele Stunden. Im Laufe der Zeit wurde klar, dass die Besserung hier vor allem deswegen zögerlich einsetzte, weil klar wurde, dass das Trauma nur ein besonders knalliges Oberflächenthema war. In Wahrheit, so wurde rasch klar, was das eigentliche Problem die Beziehung, die im Laufe der Jahre gelitten hatte. Man hatte sich voneinander entfernt, der Mann, dem die Situation zu Hause zu rasch belastend wurde, entzog sich ihr mehr, als er aus beruflichen Gründen gemusst hätte. Dadurch fühlte sich die Patientin im Sinne eines Teufelskreises noch verlassener, wurde noch verzweifelter, was wiederum dazu beitrug, dass sich ihr Mann ihr noch mehr entzog. Sie hingegen fühlte sich belastet durch die chronische Eifersucht ihres Mannes. Nach der stationären Behandlung ging es ihr um einiges besser, aber es blieb noch eine Restsymptomatik, die mit der noch nicht ganz aufgelösten Partnerschaftsthematik zusammenhing. Nun war ihr aber klar, woran vor allem zu arbeiten war. Sie bekam viel Unterstützung aus der Patientengruppe und es war viel an neuen Perspektiven bei ihr zu spüren und Aufbruchstimmung, die Dinge jetzt angehen zu wollen.

Dies ist ein Beispiel für die von mir dargestellte »Türöffner-EMDR«-Thematik (→Kap. 6.7). Durch EMDR wurde zwar das Trauma bearbeitet, was einen gewissen Nutzen brachte, aber vor allem machte es die in Einzeltherapie weiter zu bearbeitenden Beziehungsthemen ans Licht, die vorher verschüttet und für die Patientin nicht ersichtlich waren.

Fall 3

Eine Patientin kam stationär in die psychosomatische Behandlung – wegen schwerer Depression mit ausgeprägter Schlafstörung.

Sie war voller Wut auf ihren Mann, bei dem sich herausgestellt habe, dass er sie betrogen hatte, was kürzlich herausgekommen war. Schon im Erstgespräch zeigte sie eine ungewöhnliche Sexualisierung der Sprache. Die Schwester der Patientin litt unter einer Psychose. Im Vordergrund stand bei der Patientin die unglaublich narzisstische Kränkungswut über das Fremdgehen des Mannes, der sich im Paargespräch später auch deutlich zu seinem Fremdgehen bekannte und die Trennung verkündete.

Es zeigte sich dann bei der Exploration, dass es seitens der Mutter der Patientin einige Übergriffssituationen gegeben hatte. So hatte die Mutter sie, als sie 10 Jahre alt war, ins Bett zu sich geholt, ihr Pornohefte gezeigt und sie gefragt, ob sie dies wohl errege. Auch gab es Situationen der Entwertung seitens des Vaters und Bedrohungssituationen, als sie zufällig als Zeugin in einen Banküberfall geriet.

Die Traumabearbeitung mit EMDR musste mehrfach unterbrochen werden, dahingehend, dass in der Folgestunde nur Ressourcen verankert wurden (positive Urlaubsbilder etc.), bevor erst in der darauffolgenden Stunde mit der Bearbeitung fortgesetzt werden konnte. Aber insgesamt ging die Traumabearbeitung in kleinen Schritten voran, und alle relevanten Situationen und Cluster konnten durchgearbeitet werden. Daraufhin ging die Sexualisierung der Sprache ganz deutlich zurück und die Beschwerdesymptomatik besserte sich deutlich. Allerdings blieb die partnerschaftliche Situation verstrickt und es blieb so eine Restsymptomatik, die dann in ambulanter Behandlung weiter fokussiert werden konnte.

Fall 4

Ein Patient, ebenfalls in stationärer Behandlung, kam wegen rezidivierender schwerer depressiver Episode, mit komorbider PTBS, Schlafstörung und weiteren Komorbiditäten.

Der Patient litt unter einer seltenen Erbkrankheit, die ihn deutlich einschränkte. Außerdem war er mittlerweile berentet, nachdem er mit der Bundeswehr lange im Auslandseinsatz gewesen war und hunderte schrecklicher Situationen erlebt hatte, inklusive einer Situation, in der man in einen Hinterhalt geriet, was alles bisher Erlebte an Schrecklichkeit übertraf.

Unter anderem hatte er erlebt, wie ein Soldat vor seinen Augen jemand anderem den Kopf einschlug und vieles mehr. Oder wie Soldaten ein Kind vergewaltigten. Außerdem hatte er eine behinderte Tochter, die sich nach Jahren der Instabilität mittlerweile stabilisiert hatte und im Betreuten Wohnen wohnte.

Traumakompensatorisch betrieb er zeitweise die Einnahme von stimulierenden Substanzen.

Ansonsten war der Patient im Schachklub aktiv.

Ein labilisierender Faktor war früher, dass die Mutter alkoholisiert war und er sie schon mal betrunken unter dem Weihnachtsbaum liegend vorgefunden hatte.

Bei der Trauma- bzw. Belastungslandkarte gab es das Thema Erbkrankheit, dann die zahllosen Traumata bei der Bundeswehr, des Weiteren das Thema frühere Sorge um die kranke Tochter und noch einige weitere Cluster. Nach Vertrauensaufbau und Psychoedukation über EMDR sowie Ressourcenübungen wurde klar, dass nicht wie gedacht die Bundeswehrsituationen das Schlimmste waren, sondern eher die Sorge um die behinderte Tochter. Entsprechende Situationen wurden bearbeitet. Dann wurden weiterhin einige Situationen aus der Bundeswehrzeit durchgearbeitet, die besonders schrecklich waren. Ohne Medikation kam es sodann zu einer ganz nachhaltigen Besserung. Eine große Entlastung war vor allem, wirklich alle relevanten Bundeswehrsituationen, die er noch nie so detailliert über längere Zeit mit jemandem besprochen hatte, wirklich durchzuarbeiten. Alle relevanten Situationen konnten bis auf einen Belastungsgrad von SUD 0-1 reduziert werden, inklusive anschließendem »Körpertest«, wie beschrieben. Der Patient ging letztlich völlig beschwerdefrei und in kompletter Remission von der Station.

Nachwort

Das Buch soll eine Übersicht bieten, wie man Traumafolgestörungen behandelt, insbesondere mittels EMDR bearbeitet und was es hierbei für Fallstricke bei komplex Traumatisierten zu beachten gibt.

Ich hoffe, Sie konnten einigen Gewinn aus der Lektüre ziehen. Versäumen Sie nicht, sich intensiv über traumatherapeutische Methoden fortzubilden, um ihren Patienten bestmöglich zu helfen, die immer noch oft Schwierigkeiten haben, geeignete Behandler zu finden, da es immer noch viel zu wenige Behandlungsplätze gibt. Ehrlich gesagt, macht mir persönlich kaum etwas mehr Spaß als zu sehen, wenn eine völlig verzweifelte komplex Traumatisierte zu mir in Behandlung kommt, sie zum ersten Mal versteht, was mit ihr los ist, warum sie dissoziiert etc., und es dann schrittweise zu mal kleinen, mal größeren Fortschritten kommt.

Werden Sie auch Teil der (qualifizierten!) Trauma-Behandler-Community und beginnen Sie, schwer Traumatisierte (meist Frauen) erfolgreich zu behandeln!

Meine Ermutigung dazu haben Sie.

Ihr
Thorsten Heedt

Sachverzeichnis